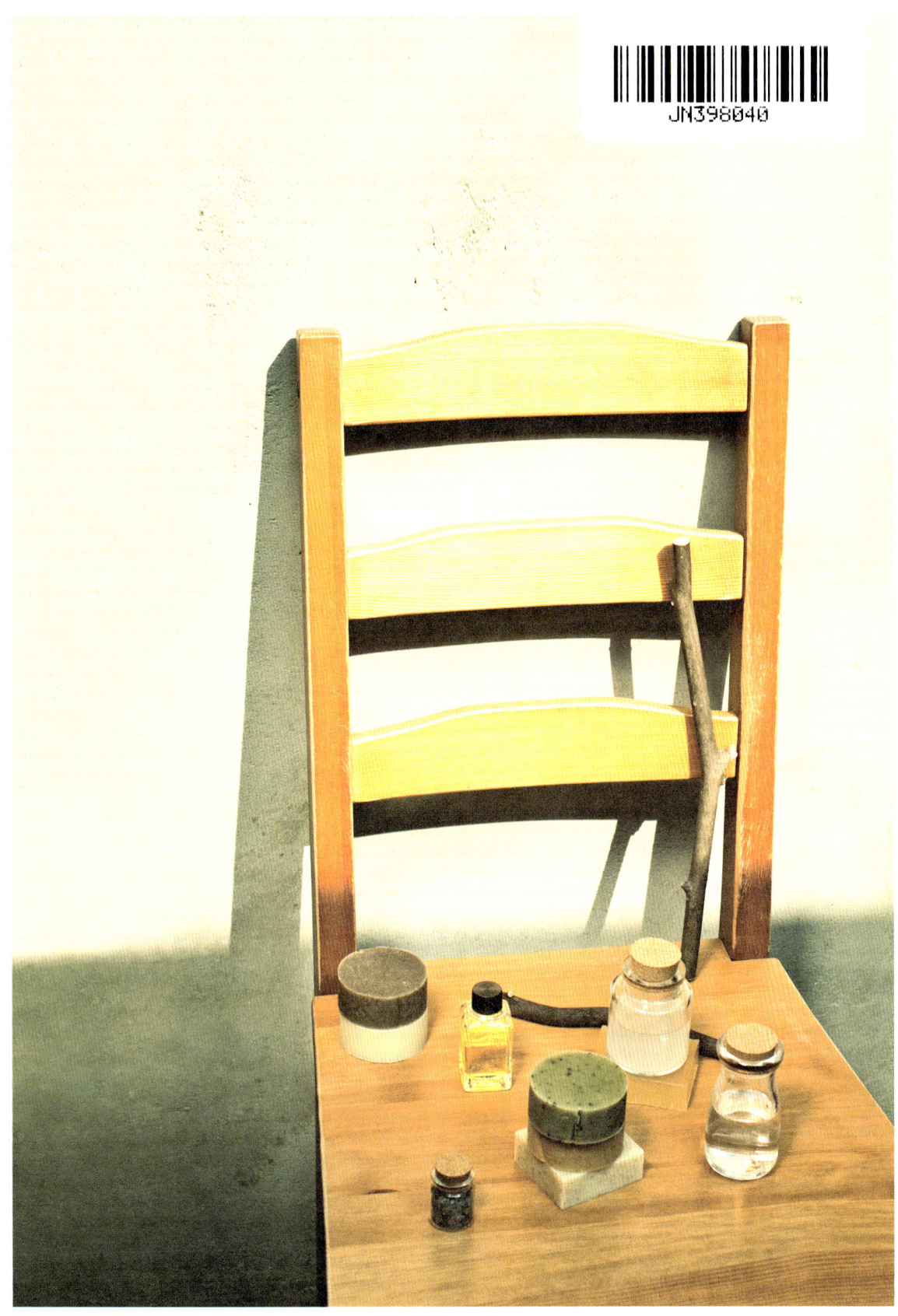

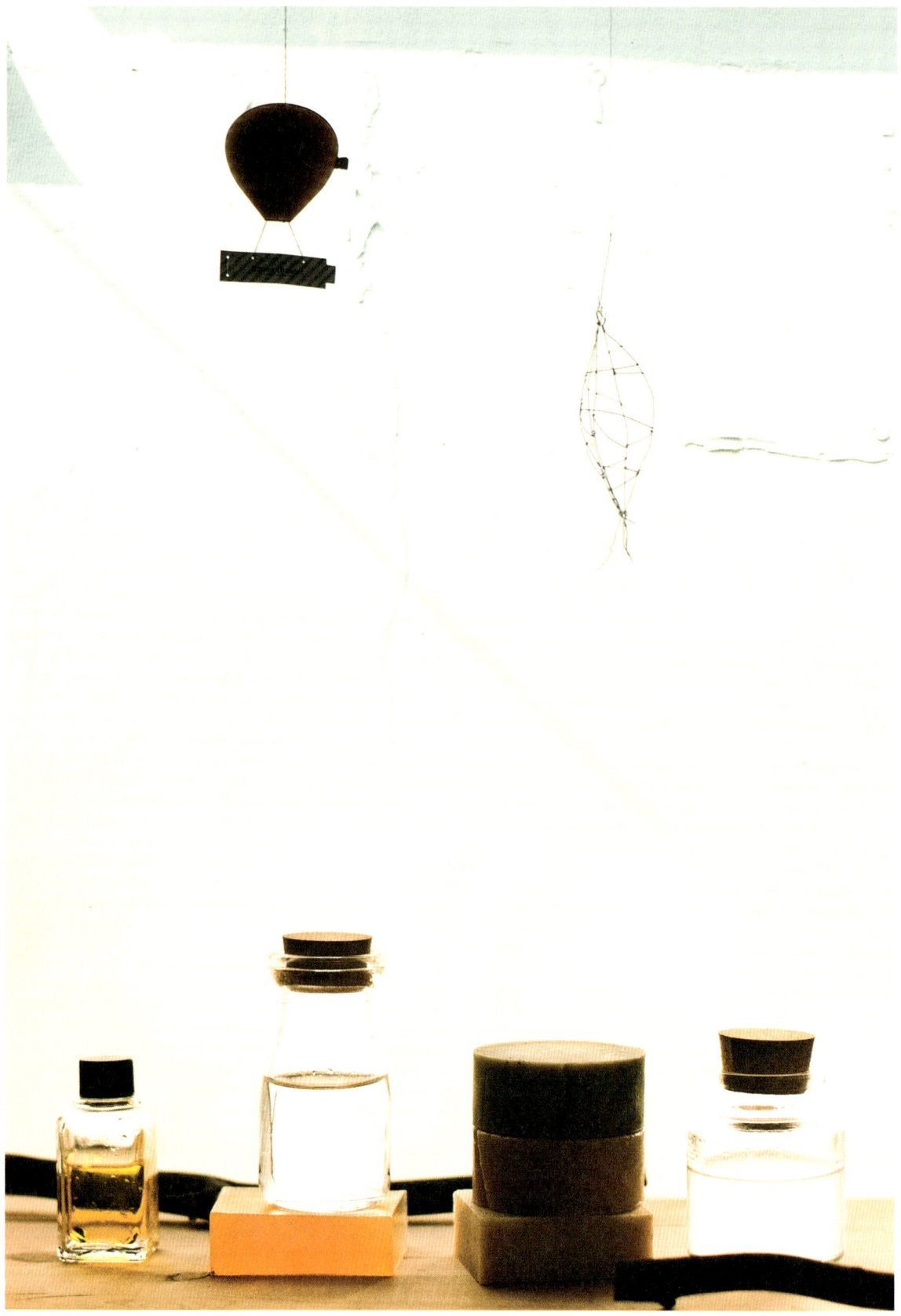

아이와 엄마를 위한 아로마테라피와 마사지
천연비누와 화장품

니케

아이와 엄마를 위한 아로마테라피와 마사지, 천연비누와 화장품

2011년 5월 5일 1판 1쇄 발행

지은이   변민숙

펴낸이   김현표
주간   최진선
편집   원희진
디자인   design doeh(doeh.co.kr)
사진   한도희
일러스트   이 강

펴낸곳   미진사
주소   서울시 마포구 서교동 464-41 미진빌딩
전화   02-336-6084
팩스   02-338-5391
홈페이지   www.mijinsa.com
이메일   mijinsa@mijinsa.com
등록번호   제313-2006-000209호

ISBN   978-89-958933-8-8
값   19,000원

책을 내며

'천연비누와 화장품 만들기'란 책을 낸 지 벌써 2년여의 시간이 흘렀습니다.
그동안 독자들로부터 많은 격려와 질문을 받았고 직접 배우기 위해 찾아오시는 분들도 많았습니다.
그 분들을 가르치고 질문에 답해드리는 과정에서 더 다양한 요구들을 접했고
이 모든 일들이 제가 더욱 성숙한 비누쟁이가 되는 데 동력이 되었습니다.

그 요구들에 대한 답으로 좀 더 구체적인 레시피를 쉽고 간결하게
제안해드리기 위해 새로운 책을 출간하게 되었습니다.
아이를 키우는 엄마의 입장에서, 특히 아토피피부로 고생하는 아이를 둔 저와 비슷한 고민을
하고 있는 많은 분들께 도움이 되는 레시피를 제안해 드리고자 노력하였습니다.
이 책은 아이들도 안전하게 사용할 수 있는 자극적이지 않은 천연비누와 화장품 레시피,
그리고 베이비마사지와 아로마테라피 활용법에 대한 내용들로 구성되어 있습니다.
1장은 천연비누와 화장품 만들기를 시작하는 분들이 필요로 하는 기본적인 정보들,
즉 천연제품의 원료가 되는 에센셜오일과 식물성 오일, 아로마테라피에 대한 내용과 함께
도구와 재료, 비누와 화장품 종류에 따른 기본적인 만들기 방법을 담고 있습니다.
2장에서는 0~7세까지를 6단계로 나누어 각각의 시기에 알맞은 천연제품 레시피들을 제시하였습니다.
아이들을 대상으로 한 만큼 베이비마사지의 단계별, 부위별 방법과 효능을 삽화와 함께
알기 쉽게 설명하였습니다. 3장은 엄마를 위한 장으로 민감성, 건성, 지성, 노화피부로 나누어
각각의 피부타입에 효과적인 재료가 담긴 다양한 레시피들을 제시하였습니다.

이 책에서 큰 비중을 차지하는 베이비마사지는 매우 긍정적인 효과를 가지고 있습니다.
아로마테라피를 활용한 마사지는 아이의 성장발달을 돕고 신체 각 기관을 튼튼하게 하며
사용하는 각 오일별 효능에 따라 질병 개선에도 도움을 줍니다. 뿐만 아니라
스킨십을 통해 아이가 정서적, 심리적으로 안정되고 엄마와의 유대감을 높이는 데도 도움이 됩니다.
저 역시 아토피가 있던 아이들의 피부에 오일을 바르고 자연스럽게 문지르거나 쓸어주는 마사지 동작을 통해
건조함과 가려움을 개선시킬 수 있었고, 동시에 엄마의 부드러운 손길을 느끼며
편안하게 잠드는 아이들의 모습에 행복함을 느낀 적이 많았습니다.

친환경적이고 비자극적인 천연의 재료로 내 아이를 위한 다양한 제품들을 직접 만들고,
그런 엄마의 정성으로 인해 아이가 바르게 성장한다면 엄마로서 더 바랄 것이 없을 것 같습니다.
아무쪼록 이 책이 내 아이를 건강하게 키우기 위한 유용한 지침서가 되기를 바랍니다.

2011년 5월 변민숙

Contents

Section 1
시작하기 전에

Chapter 01
천연비누와 화장품 + 아로마테라피와 마사지 010

천연성분의 비누와 화장품
아로마테라피와 마사지
아로마를 이용한 베이비마사지
베이비마사지와 블렌딩
아로마테라피와 에센셜오일

Chapter 02
도구와 재료 038

기본적으로 필요한 도구
기본적으로 필요한 재료

Chapter 03
기본을 익혀요 042

천연비누 DIY
천연화장품 DIY

Section 2
아이를 위한 천연비누와 화장품

Chapter 01
0 – 3 개월 066

올리브 비누, 아보카도 비누, 아몬드 비누, 월견초 크림,
호호바 마사지오일 - 엄마의 사랑이 담긴 베이비마사지
마사지용 로션 - 0~3개월 아이를 위한 베이비마사지

Chapter 02
3 – 6 개월 078

베이비 비누, 편백 비누, 호호바 비누, 스윗아몬드 로션,
선플라워 크림, 보리지 로션, 습진예방 파우더,
카렌듈라 연고 - 3~6개월 아이를 위한 베이비마사지

Chapter 03
6 – 12 개월 092

카카오 비누, 자음단 크림, 보글보글 바스붐,
올리브 바디워시, 캐모마일저먼 밤, 빨래 비누,
허브 비누, 네롤리 로션,
코엔자임 크림 - 6~12개월 아이를 위한 베이비마사지

Chapter 04
12 – 24 개월 106

시어버터 비누, 베어 솝, 클로렐라 비누, 보습 미스트,
항균 스프레이, 카렌듈라 바스워시, 마카다미아 크림,
스윗아몬드 립밤, 대마씨 로션, 줄줄이 비누,
라벤더향 포푸리 - 12~24개월 아이를 위한 베이비마사지

Chapter 05
24-48개월 122

햄프시드 비누 - 엄마의 사랑이 담긴 베이비마사지 1
휴대용 손세정제, 오트밀 비누, 진피 비누,
변비완화 마사지오일 - 엄마의 사랑이 담긴 베이비마사지 2
이브닝프라임로즈 크림, 캐모마일 스킨,
딸기맛 립밤, 천연밀랍 캔들,
시어버터 바디젤 - 24~48개월 아이를 위한 베이비마사지

Chapter 06
48개월~7세 140

어성초 비누, 푸딩 비누, 크리스마스장식 비누, 캐릭터 비누,
로즈 미스트, 베이비 샴푸, 천연 린스, 티트리 스프레이,
베이비 선크림, 감기예방 허브티, 감기예방 스팀,
콩왁스 아로마캔들, 라벤더 바스붐,
시트로넬라 스프레이 - 48개월 이후 아이를 위한 베이비마사지

Section 3
엄마를 위한 천연비누와 화장품

Chapter 01
민감성피부 162

로즈마리 헤어바, 소이빈 비누, 백련초 크림, 아이 크림,
나이트 크림, 민감성 스킨, 수분 크림, 모유 비누

Chapter 02
건성, 아토피피부 172

호박 비누, 파프리카 비누, 로즈마리 비누, 클렌징 오일,
로즈힙 로션 - 몸에 좋은 허브티
아르간 크림, 햄프시드 연고, 자스민 비누, 샌달우드 미스트,
파출리 풋크림, 풋 마사지오일, 핸드 크림, 비타민 팩,
손톱 마사지오일, 알로에 에센스, 보습용 바디클렌저+샴푸,
캐모마일 비니거, 아마씨 크림, 라벤더버터 밤, 로즈마리 티

Chapter 03
지성, 여드름피부 196

살구씨 비누, 삼백초 비누, 시더우드 샴푸바, 글리세린 비누
그레이프푸르트 로션, 티트리 에센스, 일랑일랑 샴푸,
비듬개선 샴푸, 레몬그라스 린스, 비듬제거 트리트먼트,
지성모발 트리트먼트, 캐모마일팅쳐 스킨, 녹차 팩,
장미꽃 비누, 커피 스크럽, 숯 비누

Chapter 04
노화피부 216

맥주 비누, 리배칭 볼, 콜라겐 에센스, 아이케어 오일,
와인 립버터, 와인 비누, EGF 크림, 여성청결제, 바디 솔트

Chapter 05
그밖에 만들어두면 좋은 것들 228

셀룰라이트 마사지오일, 룸 스프레이, 화장실용 스프레이,
차량용 스프레이, 다이어트용 펜넬티, 방향제,
신발전용 데오도란트, 향수

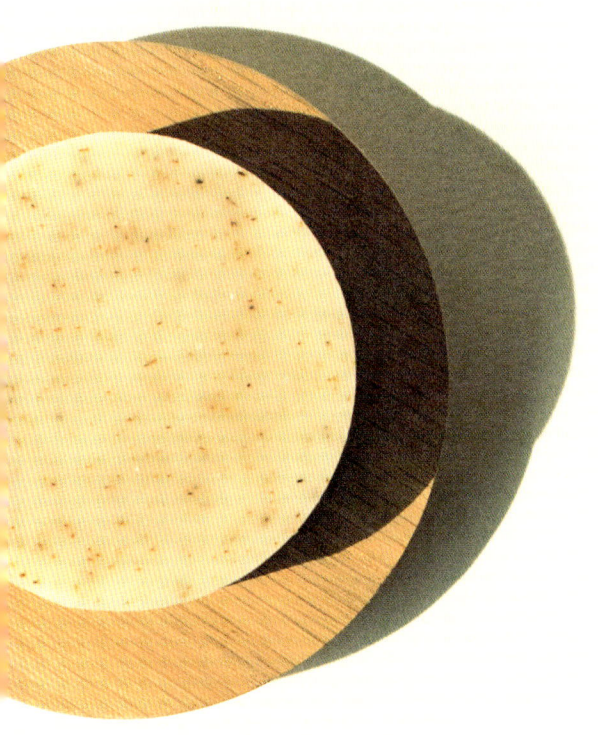

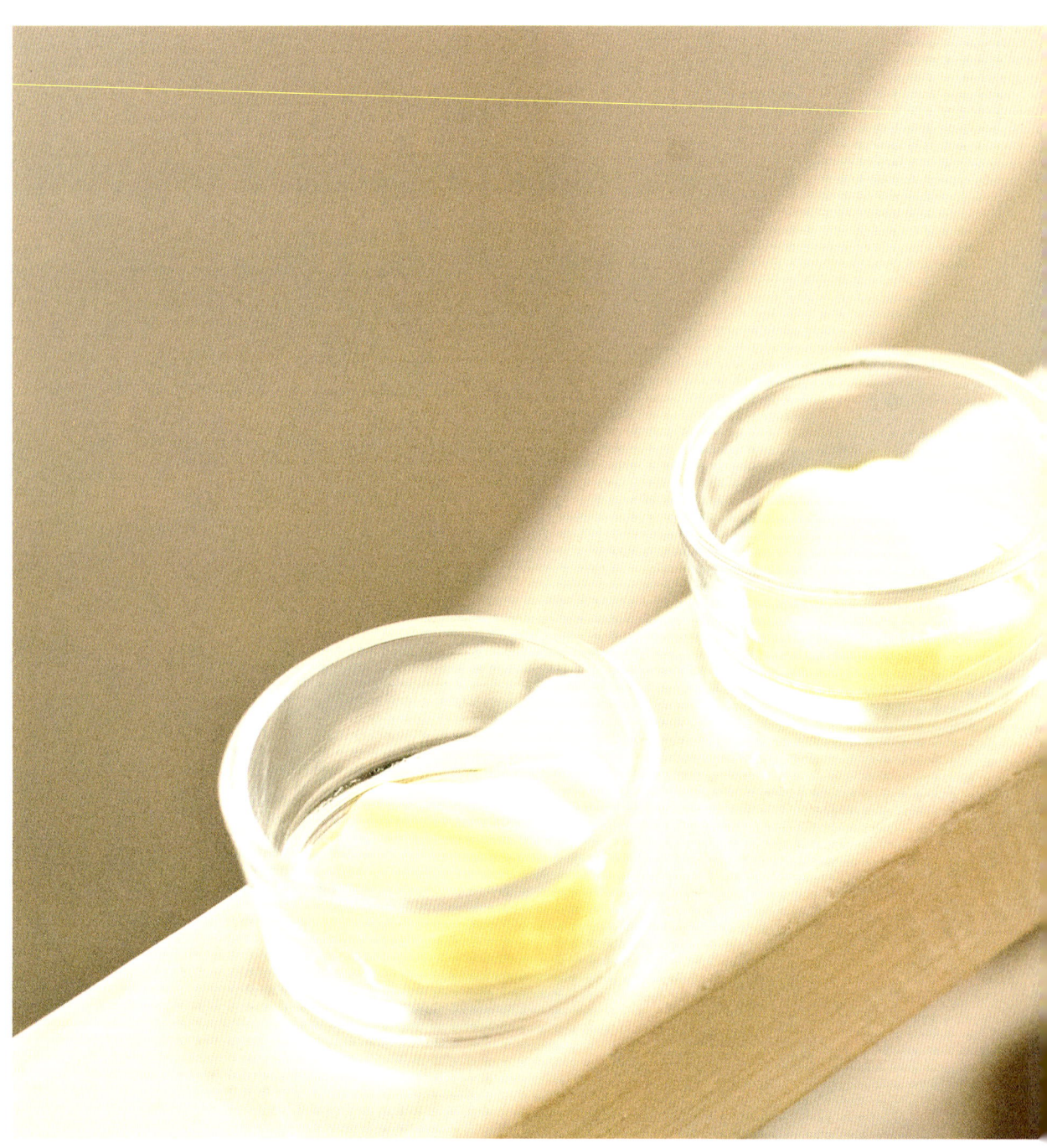

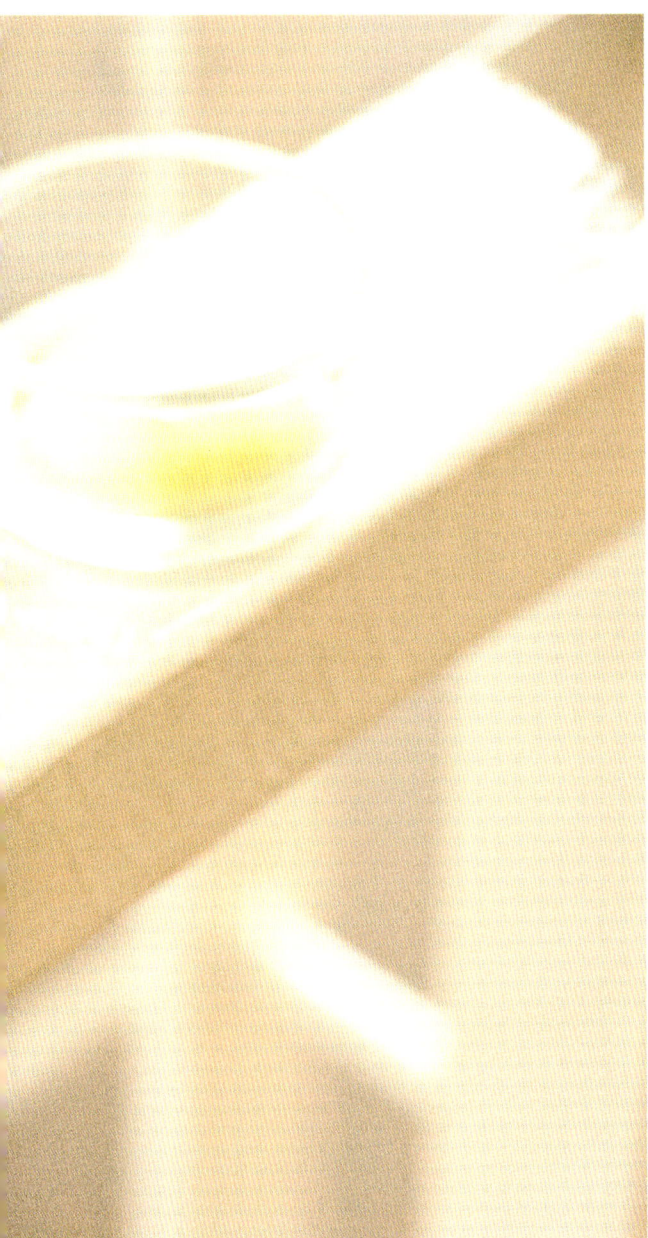

Section 1

시작하기 전에

Chapter 01
천연비누와 화장품+아로마테라피와 마사지 010

Chapter 02
도구와 재료 038

Chapter 03
기본을 익혀요 042

천연비누와 화장품 + 아로마테라피와 마사지

01 천연성분의 비누와 화장품

천연비누와 천연화장품은 화학적인 첨가물을 배제한 재료들을 선별하여 만듭니다. 100% 천연재료만으로 만들기 힘든 제품도 있지만 대부분은 피부에 자극이 없고 유해하지 않은 식물성 오일과 천연 분말, 천연 에센셜오일을 이용해 내 손으로 만드는 핸드메이드 제품입니다. 단순히 내 손으로 만드는 것에만 의미를 두기보다 좋은 재료를 선별해내고 시간과 노력을 투자해서 더 좋은 제품을 만들어 사용하는 것에 목적을 둔다면 이것이 환경을 지키는 데에도 일조할 것이란 생각이 듭니다.

환경호르몬이 검출되지 않는 천연세제로 내 아이들의 옷을 세탁하고, 불포화지방산이 다량 함유된 오일들에 최소한의 계면활성제를 사용해서 만든 로션을 발라주고, 천연의 허브에서 얻은 에센셜오일로 아로마테라피의 효능도 체험하고, 마사지오일로 피부를 유연하게 가꾸며 아이와의 친밀감을 높이는 것 등 내 아이와 가족을 위해 할 수 있는 일은 생각보다 훨씬 다양합니다. 천연비누와 천연화장품을 만들어 사용하는 것이 그리 쉬운 것만은 아닙니다. 천연제품은 재료의 질, 피부의 자극이나 효과면에서 단연 우수하지만 사용상의 불편함을 감수해야 합니다. 천연방부제의 방부력은 6개월 정도만 지속되고 그나마도 날이 더운 여름철에는 3개월밖에 안될뿐더러 손으로 떠서 사용하면 그만큼 유효기간이 줄어들기 마련입니다. 리퀴드 제품을 만들 때 자극적인 점증제의 양을 최소화하거나 생략하면 점도가 떨어지고 거품의 지속성도 짧아지게 됩니다. 또한 천연샴푸의 경우 제대로 중화시키지 않으면 마치 빨래비누로 감은 것처럼 머리카락이 뻣뻣하고 빗질이 제대로 안 되서 번거로워집니다. 짧은 머리라면 몰라도 단발 이상의 긴 머리라면 천연샴푸에 적응하는 데 꽤 오랜 시간이 걸립니다.

향수를 뿌린 사람 곁에만 있어도 코가 막히고 눈이 따가워지는 저에게는 천연 에센셜오일이 구세주 같지만 일반적인 인공향에 길들여져 있던 분들은 천연 에센셜오일의 향에 민감하게 반응하기도 합니다. 간혹 강한 향을 선호하시는 분들 중에 에센셜오일의 양을 과다하게 사용하는 경우가 있습니다. 하지만 에센셜오일이 천연이라고 해서 자극이 전혀 없는 것은 아닙니다. 효능이 있는 만큼 적정량을 사용해야 하고 연령이나 금기되는 질환에 따라 제한이 있기 때문에 반드시 주의해서 사용해야 합니다. 천연비누와 천연화장품의 최대 장점 중 하나인 에센셜오일을 잘 활용하면 높은 효과를 볼 수 있을 것입니다.

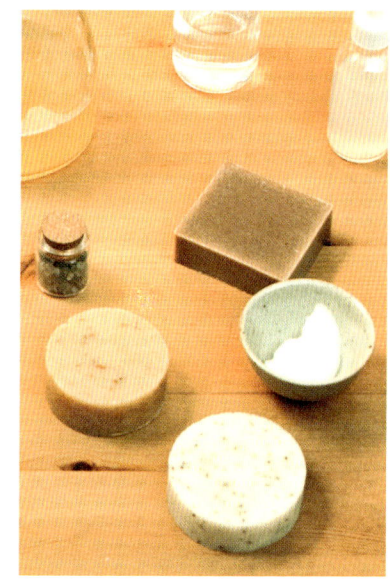

02 아로마테라피와 마사지

아로마테라피는 아로마(aroma, 향)와 테라피(therapy, 치료)의 합성어로 천연의 허브에서 추출한 정유(精油, 에센셜오일)를 각각의 화학성분과 효능에 따라 이용하는 향기 치료를 말합니다. 아로마테라피를 적용하는 방법에는 여러 가지가 있습니다. 가열램프에 티라이트(tealight, 향기 나는 초)를 켜고 미지근한 물에 에센셜오일을 떨어뜨려 공기 중에 향을 확산시키는 발향법, 티라이트 없이 전기로 발향하는 전기디퓨즈법, 따뜻한 물에 수건을 적셔 에센셜오일을 떨어뜨리고 아픈 부위에 올려놓는 습포법, 따뜻한 물에 에센셜오일을 떨어뜨려 수건으로 덮어씌우고 코로 호흡하는 증기흡입법, 식물성 오일과 에센셜오일을 블렌딩하고 직접 피부에 문질러서 흡수시키는 마사지법, 또는 가글이나 포푸리로 만들어 사용하는 방법 등 다양한 방법이 있습니다. 이 중 마사지는 에센셜오일의 침투성이 강하고 미용적으로 효능을 볼 수 있는 방법으로 잘 알려져 있습니다.

아로마테라피 마사지는 사용하는 오일의 향을 코로 맡고 피부에 문질러 흡수시킴으로써 동시에 두 가지의 효과를 볼 수 있습니다. 사용이 제한적인 영아의 경우 적은 농도로 발향하며 마사지하는 것도 도움이 됩니다. 최근 코로 향을 맡는 것이 후각신경을 통해 가장 빠르게 반응하여 마사지보다 더 효과적이라는 연구 결과가 발표되기도 하였지만, 피부를 통해 세포 하나하나에 침투시켜 효과를 볼 수 있는 마사지 방법은 여전히 아로마테라피에서 매우 중요한 부분을 차지하고 있습니다.

03 아로마를 이용한 베이비마사지

어린 시절 배가 아플 때면 '엄마 손은 약손' 하며 문질러주던 엄마의 손길에 금세 안도감을 느끼며 아픔이 가셨던 기억을 대부분의 사람들이 가지고 있을 것입니다. 베이비마사지는 특별한 테크닉이 아닙니다. 아이에게 수유를 하고난 후 트림을 시키려고 등을 쓸어주는 것, 기침을 많이 하는 아이의 가슴과 등을 부드럽게 쓰다듬고 톡톡 두드려주는 것, 키가 쑥쑥 크라고 다리를 주물러주는 것이 모두 베이비마사지의 기본적인 동작들입니다.

베이비마사지는 신생아기부터 유아기를 지나 청소년기에 이르기까지 적용이 가능한 마사지로 특히 생후 36개월 이전에 하는 것이 더 효과적입니다. 어릴 적부터 꾸준히 마사지를 받은 유아는 마사지를 받지 못한 유아보다 성장이 빠르고 불안감이 없다는 연구 결과도 나와 있습니다. 베이비마사지는 아이의 성장발육뿐만 아니라 혈액순환, 소화기능 강화, 편안한 수면, 감각 발달을 돕습니다. 또한 뇌의 신경세포를 자극해서 아이의 IQ와 EQ가 높아지기도 합니다. 감기, 복통, 변비 등의 증상들도 마사지로 좋아질 수 있으며 부모들의 스트레스까지 줄여줍니다.

마사지는 혈자리와 매우 밀접합니다. 마사지하는 신체부위는 수많은 혈자리로 되어 있고 각각의 혈자리가 장기와 척추 등을 대표하기 때문에 마사지의 동작과 위치를 정확히 알면 좋습니다. 일반적으로 마사지는 3~5회 정도 반복하지만 횟수에 연연하지 않고 아이가 싫어하지 않는 범위 내에서 조절하면 됩니다. 특정 혈자리 부위를 마사지하는 경우 보통 한곳을 100~300회까지 시행해야 효과가 있지만 어린아이의 경우 아프지 않을 만큼만 눌러줘도 효과를 볼 수 있습니다. 아이의 피부는 성인보다 민감하고 약하기 때문에 마사지를 할 때 맨손보다는 물이나 달걀흰자 등 매개물이나 오일 등을 이용하는 것이 좋습니다.

❂ 베이비마사지, 이렇게 준비해요!

- 마사지하는 엄마의 손은 청결하게, 복장은 편안하게 한다.
- 방 안은 따뜻하게 하고 바닥에 면으로 된 수건이나 담요를 깐다.
- 아이에게 맞는 마사지오일과 에센셜오일을 준비한다.
- 조용하고 차분한 분위기에서 방해받지 않게 한다.
- 전체적으로 마사지를 할 경우 마사지의 순서는 다리(발)-배-가슴-팔(손)-등-얼굴의 순으로 하고 심장에서 먼 아이의 왼쪽 다리부터 시작하는 것이 좋다.

❂ 베이비마사지, 이런 점을 주의하세요!

- 아이가 질병이 있거나 우는 경우 마사지를 하지 않는다.
- 예방주사 접종 후 48시간 이내에는 마사지를 피하고 부득이한 경우 접종 부위는 피하도록 한다(BCG 접종은 한 달 후에 마사지 가능).
- 아이의 눈, 코, 입, 배꼽, 생식기에 오일이 들어가지 않게 한다.
- 마사지는 보통 10~15분 정도 하는 것이 좋은데, 어린아이이거나 마사지에 익숙하지 않은 아이의 경우 30초~1분 이내로 하는 경우도 있다.
- 마사지는 일반적으로는 3~4회 정도 같은 동작을 반복하지만, 한 부분만 하거나 전체적으로 할 경우에는 굳이 횟수에 얽매일 필요가 없. 항상 염두에 두어야 하는 건 아이의 기분과 감정이다.

❂ 베이비마사지, 이런 효과가 있어요!

- 엄마와 아이의 스킨십을 통한 교감은 정서적으로 안정을 주며 트라우마(정신적 외상)를 완화시켜준다.
- 아이의 자존감이 높아지고 사회성이 발달한다.
- 근육의 긴장을 풀어주고 성장판을 자극해 성장 발달을 돕는다.
- 혈액순환을 돕고 소화기능과 장기능이 강화되어 배변이 좋아진다.
- 면역계를 강화해 감기나 질병에 잘 걸리지 않는다.
- 시각, 청각, 후각, 촉각 등 오감 발달에 영향을 준다.
- 피부에 탄력과 보습을 주고 편안한 수면을 도와준다.

04 베이비마사지와 블렌딩

에센셜오일은 원액의 상태로 피부에 직접 사용할 수 없습니다. 그렇기 때문에 마사지를 할 때는 에센셜오일을 식물성 오일에 희석하여 사용하거나 식물성 오일만을 사용합니다. 이것이 식물성 오일이 캐리어오일(carrier oil)이라 불리는 이유입니다. 식물성 오일의 종류는 매우 다양하며 어린이에게 주로 사용하는 오일로는 스윗아몬드, 호호바, 포도씨, 해바라기, 살구씨, 카렌듈라, 올리브오일 등이 있습니다.

에센셜오일은 각각의 효능을 가지고 있지만 영유아에게는 사용이 매우 제한적입니다. 질병이나 상황에 따라 특정 효능이 있는 에센셜오일을 사용하고 싶을 때는 피부에 직접 사용하는 마사지 방법 대신 최대한 희석해서 발향이나 스팀 등 다른 방법으로 사용하는 것이 좋습니다.

에센셜오일을 희석할 때는 20방울(drop, dr)을 1ml로 측정하고 성인과 아이의 기준을 달리합니다. 일반적으로 건강한 성인을 기준으로 했을 때 50ml의 캐리어오일에 그 양의 1~3%인 10~30dr의 에센셜오일을 넣을 수 있지만, 한 번의 마사지에 사용하는 에센셜오일의 양이 8drop을 넘지 않게 합니다. 아이나 노약자의 경우 성인의 1/4에 해당하는 0.5~1%를 사용하여 50ml의 캐리어오일에 1~3dr만을 사용합니다.

아기에게는 캐리어오일만 사용하거나 50ml의 캐리어오일에 1/4~1dr의 에센셜오일을 블렌딩하여 사용합니다.

불포화지방산이 풍부한 식물성 오일과 에센셜오일을 이용하는 베이비마사지는 아이의 피부를 보호하며 육체적인 질병의 치유뿐만 아니라 정신적인 치유에도 도움이 되는 전인적인 치료법이라 할 수 있습니다.

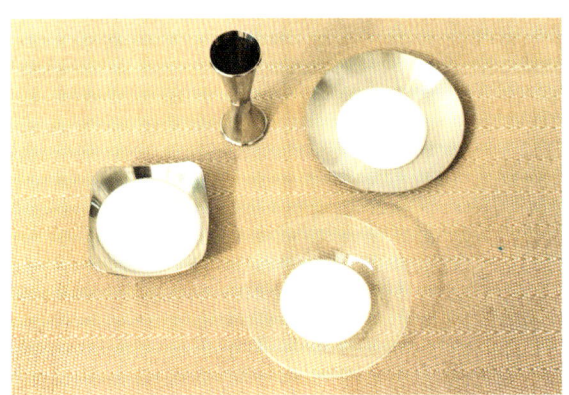

🌸 아이 연령별로 사용 가능한 에센셜오일

0~6개월	라벤더, 캐모마일로먼
6~12개월	라벤더, 캐모마일로먼, 만다린, 네롤리, 로즈, 캐모마일저먼
1~6세	라벤더, 캐모마일로먼, 만다린, 네롤리, 로즈, 캐모마일저먼, 오렌지스윗, 티트리, 팔마로사, 로즈우드, 코리앤더를 성인의 1/4만큼 사용한다.
7~12세	대부분의 오일을 성인의 1/2만큼 사용할 수 있으나 바질은 사용하지 않는다.
12세 이후	성인과 똑같이 사용할 수 있다.

05 아로마테라피와 에센셜오일

에센셜오일의 특성과 주의할 점

아로마테라피에 사용되는 에센셜오일은 식물의 꽃, 잎, 줄기, 뿌리 등에서 추출한 100% 천연오일입니다. 고농축이기 때문에 피부에 직접 도포하면 자극적이며 화상을 입을 수 있으므로 원액 그대로 사용하지 않고 식물성 오일에 희석하여 사용합니다. 라벤더나 티트리 등은 때에 따라 원액으로 사용하기도 하며 아로마테라피 목욕 시에는 우유나 전지분유 등에 희석하기도 합니다. 식초에도 잘 섞이므로 사과식초 등에 에센셜오일을 블렌딩하여 두피에 사용해도 좋습니다.

에센셜오일은 아이들의 손이 닿지 않는 곳에 보관하고 사용량을 반드시 지켜야 합니다. 보통 얼굴에는 0.1~1%, 몸에는 1~3%, 연고 등 약용으로 쓰일 때는 3~5%까지 첨가할 수 있으나 아토피가 있거나 피부가 민감한 사람, 영유아나 노약자는 성인의 1/2~1/4만 사용합니다. 또한 한 가지 오일을 3개월 이상 사용하면 내성이 생기거나 간에 무리가 갈 수 있으므로 주의하도록 합니다.

에센셜 오일은 열과 빛에 민감하므로 차광병에 담아 그늘지고 서늘한 곳에 보관합니다. 광독성이 있는 오일을 사용한 후 직사광선을 바로 쪼이면 안 됩니다.

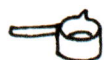

❋ 질병이나 증상에 따라 사용하지 말아야 할 에센셜오일

고혈압	로즈마리, 타임, 유칼립투스, 히솝
저혈압	라벤더, 클라리세이지, 일랑일랑, 멜리사
간질	펜넬, 히솝, 로즈마리, 페퍼민트
임신 중	바질, 클라리세이지, 클로브버드, 시나몬, 히솝, 주니퍼베리, 마조람, 타임
우울증	샌달우드
신장질환	주니퍼베리, 블랙페퍼
심장질환	페퍼민트

에센셜오일의 종류

그레이프 프루트 GRAPE FRUIT

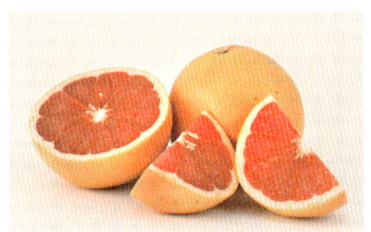

자몽으로 주로 캘리포니아에서 생산되며 식품, 화장품, 향수의 성분으로 널리 사용된다. 다른 시트러스 오일과 달리 스팀증류법으로 추출한 경우에만 광독성이 있다. 기분을 상쾌하게 하며 시차적응에도 도움이 된다.

학명	Citrus paradisi
원산지	열대아시아, 서인도, 미국
추출방법	압착법
추출부위	과일의 껍질
노트	top note
효능	수렴, 정화, 이뇨, 자극, 강장, 고양 • 칙칙한 피부, 지성피부, 여드름피부에 수렴작용 • 부종, 지방분해가 뛰어나 비만과 셀룰라이트에 좋음 • 살균, 항균작용이 뛰어남 • 모발성장을 촉진
주의사항	안전, 비자극성

네롤리 NEROLI

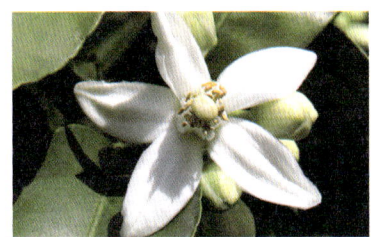

비터오렌지 나무의 흰 꽃에서 얻은 무거운 향의 갈색 오일이다. 오렌지 꽃은 이탈리아에서 미의 상징으로 신부의 화관으로 만들어 사용했다. 이 오일은 가장 효과적인 항우울, 진정제로 쓰이며 라벤더, 버가못, 레몬, 로즈마리 등과 함께 최고급 향수의 원료이기도 하다. 용매로 추출된 앱솔루트는 오렌지블러섬이라 불린다.

학명	Citrus aurantium
원산지	이탈리아, 프랑스, 스페인, 북아프리카, 중국
추출방법	스팀증류법
추출부위	꽃
노트	top-middle note
효능	항우울, 항경련, 흉터제거, 해독, 릴랙싱, 진정, 고양, 강장 • 스트레스로 인한 불면증에 좋음 • 세포재생을 도와 건성피부, 노화피부에 좋음 • 튼살, 실핏줄, 상처 회복에 좋아 임산부의 배나 허벅지 살트임을 방지 • 고급 향수의 원료
주의사항	안전한 오일

니아울리 NIAOULI

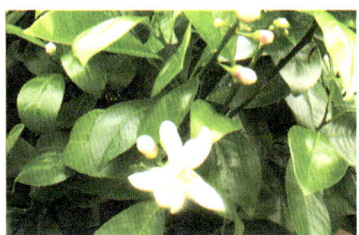

유칼립투스 대용으로 사용되는 오일로 카주풋, 티트리와 같은 과이다. 카주풋이 피부에 부작용을 일으키는 데 비해 니아울리는 안전하다. 프랑스의 병원에서는 산부인과 치료용과 방부제로 사용했으며 마다가스카르 산이 가장 좋다고 한다.

학명	Melaleuca viridiflora
원산지	호주, 마다가스카르
추출방법	스팀증류법
추출부위	잎과 어린 가지
노트	top note
효능	진통제, 항진균, 소독제, 살균, 거담, 해열, 상처회복, 살충, 면역자극 • 통증을 완화시키고 감기, 독감 같은 감염증상에 사용 • 여드름피부, 벌레 물린 곳, 가벼운 상처와 화상에 유용함 • 약제성분, 치약 등 구강 분야에 사용
주의사항	안전, 비자극성

라벤더 LAVENDER

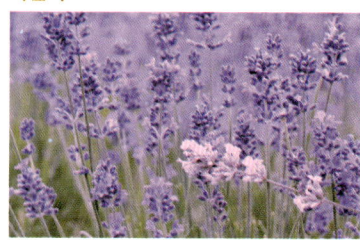

아로마의 여왕으로 고대 이집트에서부터 사용되어 왔으며 전신에 효과적인 토탈힐링 아로마오일이다. 에스테르성분 함량이 많은 라벤더를 생산하려면 덥고 건조한 산악지대에서 꽃을 완전히 개화시켜야 한다. 일반적으로 라벤더오일은 섞음질을 많이 하는 오일이기도 한데 라벤더와 스파이크라벤더의 교배종인 라반딘과 섞거나 대체, 또는 합성 리나룰과 리나릴 아세테이트를 첨가하는 방법을 사용한다.

레몬 LEMON

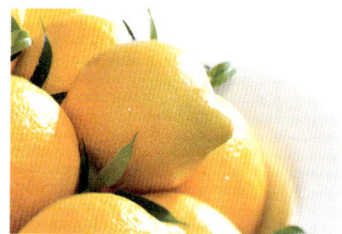

레몬오일은 제약 분야, 향료 및 비누, 세제 등에 널리 쓰이고 있다. 레몬은 강력한 살균제로 병원균을 죽이고 소화불량의 원인인 위산의 수치를 줄여준다. 또한 항괴혈병제로도 사용되는데, 영국에서는 장기간의 항해 시 충분한 레몬 또는 레몬과즙을 선적할 것을 법으로 명시하고 있을 정도이다. 레몬은 미백, 피부각질 제거에도 효과적이지만 민감한 피부를 자극할 수도 있다.

레몬그라스 LEMONGRASS

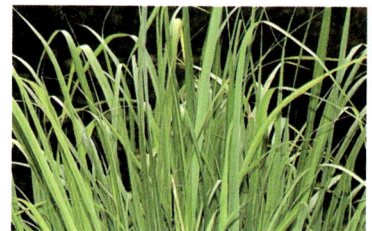

인도에서는 전통적으로 열을 가라앉히고 감염증을 치료하는 데 레몬그라스오일이 사용되어 왔으며 인도네시아와 스리랑카에서는 요리에 사용한다. 여행지나 열대지방에서는 곤충을 쫓는 방충제로 쓰며 무알코올음료의 천연향료로 사용되기도 한다. 특히 지성피부에 사용하면 좋고 모공수축과 피지조절에 효과가 있는 오일이다.

학명	Lavandula angustifolia
원산지	프랑스, 영국 등의 지중해 국가
추출방법	스팀증류법
추출부위	꽃과 꽃대
노트	top-middle note
효능	진통제, 항염증, 소독제, 항경련, 항바이러스, 발란싱, 쿨링, 해독, 항곰팡이, 혈압강하, 릴랙싱, 진정, 강장 • 모든 피부타입에 적합 • 여드름, 지성피부의 피지밸런스를 맞춰줌 • 상처나 임신선의 세포성장을 강화 • 벌레에 물리거나 쏘인 데 소독, 항균작용 • 화상, 피부염과 건선치유에 효과적 • 방충효과로 의류의 소독에 사용 • 근육통, 허리 통증, 생리통에도 사용
주의사항	독성, 자극성 없는 안전한 오일이지만 임신 초기, 저혈압 환자는 사용에 주의

학명	Citrus limon
원산지	아시아, 인도, 스페인, 포르투칼 등의 지중해 국가
추출방법	압착법
추출부위	신선한 껍질
노트	top note
효능	소독제, 항바이러스, 혈액정화, 해독, 이뇨, 항진균, 지혈, 저혈압성, 자극, 강장, 고양 • 백혈구의 생성을 촉진시켜 상처회복과 치료를 도움 • 화농성피부, 사마귀, 여드름, 지루성피부에 효과적 • 혈압과 체온을 내리고, 코피를 멎게함 • 상쾌감을 주고 정신적으로도 리프레시 효과가 있음
주의사항	피부자극이 있을 수 있으므로 (광독성) 낮은 농도로 사용

학명	Cymbopogon citratus
원산지	아시아, 서인도, 동인도, 아프리카, 브라질
추출방법	스팀증류법
추출부위	신선한 잎이나 부분적으로 말린 잎
노트	top note
효능	항우울, 소독제, 수렴, 자극, 강장, 고양, 진통, 해열 • 시트랄(citral)이 전체 화학성분의 85%를 차지 • 방충효과가 뛰어나서 방충제로 사용하며 라벤더와 블렌딩하면 효과가 좋음 • 진정, 진통, 소염작용으로 근육을 이완시키고 통증을 감소 • 냄새제거와 방부효능이 있어 옷, 신발 등의 냄새제거와 무좀에 효과적
주의사항	자극이 있으므로 민감한 사람은 주의

로즈 ROSE

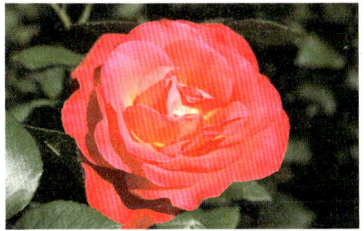

클레오파트라가 즐겨 사용했던 매우 여성적인 향으로 로마시대부터 로즈잼, 로즈워터 등에 사용되어 왔다. 로즈워터는 대부분 다마스크로즈에서 추출하며 최고급은 불가리아 산이다. 장미꽃잎은 아침이슬이 맺힌 오전에 손으로 따서 24시간 안에 추출해야 하며, 워낙 고가이기 때문에 제라늄이나 팔마로사 등과 섞음질을 한 오일을 판매하기도 한다. 로즈워터를 생산하기 위해 증류하는 경우 외에는 대부분 용매추출법을 사용한다.

학명	Rosa damascena/Rosa centifolia
원산지	모로코, 프랑스, 이탈리아, 튀니지, 중국
추출방법	스팀증류한 것은 오또, 용매추출한 것은 앱솔루트
추출부위	꽃잎
노트	middle note
효능	항우울, 소독, 항경련, 항바이러스, 수렴, 살균, 정화, 월경촉진, 강장, 지혈, 릴랙싱, 진정, 배변완화, 상처회복, 갱년기장애, 산후우울증, 최음제, 생리통 • 자궁을 비롯한 여성의 생식계 질환, 생리불순 등에 좋음 • 항염, 수렴효과, 건조하고 예민한 피부에 좋음 • 강한 소염성분으로 피부의 염증이나 가려움을 치유 • 피부재생효과가 뛰어나 주름이 많은 노화피부에 좋음 • 여자 향수의 90% 이상을 차지
주의사항	비독성, 비자극

로즈마리 ROSEMARY

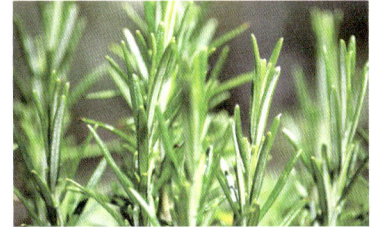

라틴어로 '바다의 장미'를 뜻하는 로즈마리는 오래전부터 약용으로 쓰여 왔다. 전염병이 유행했던 프랑스의 병원에서 이 나무를 태워 살균, 공기정화를 했을 만큼 소독작용이 뛰어나며 보존력도 강하다. 또한 헝가리의 왕비가 손발 마비와 통풍을 치료하기 위해 로즈마리워터를 사용하여 젊음을 되찾았다는 일화로도 유명하다. 자극성이 강하고 이뇨제, 통경제이므로 임신 중에는 피해야 한다.

학명	Rosemarinus officinalis
원산지	전 세계에서 자라지만 주로 프랑스, 이탈리아, 스페인 등의 지중해에서 재배
추출방법	스팀증류법
추출부위	꽃과 잎, 작은 가지
노트	middle note
효능	진통제, 소독제, 항경련, 항바이러스, 수렴, 월경촉진, 혈압상승, 살균, 흉터제거, 정화, 릴랙싱, 자극, 각성, 강장, 이뇨, 고양 • 수렴작용이 있어 늘어지고 탄력 없는 피부에 사용하면 좋음 • 두피에 사용할 경우 비듬을 억제하고 모발성장을 촉진시킴 • 뇌세포에 활기를 주어 기억력을 증진시킴 • 과도하게 피로한 근육을 풀어줌 • 중추신경계를 활성화하며 언어능력, 청취력, 시력회복에 효과
주의사항	간질, 고혈압 환자나 임신부는 사용하지 말 것

케모타입에 따른 로즈마리의 분류(형태학적으로 같은 종이지만 화학적으로 차이가 나는 현상)

캠퍼보르네올 camphor-borneol	• 스페인에서 생산 • 강한 캠퍼향을 띰 • 일반 자극제로 가장 적합하며 명상, 집중력 증진에 사용 • 심장기능 강화제, 근육통, 신경통에 적합
시네올 1,8-cineol	• 튀니지에서 생산 • 유칼립투스의 신선한 향 • 기관지염, 천식, 부비강염 같은 호흡기감염 치료에 사용 • 간과 신장의 해독작용을 촉진
버베논 verbenone	• 프랑스에서 생산 • 점잖은 향기 • 케모타입 중 가장 순하고 일반적으로 사용되는 오일 • 점액을 용해하여 코막힘, 축농증, 기침이나 감기 치료에 효과적 • 무자극성이며 뛰어난 재생성분으로 피부관리와 두피관리에 적합

로즈우드 ROSEWOOD

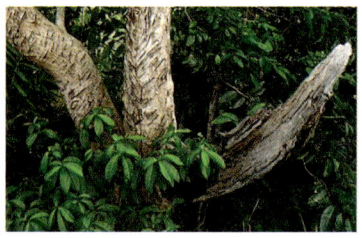

아마존 정글에서 자생하는 나무로, 원주민들이 젊음을 위해 나무줄기의 껍질을 사용했다고 한다. 프랑스에서는 옷장 등 고급가구를 만드는 데 사용되는 목재이며 그 밖에도 건축자재, 목각 재료로 쓰인다. 로즈우드는 오랫동안 향수의 재료로 사용되어 왔으나 아로마테라피에 도입된 것은 그리 오래되지 않았다. 로즈우드가 증류에 적합한 지름을 갖기까지 10년이나 걸리기 때문에 수확량이 적으며, 중국산 호(HO) 잎에서 얻는 값싼 리나놀 원료를 로즈우드 대용으로 판매하기도 한다.

학명	Aniba rosaeodora
원산지	브라질, 페루
추출방법	스팀증류법
추출부위	나무의 목질
노트	middle-base note
효능	진통제, 항우울, 항균, 소독제, 최음, 살균, 데오도란트, 자극, 강장 • 세포재생과 보습효과가 있어 주름살과 노화피부, 건성피부에 좋음 • 미생물이나 바이러스를 막아주는 효능이 있어 공기정화제로 사용 • 여드름 등의 염증성 피부질환에 효과적 • 기분을 고양시키며 방취효과가 있어 방향제, 탈취제로 적합
주의사항	안전한 오일

마조람 MARJORAM

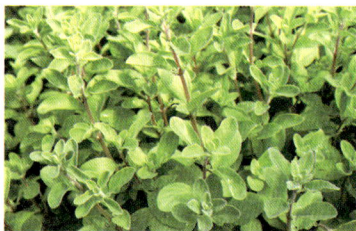

스위트마조람에서 추출하는 오일로 몸과 마음을 따뜻하게 해준다. 마조람은 근육통, 치통, 두통 등의 진통제로 사용되어 왔으며 사제나 성직자 집단 등에서 성적인 욕망을 감소시키는 성욕감퇴제로 쓰기도 하였다. 우울하거나 기분이 가라앉아 있을 때 유용하게 사용되는 오일이다.

학명	Origanum majorana
원산지	헝가리, 유고슬라비아, 지중해, 남아프리카
추출방법	스팀증류법
추출부위	말린 잎과 꽃대
노트	middle note
효능	진통, 제음, 진경, 구풍, 거담, 혈압강하, 진정, 항경련, 항바이러스, 발한, 항진균 • 발한작용으로 관절염이나 근육 통증에 효과적 • 항경련 작용으로 기침과 천식에 좋음 • 월경전증후군이나 생리통에 효과적
주의사항	무독성, 무자극이나 과다하게 사용했을 때 어지러움이 생길 수 있음

만다린 MANDARIN

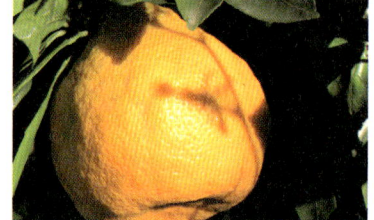

탠저린과 비슷하나 향이 더 강하며 크기가 작은 과일이다. 만다린오일은 임신 중에 사용할 수 있는 유일한 오일로 임신선을 예방해주며 어린이와 노약자가 사용해도 좋은 오일이다. 중국에서는 소화기능의 강장제로 사용되며 프랑스에서는 어린이치료제로 여겨져 복통을 완화하거나 활동 과다인 아이를 진정시킬 때 사용한다. 시트러스오일 중 감광성 성분이 적은 편이다.

학명	Citrus reticulata
원산지	중국의 남부지방과 동아시아
추출방법	압착법
추출부위	과일의 껍질
노트	top note
효능	항바이러스, 헛배부름, 릴랙싱, 항경련, 강장, 진정, 고양 • 상처와 튼살의 세포성장에 도움 • 여드름, 지성피부에 수렴효과 • 혈액순환을 도와 피부톤에 활력을 줌 • 이뇨작용으로 셀룰라이트에 도움
주의사항	임신 3개월 이후부터 사용 가능. 안전한 오일

멀 MYRRH

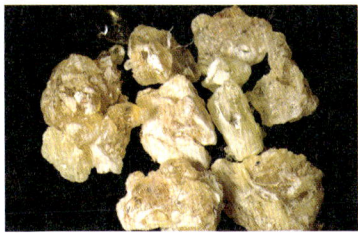

고대 이집트인들이 미이라의 방부제로 사용했고 태양숭배의식 때도 이 향을 피웠다고 전하며 그리스 병사들의 상비약이기도 했다. 구약성서에는 여성의 세정제로 사용했던 기록이 있으며 신약성서에서 동방박사가 황금, 유향과 함께 아기예수에게 바쳤던 몰약이 바로 멀이다. 솔벤트추출법으로 얻은 레지노이드오일은 진의 성질이 남아 끈적거린다.

멜리사 MELISSA

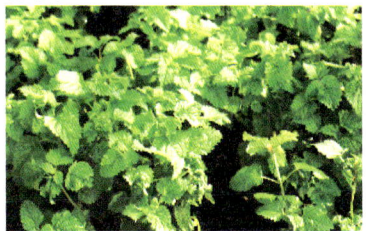

레몬밤에서 추출한 오일로 수백 년 전부터 약용으로 사용되어 왔다. 시트러스 계열의 오일과 잘 어울리며, 고가의 오일에 해당하기 때문에 비슷한 향을 가진 레몬, 레몬그라스, 레몬버베나 등의 오일과 혼합되는 경우가 많다. 멜리사오일은 많은 양의 알데히드 성분을 함유하고 있어 피부가 민감하게 반응할 수 있으므로 잘 희석해서 사용해야 한다.

바질 BASIL

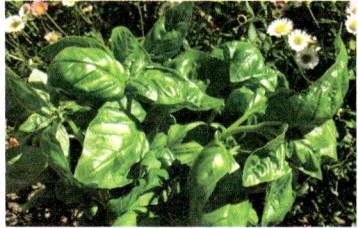

그리스어로 '왕'을 뜻하는 바질은 오래전부터 요리에 사용되었던 식물이며, 인도의 아율베다 의학에서 사용되었던 전통적인 약재로도 알려져 있다. 중국에서는 위장장애에, 중세 서양에서는 우울증에 처방하였다고 한다. 바질은 여러 가지 케모타입이 있는데 아로마테라피에서는 리나롤 함유량이 많은 스위트바질(프렌치바질)을 사용한다.

학명	Commiphora myrrha
원산지	홍해지역, 북동아프리카, 남서아시아
추출방법	스팀증류법
추출부위	나무나 관목의 레진, 수지
노트	base note
효능	항카타르성, 항염증, 소독제, 헛배부름, 흉터제거, 쿨링, 월경촉진, 거담, 항곰팡이, 진정, 상처회복, 자극, 강장, 수렴효과 • 트거나 갈라진 피부, 피부노화 방지 • 습진, 염증, 화농성 피부염, 진균성 피부질환, 무좀 치료에 효과적 • 여성의 질염, 칸디다증, 자궁의 염증에 사용 • 구강 및 잇몸질환에 유용
주의사항	멀이 몸에서 제거되기까지 24시간 이상 걸리므로 오랜 기간 사용을 금함, 임신 중에도 사용 금지

학명	Melissa officinalis
원산지	남유럽, 프랑스, 스페인, 독일
추출방법	스팀증류법
추출부위	꽃과 잎
노트	middle note
효능	항알러지, 항우울, 항염, 항경련, 항바이러스, 구풍, 쿨링, 생리촉진, 저혈압성, 이완, 진정, 강장, 고양, 발한촉진, 살균 • 아토피피부나 습진 치료에 효과적 • 혈압을 낮추며 심장기능을 강화하여 모든 심장질환에 효과 • 지성, 여드름성 피부에 사용
주의사항	피부에 부작용을 일으킬 수 있으므로 주의해야 함

학명	Ocimum basilicum
원산지	열대아시아, 아프리카
추출방법	스팀증류법
추출부위	꽃대와 잎
노트	top note
효능	진통, 항우울, 방부, 항경련, 통경, 거담, 신경의, 해열, 고양 • 로즈마리와 같이 머리를 맑게 하여 두통과 편두통에 효과 • 발한과 해열작용이 있어 말라리아에 의한 열을 낮출 때 사용
주의사항	낮은 농도로 사용할 것

버가못 BERGAMOT

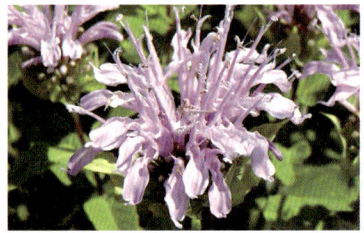

감귤의 일종인 버가못은 신맛이 강해 먹지 않고 주로 에센셜오일의 용도로 재배하며 열매의 껍질을 압착하여 오일을 얻는다. 다른 시트러스계 오일처럼 기분을 상쾌하게 해주며 스트레스, 불안, 좌절, 우울증에 좋다. 오데코롱 등 향수의 필수적인 향료로 쓰이며 이탈리아에서는 벌레퇴치용으로 사용하기도 한다. 살균, 항염, 쿨링효과로 염증성 피부질환에 특히 좋은 오일이다.

베티버 VETIVERT

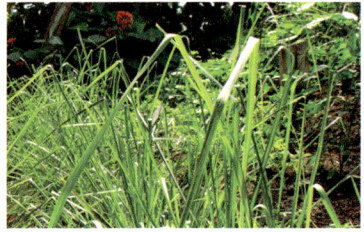

레몬그라스나 시트로넬라와 비슷한 향을 가진 베티버는 향수의 고착제로 쓰이며 향이 매우 오래 남는다. 점성이 있는 진한 갈색의 오일로 마음을 안정시키는 데 효과적이며, 화장실 등에서 나는 불쾌한 냄새를 제거하는 데도 좋다.

사이프러스 CYPRESS

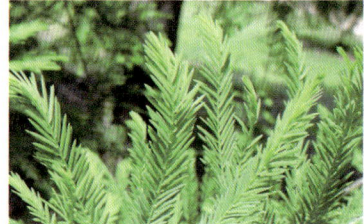

네덜란드의 화가인 고흐의 그림에서 자주 등장하는 사이프러스는 향나무의 일종으로 공원과 묘지 주변에서 많이 볼 수 있으며 가옥과 선박을 만들 때도 사용된다. 사이프러스 오일은 신선한 수목향이 나서 남성용 향수의 원료로 사용된다. 히포크라테스가 치질에 사용했던 오일이라고도 하며 땀이 많은 발에 사용하면 좋다.

학명	Citrus bergamia
원산지	열대아시아, 현재는 이탈리아
추출방법	압착법
추출부위	열매의 껍질
노트	top note
효능	진통제, 소독제, 항바이러스, 쿨링, 릴랙싱, 진정, 배변완화, 구충, 고양, 해열, 소화 • 습진, 건선, 여드름 같은 피부질환에 유용 • 선크림과 선오일의 향으로 적합 • 탈취제, 해충박멸제에 사용 • 얼그레이티의 향을 구성하며 향수산업에 사용
주의사항	감광성 있음, 버갑텐이 없는 FCF(Furo Coumarin Free) 버가못을 사용하거나 감광성이 없는 메이창(may chang/litsea cubeba)을 사용해도 됨

학명	Vetiveria zizanoides
원산지	인도
추출방법	스팀증류법
추출부위	뿌리
노트	top-middle note
효능	방부, 진정, 신경강화 • 여드름, 지성피부에 사용 • 스트레스나 긴장을 풀어주고 진정시킴 • 갱년기 증상을 완화하여 폐경기에 사용하면 좋음 • 불면증에 도움
주의사항	무독성, 무자극성

학명	Cupressus sempervirens
원산지	지중해, 북아프리카
추출방법	스팀증류법
추출부위	잔가지와 잎
노트	middle-base note
효능	강장, 살충, 소독, 수렴, 이뇨, 지혈, 진정, 해열, 탈취 • 진경작용으로 감기, 백일해, 천식에 유용함 • 노화피부의 수분상실을 막아줌 • 정맥류, 치질, 과다한 월경출혈에 좋음
주의사항	정맥류 부위에 직접 마사지하면 안 됨

샌달우드 SANDALWOOD

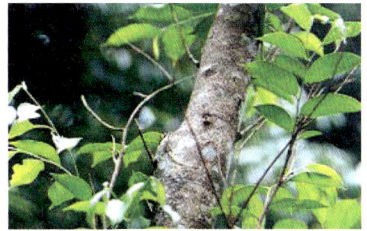

일랑일랑의 어머니로 불리는 샌달우드는 명상의 향으로 예로부터 사찰 등에서 사용했으며 목재로는 종교적인 물품들을 만들어 사용했다. 샌달우드오일의 추출에는 60년 이상 자란 나무를 사용해야 하므로 매우 고가이고 인도에서는 벌목을 제한하고 있다. 향이 오래 가며 최음의 특성이 있다.

시더우드 CEDARWOOD ATLAS

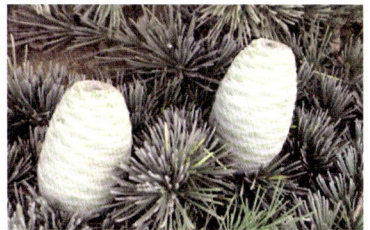

남성에게 적합한 향인 시더우드는 목재의 향과 방부효과 때문에 솔로몬 왕이 예루살렘 신전 건축에 사용하였고, 이집트인들은 이 나무로 파피루스 용지를 만들었다고 한다. 시더우드 나무는 휘는 성질이 있어 현재는 비교적 작은 물건들을 만드는 데 사용한다. 미이라 등 시체방부용 약재나 향수의 정착제로도 사용했으며 개미나 좀이 싫어하는 향이기도 하다.

시트로넬라 CITRONELLA

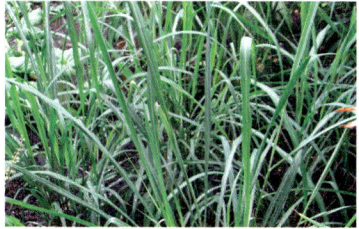

레몬향이 나는 오일로 해충이 가장 싫어하는 향이다. 탈취제 기능을 하여 향수, 비누, 세제 등에 널리 사용되며 스리랑카에서는 이 잎으로 고약을 만들어 사용한다. 레몬그라스와 같이 해열에 효과적인 오일로 알려져 있다.

학명	Santalum album
원산지	동인도, 스리랑카, 호주
추출방법	스팀증류법
추출부위	목재, 심재, 뿌리
노트	base note
효능	항우울, 항경련, 소독제, 살균, 흉터제거, 거담, 릴랙싱, 진정, 강장, 피부연화, 최음 • 노화, 건성피부, 알레르기, 염증성 피부에 좋음 • 파괴된 모세혈관, 과색소 침착 • 남성용 화장품에 사용 • 피부진정, 쿨링, 보습 • 만성 기관지염, 지속적인 마른 기침을 완화
주의사항	안전한 오일

학명	Cedrus atlantica
원산지	알제리, 모로코
추출방법	스팀증류법
추출부위	나무조각과 톱밥
노트	base note
효능	소독제, 항진균, 수렴, 이뇨, 거담, 배출, 진정, 강장 • 여드름, 지성피부에 적합 • 피지과잉분비로 인한 비듬에 효과적 • 두피를 자극하여 모발을 건강하게 하고 탈모를 예방 • 지방의 파괴를 촉진하여 셀룰라이트, 부종에 사용 • 발꿈치 피부의 균열에 도움을 줌 • 방부효과가 뛰어나 기관지와 요도의 염증을 예방하므로 방광염에 좋음
주의사항	무독성, 무자극이나 케톤성분이 있어 임신 중이나 수유기에는 사용을 금함

학명	Cymbopogon nardus
원산지	스리랑카
추출방법	스팀증류법
추출부위	잎
노트	top note
효능	강장, 항우울, 살충, 살균, 탈취, 해열 • 여름철 곤충퇴치제로 사용 • 고양이와 개에 붙은 벼룩을 없애줌 • 신경안정제로 두통과 피로를 경감시킴
주의사항	비독성, 비자극이나 접촉성 피부염을 유발할 수 있으니 주의

오렌지스윗 ORANGE SWEET

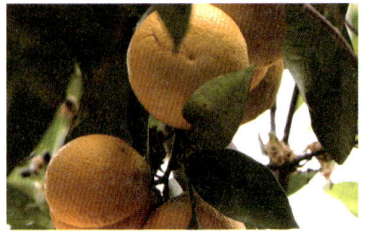

고대 중국에서는 오렌지스윗의 껍질을 말려서 기침, 감기에 사용했으며 식품향료로도 널리 사용되어 왔다. 특히 소화기 계통에 효과가 있고 살균력이 있으며 미백에도 사용된다. 스팀증류하기도 하나 광독성이 있고 질이 안좋아지기 때문에 압착법으로 추출한다.

유칼립투스 EUCALYPTUS

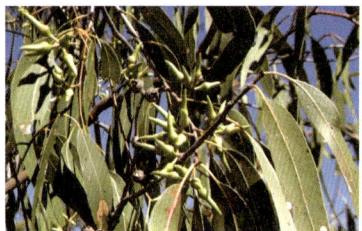

고무나무의 일종으로 코알라가 유일하게 먹는 것이 이 나무 잎이다. 호주 원주민은 건조된 잎을 담배 형태로 피워 천식에 사용했으며 소화제로 사용하기도 했다. 유칼립투스는 수백 가지의 종이 있으며 이 중 몇 가지만 에센셜오일로 생산된다. 유칼립투스오일은 근육통을 완화해주며 벌레 물린 데도 사용한다.

학명	Citrus sinensis
원산지	중국, 캘리포니아, 플로리다, 지중해
추출방법	압착법
추출부위	열매의 껍질
노트	top note
효능	항우울, 항경련, 항바이러스, 혈압강하, 진정, 자극, 건위, 고양 • 피부재생효과 • 담즙의 분비를 촉진시켜 지방의 소화를 도움 • 칙칙한 피부, 지성피부를 해독하고 기미를 완화시킴 • 노화피부, 거칠고 굳은 피부에 사용
주의사항	유효기간이 짧음. 감광성이 있으므로 사용 후 햇빛에 노출시키지 않도록 주의

학명	Eucalyptus globules
원산지	타즈마니아, 호주, 스페인, 포르투갈 등의 지중해국가
추출방법	스팀증류법
추출부위	잎과 잔가지
노트	top note
효능	진통제, 소독제, 항경련, 항바이러스, 정화, 거담, 질병예방, 자극, 고양 • 칙칙한 피부, 지성피부에 좋음 • 머릿니, 종기, 여드름 치료에 효과적 • 감기와 독감 치료제로 사용되며 발향하거나 가슴 마사지를 하면 좋음 • 면역계를 강화시켜 질병 예방 • 항균효과가 있어 세균을 죽이는 공기정화용으로 사용
주의사항	피부에 자극을 줄 수 있고 동종요법에는 사용하지 않음. 고혈압, 간질환자, 소아, 임산부는 사용을 금함

유칼립투스 종에 따른 분류
(종이 완전히 다름)

eucalyptus globulus	블루검(blue gum)이라고 불리며 80% 이상의 옥사이드 성분을 함유해 광범위한 항박테리아, 바이러스 치료제로 사용됨
eucalyptus citriodora	알데히드 성분이 대다수인 시트로도라는 시트로넬라와 유사한 향으로 시트로넬라성분 추출용으로 이용되며 무좀, 비듬, 벌레퇴치제로 사용됨
eucalyptus radiata	페퍼민트검(peppermint gum)이라 불리며 대상포진, 입술헤르페스에 좋음
eucalyptus dives	캠퍼향, 매운향, 민트향이 나며 유칼립투스 스미디(eucalyptus smithii)와 함께 호주와 남아프리카가 원산지로 해열과 호흡기질환에 사용됨
eucalyptus smithii	어린이와 노약자에게 적합한 오일로 여드름, 화농성종기 등 피부의 감염과 호흡기에 사용됨

일랑일랑 YLANG YLANG

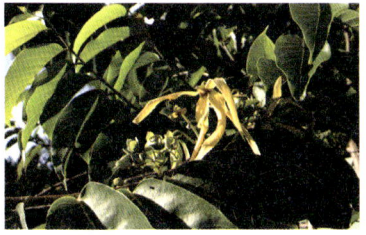

샌달우드, 로즈, 자스민과 함께 최음제로 사용되는 오일로 여성에게 적합하다. 인도네시아에서는 일랑일랑 꽃다발을 첫날밤 신부의 머리맡에 놓고 잔다고 한다. 오일은 첫 꽃망울이 달리고 2~3주가 지나 가장 풍성한 향이 있을 때 일일이 손으로 딴 것을 스팀추출해서 얻는다.

자스민 JASMINE

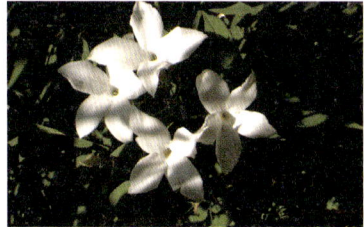

'꽃의 왕'이라 불리는 자스민은 로즈와 같이 생식계에 많은 영향을 미쳐 최음제 및 분만 보조제로 사용된다. 인도에서는 연고와 의식용으로 사용되었고, 중국에서는 결막염, 피부궤양에 사용하며 자스민차의 원료이기도 하다. 자스민은 개화 직후 바로 손으로 따서 가공해야 하는데, 에센셜오일의 좋은 성분이 빠른 속도로 손실되기 때문이다.

제라늄 GERANIUM

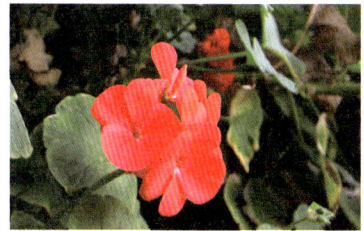

씨앗이 황새의 뿌리를 닮아서 펠라고니움이라고도 부르는 이 식물은 에센셜오일과 허브로 사용되는 식물이 다르다. 지성피부와 알레르기 피부에도 좋은 오일로 적은 양을 사용하면 진정효과가 있고 많은 양을 사용하면 자극이 있다. 증류하기도 하나 광독성이 있고 질이 안 좋다.

학명	Cananga odorate
원산지	인도네시아, 필리핀, 마다가스카르
추출방법	스팀증류법
추출부위	꽃
노트	middle note
효능	항우울, 최음, 혈압강하, 릴랙싱, 진정, 강장 • 지성피부와 건성피부의 피지분비 균형을 맞춰줌 • 여드름에 효과적 • 여성의 자신감 회복에 도움 • 노화피부의 수분균형과 두피의 발모촉진
주의사항	고농도로 사용할 경우 두통과 구토를 일으킬 수 있으며 장기적으로 사용 시에도 신경을 자극해 흥분할 수 있음. 염증성 피부에는 사용을 금함

학명	Jasminum grandiflorum
원산지	중국, 인도, 이집트, 프랑스
추출방법	용매추출법
추출부위	꽃
노트	base note
효능	항우울, 항경련, 유즙분비, 출산분만, 릴랙싱, 진정, 자궁의 강장 • 세포재생 촉진으로 상처조직을 치유 • 노화피부에 수분과 탄력을 줌 • 건성 및 민감성피부에 적합
주의사항	최음, 통경작용, 자궁을 수축하는 효과가 있어 임신 중에는 사용을 금함

학명	Pelargonium graveolens
원산지	남아프리카, 러시아, 이집트, 스페인
추출방법	스팀증류법
추출부위	잎, 꽃, 꽃줄기
노트	middle note
효능	수렴, 항우울, 이뇨, 항염증, 발란싱, 지혈, 상처회복, 자극, 고양, 강장 • 어떤 피부에도 사용 가능 • 피지밸런스를 조절 • 자외선에 자극을 받은 피부에 사용 • 칙칙한 피부와 울혈된 피부에 탄력을 줌 • 파괴된 모세혈관, 습진에 사용 • 부종, 셀룰라이트에 효과적
주의사항	민감한 피부, 임신 중이거나 호르몬 관련 암 환자는 주의해서 사용

캐모마일로먼 CHAMOMILE ROMAN

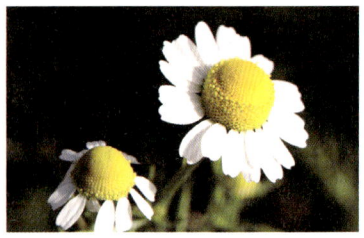

'땅속의 사과'란 의미의 그리스어에서 유래된 캐모마일은 고대 이집트인들이 태양신에게 바치던 꽃으로 항소염 작용을 하는 것으로 알려져 있다. 캐모마일을 정원에 심으면 해충을 막아주고 식물의 성장을 촉진시킨다. 캐모마일로먼은 에스테르 성분이 많아 항경련이나 심리적인 안정에 효과적이며 소아과 민증 치료제로 쓰이는 등 아이들에게 안전하게 사용할 수 있는 오일이다.

캐모마일저먼 CHAMOMILE GERMAN

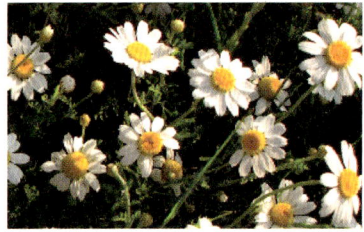

허약자와 노인에게 좋은 오일로 진정과 이완에 좋다. 캐모마일저먼은 카마줄렌과 비사보롤 성분이 많아 로먼보다 피부에 더 효과적이다. 항염증에 효과적인 카마줄렌 성분은 캐모마일 꽃에는 없으나 스팀증류하는 과정에서 생성되는 성분으로 짙푸른 색을 띠어 블루캐모마일이라고도 한다.

코리앤더 CORIANDER

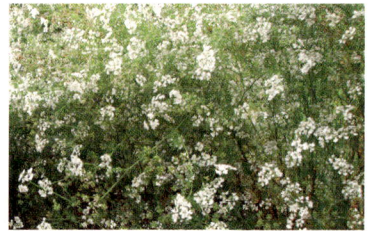

코리앤더는 로마시대부터 고기의 부패를 늦추는 방부제로 쓰였고 이집트인들은 행복을 가져오는 오일이라고 생각하였다. 코리앤더 잎을 고수라고 부르며 연한 노란색이나 흰색의 꽃을 피운다. 매운 향과 나무향이 나서 가정용 향신료로 사용되며 소화제나 담배의 향 첨가물로도 사용된다.

학명	Chamamelum nobile
원산지	영국, 벨기에, 프랑스, 미국
추출방법	스팀증류법
추출부위	꽃
노트	middle note
효능	진통제, 항염증, 소독제, 항경련, 월경촉진, 진정, 건위, 상처회복, 구충, 강장 • 아토피성 피부염, 건선에 사용 • 근육통에 효과적 • 모발에 광택을 주며 머릿결을 부드럽게 함 • 기저귀 습진 등에 효과적
주의사항	비독성, 비자극성, 비민감성

학명	Matricaria recutita
원산지	헝가리, 불가리아, 독일
추출방법	스팀증류법
추출부위	꽃
노트	middle note
효능	진통제, 항알레르기, 항염증, 항경련, 월경촉진, 진정, 자극, 상처회복, 구충 • 피부를 진정시키며 타박상, 습진, 여드름, 건선에 효과적 • 아토피성 피부염 등 피부질환에 사용
주의사항	매우 민감한 피부이거나 임신 초기에는 사용을 금함. 통경작용이 있으므로 생리 중에도 사용에 주의해야 함

학명	Coriandrum sativum
원산지	유럽, 스페인, 서아시아, 남아프리카
추출방법	스팀증류법
추출부위	신선하고 건조된 잎
노트	base note
효능	식욕촉진, 항경련, 살균, 정화, 구풍, 건위, 진통 • 향기의 성분으로 사용 • 소화기능과 식욕 증진에 사용 • 몸을 따뜻하게 해주어 류머티즘, 관절염 등에 효과적 • 몸 안의 독소를 제거하는 정화제로도 좋음
주의사항	무독성, 무자극, 비과민성

클라리세이지 CLARY SAGE

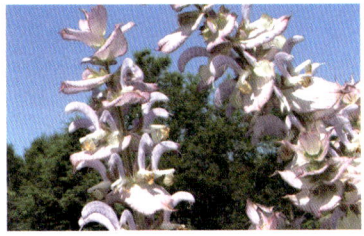

약초 향이 나는 하트 모양의 잎과 백색, 또는 청색의 꽃에서 추출하는 오일이다. 한때 눈을 정화하는 점액질 분비에 사용되어 '그리스도의 눈'이라고 하였다. 클라리세이지는 알코올과 함께 사용하면 안 되는 오일이며, 라벤더, 오렌지스윗 등과 함께 혈압을 낮춰준다.

티트리 TEA TREE

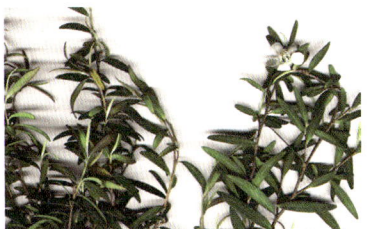

유칼립투스와 함께 호주가 원산지인 오일로 강력한 방부효과가 있으며 박테리아, 바이러스, 곰팡이 제거에 효과적이다. 감염된 피부, 가려운 피부 등 다양한 피부질환에 유용하게 쓰인다. 일반적으로 여드름피부에 가장 효과적인 오일로 알려져 있다.

파인 PINE

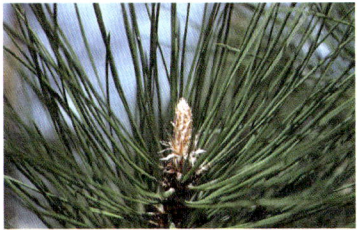

북아메리카 인디언들이 괴혈병 예방에 이용하였던 소나무 잎에서 추출한 오일로 기침, 감기약, 코점막 수축제, 진통 연고제로 널리 사용된다. 탈취제나 목욕용품에도 많이 사용되며 독성이 있는 드워프파인(DWARF PINE)과 구분해서 사용해야 한다.

학명	Salvia sclarea
원산지	프랑스, 모로코, 시리아
추출방법	스팀증류법
추출부위	잎과 꽃이 핀 선단부
노트	top-middle note
효능	분만촉진, 강장, 자궁강장, 소염, 최음, 통경, 항우울, 혈압강하, 진정, 진경 • 여성질환 치료제로 생리주기, 출산, 폐경에 사용함 • 세포재생, 지성용 모발의 과잉피지 억제, 비듬치료 • 면역계를 강화시켜 회복기에 좋음 • 근육의 긴장완화와 스트레스 해소 • 기관지 경련을 풀어 천식에 효과적
주의사항	진정력이 강해서 운전하기 전에는 사용을 금함. 과다하게 사용하면 두통 유발. 비독성, 비자극성이나 통경작용으로 임신 중에는 사용을 금함

학명	Melaleuca alternifolia
원산지	호주
추출방법	스팀증류법
추출부위	잎과 잔가지
노트	top note
효능	항염증, 소독제, 항바이러스, 살균, 쿨링, 항곰팡이, 면역자극, 땀배출, 상처회복, 강장 • 여드름, 지성피부에 효과적 • 손톱감염, 칸디다증, 무좀 치료에 도움 • 입발진, 반점, 감염된 상처, 화농성 종기 완화
주의사항	안전한 오일이지만 피부에 자극을 줄 수 있음

학명	Pine scotch
원산지	핀란드, 노르웨이, 러시아
추출방법	스팀증류법
추출부위	건조된 잎, 목재, 솔방울
노트	middle note
효능	항미생물, 항신경통, 항류머티즘, 방부, 항바이러스, 살균, 진정, 탈취, 이뇨, 거담, 살충, 발적 • 공기정화제, 살균제로 사용 • 근육통의 도포제 • 감염된 피부, 습진, 건선피부에 항생효과
주의사항	민감성피부, 알러지성피부에는 사용을 금함. 오래되어 산화된 오일은 피부발진을 일으킬 수 있음

파출리 PATCHOULI

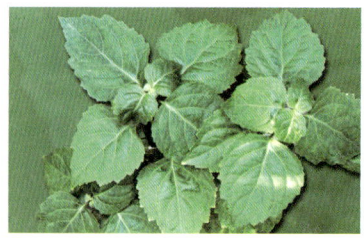

벨벳과 같은 잎이 나는 엽상식물로 처음제로도 알려져 있다. 인도의 수공예품에서 나는 향을 가지고 있으며 방충제, 섬유보존제로도 사용된다. 1960년대에는 향수의 원료로 사용되어 큰 인기를 누렸다. 깊은 향을 가지고 있어 고착제 역할을 하며 캐모마일과 비슷한 항염작용을 한다.

팔마로사 PALMAROSA

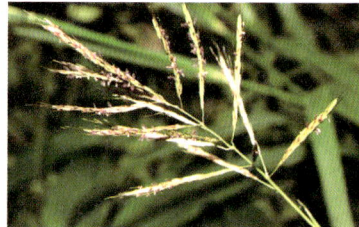

팔마로사는 인도제라늄오일, 터키제라늄오일로 불리며 제라늄이나 로즈오일에 섞음질용으로 사용되기도 한다. 팔마로사의 제라니올성분은 향수와 비누 제조 시 많이 사용되며 항진균과 항세균성이 뛰어나 벌레퇴치제로도 쓰인다. 안전한 오일이지만 알레르기성 피부에는 주의해서 사용해야 한다.

페티그레인 PETITGRAIN

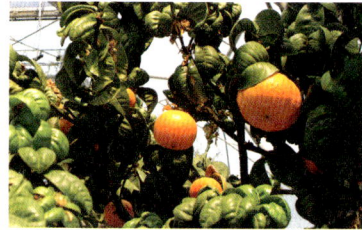

비터오렌지의 잎에서 얻는 페티그레인은 작다는 의미의 '페티(PETIT)'와 씨앗을 의미하는 '그레인(GRAIN)'의 합성어이다. 원래는 비터오렌지가 자라기 전 작은 열매에서 추출했는데 비경제적이라는 이유로 현재는 잎과 가지에서 추출하고 있다. 네롤리와 같이 우울증 치료에 좋으며 목욕제품에도 많이 사용된다.

학명	Pogostemon cablin
원산지	아시아, 필리핀, 인도네시아, 말레이시아, 중국, 인도
추출방법	스팀증류법
추출부위	말린 잎
노트	base note
효능	항우울, 항염증, 세포재생, 항진균, 진정, 강장, 이뇨, 항미생물, 신경, 질병예방, 고양 • 갈라진 피부, 세포성장에 도움 • 벌레퇴치용, 방충제, 의류용 향수에 사용 • 피부질환 치료와 노화방지 • 여드름, 농가진, 비듬, 무좀 치료 • 과도한 다이어트 후 탄력이 없는 피부 마사지용으로 적합
주의사항	광독성이 있어 저농도로 사용해야 함

학명	Cymbopogon martini
원산지	인도, 파키스탄, 코모로섬, 인도네시아, 아프리카
추출방법	스팀증류법
추출부위	잎
노트	middle note
효능	방부, 살균, 세포생육촉진, 소화, 해열, 기능강화 • 세포재생에 효과적 • 여드름, 감염피부, 갈라지고 주름진 피부, 건조하고 거친 피부에 보습 • 목주름 개선에 도움
주의사항	안전한 오일

학명	Citrus aurantium
원산지	프랑스, 북아메리카, 파라과이
추출방법	스팀증류법
추출부위	잎, 잔가지
노트	top note
효능	항우울, 소독제, 항경련, 릴랙싱, 자극, 신경, 강장, 고양, 탈취, 소화 • 피부기능을 강화하며 모발을 위한 토닉효과 • 여드름, 지성피부의 피지분비 조절 • 과도한 땀분비를 억제
주의사항	안전한 오일

페퍼민트 PEPPERMINT

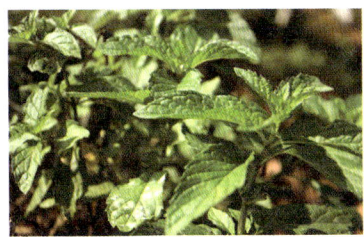

소화제와 진통제, 해열제의 성분으로 사용되는 페퍼민트는 멘톨이라고도 불리며 신경을 자극, 강화하는 효능이 있다. 살균효과가 뛰어나 껌, 치약, 구강용품에도 널리 사용된다. 페퍼민트는 개화 후에 추출하면 멘톨성분이 풍부한 오일을 얻을 수 있다. 모유분비량을 감소시킬 때도 사용한다.

학명	Mentha piperita
원산지	미국, 유럽, 남프랑스
추출방법	스팀증류법
추출부위	잎
노트	middle note
효능	진통제, 소독제, 항경련, 항바이러스, 헛배부름, 쿨링, 소화강장, 거담, 해열, 건위, 구충, 고양, 혈관수축 • 혈관수축 작용으로 염증과 가려움을 해소 • 얼굴의 화끈거림을 식혀줌 • 독소배출 작용
주의사항	반드시 희석해서 사용하고 간질 환자는 사용을 금함, 동종요법 치료와 병행하지 않으며 불면증 환자의 경우 오후에는 사용하지 않음

펜넬 FENNEL

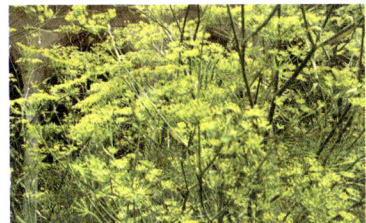

훼향나무라 불리는 펜넬은 고대 이집트에서 눈의 피로, 황달에 사용되었고 고대 중국인들은 뱀에 물렸을 때 펜넬을 사용해 치료했다고 한다. 헛배부름, 복통에 진통효과가 있어 현재는 유아용 시럽성분에 함유되며, 식욕을 억제하고 비만해소에 도움이 되어 체중 감량을 위한 요리에 사용되기도 한다. 독성이 있는 비터펜넬은 사용하지 않고 스윗펜넬만을 사용한다.

학명	Foeniculum vulgare
원산지	프랑스, 이탈리아, 그리스 등의 지중해 국가
추출방법	스팀증류법
추출부위	씨앗
노트	middle note
효능	소독제, 항경련, 헛배부름, 정화, 이뇨, 유즙분비, 월경촉진, 배변완화, 항미생물, 강장 • 소독효과가 있어 벌레 물린 데, 타박상에 사용 • 온몸의 독소를 배출하여 셀룰라이드에 효과적
주의사항	임신 중, 간질에는 사용을 금하고 6세 미만 어린이에게 사용 시 주의. 고농도 케톤성분 때문에 과다하게 사용하면 마약이 됨

프랑킨센스 FRANKINCENCE

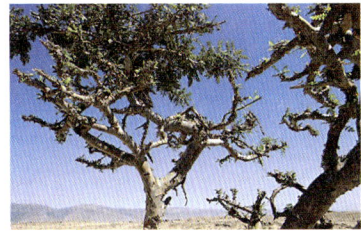

프랑킨센스는 동방박사들이 아기예수께 바쳤던 예물의 하나인 유향을 말하며 이스라엘 민족이 종교의식에 사용했던 오일이다. 이집트인은 회춘용 팩제로, 중국인들은 한센병을 치료하는 데도 사용하였다. 샌달우드가 명상에, 라벤더가 즉각적인 스트레스 해소에 쓰인다면 프랑킨센스는 마음의 상처를 치유하는 데 사용된다고 할 수 있다.

학명	Boswellia sacra
원산지	홍해지역, 아프리카 북동쪽의 소말리아, 에디오피아
추출방법	스팀증류법
추출부위	나무나 관목의 레진
노트	base note
효능	월경촉진, 거담, 릴랙싱, 발적, 진정, 강장, 면역 • 주름피부 등 항노화에 적용 • 명상에 도움을 주어 심신을 안정시키는 데 사용 • 여드름, 습진 등 지성피부의 밸런스를 맞춰줌
주의사항	비독성, 비자극성

에센셜 오일의 블렌딩

에센셜오일은 한 가지를 사용하는 것보다 두 가지 이상의 오일을 블렌딩하여 사용하는 것이 향의 배합이나 효능에 있어서 더 좋습니다. 각 오일은 향의 성질에 따라 다음과 같이 나뉩니다. 같은 계열의 에센셜오일끼리 블렌딩하면 잘 어울리고, 바로 옆 그룹의 에센셜오일과도 잘 어울립니다.

허브향 HERBS
안젤리카, 바질, 캐롯시드, 클라리세이지, 펜넬, 히솝, 마조람, 페퍼민트, 로즈마리, 스피아민트, 타임

감귤계향 CITRUS
버가못, 시트로넬라, 그레이프프루트, 레몬, 레몬그라스, 라임, 만다린, 멜리사, 오렌지스윗

꽃향 FLOWERS
캐모마일, 제라늄, 자스민, 라벤더, 네롤리, 로즈

이국적인향 EXOTICS
팔마로사, 파출리, 샌달우드, 베티버, 일랑일랑

수지향 RESINS
벤조인, 프랑킨센스, 멀

향신료 SPICES
블랙페퍼, 시나몬, 클로브버드, 코리앤더, 진저

나무향 TREES
카주풋, 시더우드, 사이프러스, 유칼립투스, 주니퍼베리, 니아울리, 페티그레인, 파인, 로즈우드, 티트리

BLENDS

TREES	HERBS	SPICES	RESINS	EXOTICS	CITRUS	FLOWERS
Cajuput	Angelica	Aniseed	Benzoin	Palmarosa	Bergamot	Chamomile
Cedarwood	Basil	Black Pepper	Frankincense	Patchouli	Citronella	Geranium
Cypress	Carrot Seed	Cinnamon	Myrrh	Sandalwood	Grapefruit	Jasmine
Eucalyptus	Celery	Clove		Vetivert	Lemon	Lavender
Juniper	Clary Sage	Coriander		Ylang Ylang	Lemongrass	Neroli
Niaouli	Fennel	Ginger			Lime	Rose
Petitgrain	Garlic				Mandarin	
Pine	Hyssop				Orange	
Rosewood	Marjoram					
TeaTree	Origanum					
	parsley					
	Peppermint					
	Rosemary					
	Spearmint					
	Thyme					
	Yarrow					

에센셜오일 추출하는 방법

압착법 EXPRESSION
감귤류 오일을 추출하는 방법으로 열을 가하지 않아도 되는 장점이 있으며 휘발성이 강합니다.

증류법 DISTILLATION
열에 불안정하고 민감한 에센셜오일을 빠른 시간 안에 추출하는 방법으로 대부분의 에센셜오일을 이 방법으로 얻습니다. 스팀증류법(steam distillation)은 수증기로 에센셜오일을 추출한 후 냉각기로 식혀 응축하는 방법으로 에센셜오일과 액체성분인 하이드로졸을 얻게 됩니다. 물증류법(water distillation)은 식물을 물에 넣고 100도 이하의 온도에서 끓이는 방법으로 네롤리와 로즈오일을 추출할 때 사용하기도 합니다.

휘발성 용매추출법 SOLVENTS EXTRACTION
휘발성 용매에 식물성분을 우려내고 농축하여 콘크리트(concrete)를 얻고 여기에 알코올을 가하여 고농축 오일인 앱솔루트(absolute)를 얻는 방법을 말합니다. 다른 추출법에서 얻기 어려운 성분이 추출되는 장점이 있으나 용매가 남을 수 있어 마사지에는 적당하지 않으며 주로 향수 등에 사용됩니다.
로즈나 자스민 같은 꽃을 추출할 때 사용했던 전통적인 방법으로 유리판에 차가운 지방유(라드, lard)를 바르고 꽃잎을 얹는 과정을 반복하여 에센스(포마드, pomade)를 얻은 다음 알코올을 이용해 분리해내는 엄프라지법(enfleurage, 냉침법)이 있으나 현재는 사용되지 않습니다.

이산화탄소추출법 CO_2 EXTRACTION
비용이 고가라 상용화되지 않은 방법으로 프랑킨센스, 로즈, 자스민과 같이 스팀증류법으로는 잘 추출되지 않는 식물들에 사용합니다. 저온에서 짧은 시간 안에 추출되어 에센스성분이 파괴되지 않는 장점이 있습니다. 이 방법으로 추출된 오일의 경우 CO_2라고 표기됩니다.

에센셜 오일의 화학성분

에센셜오일의 성분은 탄소(carbon), 수소(hydrogen), 산소(oxygen)가 대부분이며, 탄소와 수소로 이루어진 탄화수소화합물은 터펜(탄소분자가 10개인 것은 모노터펜, 15개인 것은 시스퀴터펜)이라 하고, 탄소, 수소, 산소 및 기타 성분으로 이루어진 것은 터페노이드(알코올, 페놀, 알데히드, 케톤, 에스테르, 옥사이드)라고 합니다.

모노터펜 MONOTERPENES	특징	꿀풀과, 소나무과, 산형과, 운향과 식물로 가벼운 탑노트 향, -ene로 끝나는 성분 (limonene, α_pinene, β_pinene, myrcene, sabinene)
	효능	공기정화 및 방부효과, 인체기능에 자극 및 활력, 진통, 살균, 항진균, 항균, 항바이러스, 살충작용
	에센셜오일	그레이프프루트, 레몬, 만다린, 버가못, 블랙페퍼, 오렌지스윗, 주니퍼베리, 파인
	주의사항	쉽게 산화되고 피부나 점막을 자극해 염증을 일으킬 수도 있다.
시스퀴터펜 SESQUITERPENE	특징	국화과식물로 미들-베이스노트 향, -ene로 끝나는 성분(camazulene, bisabolene, farnesene, zingiberene)
	효능	항염증, 항균, 항바이러스, 항히스타민, 항알러지, 신경진정, 항경련
	에센셜오일	캐모마일저먼, 캐모마일로먼, 멀, 베티버, 진저, 시더우드, 파출리
	주의사항	비교적 안전하나 임신 초기에 주의해야 하는 오일도 있다.
알코올 ALCOHOLS	특징	미들-베이스노트 향, -ol로 끝나는 성분(linalool, geraniol, nerol, citronnellol, menthol)
	효능	강력한 방부, 항바이러스, 항박테리아, 항균, 항염, 항진균성, 면역강화, 항경련 및 이뇨작용
	에센셜오일	네롤리, 라벤더, 마조람, 제라늄, 팔마로사, 페티그레인, 캐모마일저먼, 로즈, 티트리, 샌달우드, 진저, 파출리, 베티버, 로즈우드
	주의사항	어린이와 노약자에게 안전하게 사용할 수 있다.
페놀 PHENOLS	특징	-ol, -ole로 끝나는 성분(thymol, carvacrol, eugenol)
	효능	가장 강력한 항생제, 방부효과, 항전염성, 항바이러스, 신경계와 면역계자극, 혈압상승효과
	에센셜오일	시나몬, 클로브버드, 타임
	주의사항	유해한 페놀성분을 함유하여 아로마테라피에서 사용이 금지된 오일로 히솝, 웜우드, 머그워트 등이 있다. 피부와 점막에 자극이 심해 반드시 희석해서 사용하고 낮은 농도로 짧은 기간만 사용해야 한다.

알데히드 ALDEHYDE	특징	-al로 끝나는 성분(neral, geranial, cital, citronnellol)
	효능	항염, 항바이러스, 항진균, 진정, 혈압강하, 항류머티즘
	에센셜오일	레몬그라스, 시트로넬라
	주의사항	쉽게 산화되어 피부에 자극을 주므로 반드시 희석해서 사용한다.
케톤 KETON	특징	-one로 끝나는 성분(menthone, borneone, vervenone)
	효능	점액용해, 거담제, 세포성장촉진, 상처치료, 신경조직 강화, 기억력 증강
	에센셜오일	페퍼민트, 스피아민트, 로즈마리 캠퍼, 프랑킨센스
	주의사항	유독성이 높아 체내에서 쉽게 분해되지 않으므로 단기간 사용한다. 임산부는 사용하지 않는다. 예외적으로 안전한 것으로 자스민과 펜넬이 있다.
에스테르 ESTER	특징	-yl -ate로 끝나는 성분(linalyl acetate, geranyl acetate, benzyl acetate)
	효능	진정, 근육이완, 강력한 진경효과, 항진균, 항염
	에센셜오일	캐모마일로먼, 라벤더, 클라리세이지, 네롤리, 페티그레인, 일랑일랑, 마조람
	주의사항	독성과 피부자극이 없다.
옥사이드 OXIDE	특징	-ol, -ole로 끝나는 성분(1,8cineole, 1,4cineole)
	효능	거담, 항박테리아, 호흡기질환, 강력한 항감염
	에센셜오일	유칼립투스, 니아울리, 티트리, 로즈마리 시네올
	주의사항	피부에 자극을 줄 수 있다.

● 피부타입별 효과적인 에센셜오일

민감성피부	캐모마일, 자스민, 네롤리, 로즈
건성피부	캐모마일, 자스민, 네롤리, 팔마로사, 로즈
지성피부	버가못, 시더우드, 클라리세이지, 주니퍼베리, 레몬, 레몬그라스, 멜리사
복합성피부	프랑킨센스, 제라늄, 자스민, 라벤더, 만다린, 네롤리, 파출리, 로즈, 로즈우드, 샌달우드, 일랑일랑
흉터 있는 피부	캐롯시드, 유칼립투스, 자스민, 라벤더, 만다린, 네롤리, 니아울리, 파출리, 로즈우드, 티트리
두피	시더우드, 캐모마일, 클라리세이지, 멜리사, 티트리, 일랑일랑

식물성 오일의 종류

아로마테라피에서는 천연의 허브로부터 추출한 고농축의 에센셜오일을 희석하기 위해
식물성 오일을 매개체로 사용합니다. 식물의 씨앗이나 열매를 냉압착법으로 추출하여 얻는 이러한 오일들을
지방유(fat oil)라고도 하며 각종 미네랄과 필수지방산 등의 영양성분이 풍부합니다.

달맞이꽃오일
EVENING PRIMROSE

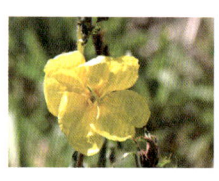

학명	Oenothera biennis
추출부위	꽃, 씨앗
원산지	미국, 영국
특징	• PMT(생리전증후군)에 사용되며 긴장을 완화시킴 • 밤에만 꽃이 피는 식물로 인디언 의사들에 의해 효능이 알려짐 • 항알러지와 항염증 효과가 있는 GLA(감마리놀렌산)를 함유
적용피부	건성피부, 습진, 비듬
주의사항	불포화지방산을 다량 함유하여 산화되기 쉽기 때문에 반드시 차고 어두운 곳에 보관해야 함

로즈힙오일
ROSE HIP

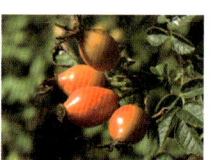

학명	Rosa rubiginosa
추출부위	로즈힙의 씨
원산지	남아메리카, 칠레
특징	• 레티놀과 오렌지보다 20배나 많은 비타민C 함유 • 콜라겐층을 형성하고 강화 • 주름, 잡티, 화상상처 등에 효과적 • 리놀레산, 리놀레인산이 풍부해 피부재생과 개선에 효과적 • 임신선에 효과적 • 에센셜오일이지만 캐리어오일로 사용됨
적용피부	노화피부
주의사항	지성, 여드름피부는 모공을 막을 수도 있으니 주의

린시드(아마씨)오일
LINSEED

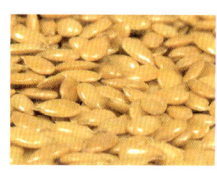

학명	Linum usitatissimum
추출부위	씨앗
원산지	영국, 미국, 인도
특징	• 오메가-3 함유 • 피하지방 분해 • 점막을 보호하고 장벽의 염증치료에 유용
적용피부	건성피부, 습진, 비듬
주의사항	산패가 빠르고 끈적거려 다른 오일과 섞어 사용

마카다미아넛오일
MACADAMIA

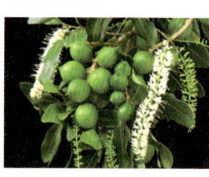

학명	Macadamia ternifolia
추출부위	마카다미아 견과
원산지	오스트레일리아, 아프리카
특징	• 영양이 풍부한 오일로 노화를 억제하고 피부 유연, 보습효과 • 피지성분인 팔미톨레인산을 다량 함유
적용피부	노화피부, 염증피부
주의사항	열, 빛 등에 불안정하므로 반드시 차고 어두운 곳에 보관해야 함

보리지오일
BORAGE

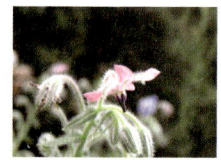

학명	Borge officinalis
추출부위	보리지 씨앗
원산지	유럽
특징	• 별 모양의 꽃잎 때문에 스타 플라워로도 알려짐 • GLA(감마리놀렌산) 함량이 가장 많은 오일 • 점성이 있지만 가벼움 • 피부재생 효과가 뛰어나고 비타민, 미네랄이 풍부 • 꿀벌의 식량이라고 불리는 오일로 여성호르몬 조절 기능이 있어 생리 기능을 원활하게 도와줌
적용피부	노화피부, 염증피부
주의사항	열, 빛 등에 불안정하므로 반드시 차고 어두운 곳에 보관해야 함

	복숭아씨오일 PEACH KERNEL	살구씨오일 APRICOT KERNEL	세서미오일 SESAME	아보카도오일 AVOCADO	아몬드오일 ALMOND
	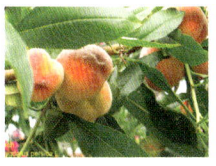	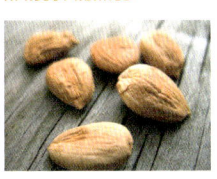	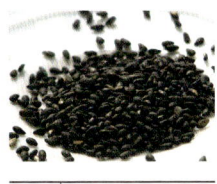	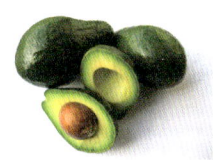	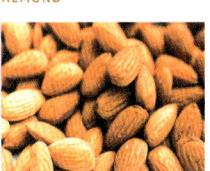
학명	Prunus vulgaris	Prunus armeniaca L	Sesamum indicum	Persea Americana	Prunus commmunis
추출 부위	복숭아의 씨, 핵	과일의 씨앗	씨앗	과일	아몬드 너트
원산지	지중해	유럽, 아시아, 중동	지중해, 인도	중앙과 남부 아메리카	아시아, 중동, 지중해
특징	• 스윗아몬드오일과 유사한 오일이며 살구씨오일 대신 사용하기도 함 • 피부를 보호하고 영양을 줌 • 항염, 보습, 모든 피부에 좋음 • 비타민A, E, B1, B2, B6를 함유 • 불포화지방산을 90% 이상 함유한 오일로 스킨케어용으로 많이 사용됨	• 밝은 노란색의 가볍고 끈적거리지 않는 오일 • 비타민A, E를 함유하며 얼굴마사지용으로도 적합 • 항염작용으로 통증을 완화시키고 혈액순환을 촉진시킴 • 과산화지질과 활성산소를 예방	• 볶아서 향이 있는 식용과 달리 볶지 않고 차갑게 압착하여 향이 나지 않음 • 천연 자외선 차단효과 • 비타민E, 칼슘, 마그네슘, 인과 레시틴의 함량이 높음 • 피부보습과 영양공급에 좋은 오일	• 비정제오일은 짙고 푸른 녹색이며 특유의 강한 향이 있음 • 정제오일은 밝은 노란색으로 견과류 향이 나고 영양소가 적음 • 끈적거리기 때문에 블렌딩하여 사용하는 것이 좋음 • 비타민A, B, D와 포화지방산과 단순불포화지방산도 함유 • 단백질, 미네랄, 베타카로틴을 함유하여 침투력이 좋고 영양소가 풍부 • 항산화작용 • 망상층의 배아세포 성장을 촉진하여 습윤에 도움 • 연화작용으로 피부를 가볍고 부드럽게 함	• 비타민A, B1, B2, B6와 다가불포화 지방산을 함유하고 있으며 미네랄, 단백질이 풍부 • 매우 부드러워 얼굴 마사지용으로 활용 • 순하고 보습력이 좋아 베이비, 임산부용 마사지 오일로 사용
적용 피부	모든피부	노화, 건조, 민감, 염증성 피부 등 모든 피부	건조피부, 습진, 건선	수분이 없는 건조피부, 민감성, 노화, 습진 피부	건조, 거칠고 갈라지는 피부, 민감, 염증성 피부
주의 사항	안전한 오일	예민한 사람에게 가려움을 유발할 수 있지만 비교적 안전함	어떤 피부에는 끈적거림이 있을 수 있음	비정제오일을 냉장 보관하면 점성이 강해지고 뿌옇게 되므로 상온 보관	안전하고 해가 없으나 견과류 알러지가 있는지 확인하고 사용

세인트존스워트오일 SAINT JOHN'S WORT	올리브오일 OLIVE	월넛오일 WALNUT	윗점오일 WHEATGERM	카렌듈라오일 CALENDULA (MACERATED)
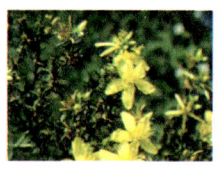	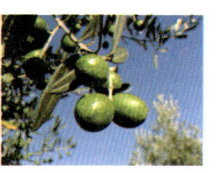	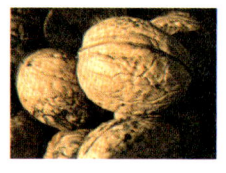	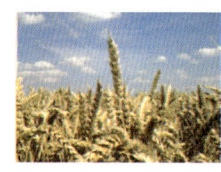	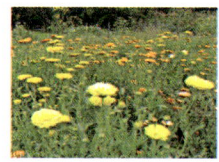

학명	Hypericum perforatum	학명	Olea europaea	학명	Juglans regia	학명	Triticum vulgare	학명	Calendula officinalis
추출 부위	꽃	추출 부위	과일	추출 부위	견과	추출 부위	밀의 씨앗	추출 부위	꽃, 꽃봉오리
원산 지	유럽과 서아시아	원산 지	유럽	원산 지	유럽	원산 지	세계 각국	원산 지	유럽
특징	• 노란색의 세인트 존스워트 꽃을 캐리어오일에 담가 유효성분을 얻음 • 항바이러스, 진통효과, 화상과 멍, 상처에도 사용 • 중세의 십자군들이 전쟁 시 상처치료용으로 사용했다고 전함 • 마사지할 때 다른 오일과 함께 섞어서 사용	특징	• 보습, 비타민 풍부 • 피부조직이나 세포 달래줌 • 평화의 상징으로 요리에도 널리 사용됨 • 비듬치료제로 사용되며 영양분이 풍부한 오일 • 좀 무거운 오일로 진정, 항염효과가 있어 피부염에 좋고 모발관리에도 사용됨	특징	• 필수지방산을 충분히 함유한 오일 • 보통은 냉압착하기 때문에 영양소가 많음	특징	• 항산화작용을 하는 비타민E가 풍부해 다른 베이스오일에 5~10% 정도 넣어 천연산화방지제로 사용 • 임신선 및 흉터를 줄이는 데 효과적 • 점성이 있으므로 마사지 시 가벼운 오일과 섞어서 사용 • 근육에 축적된 젖산의 비율을 낮춰 피로한 근육에 효과적	특징	• 금잔화꽃을 해바라기 오일 등에 담가 지용성 성분을 우려낸 것으로 피부재생 촉진에 효과적 • 항염증성, 상처치료용 • 화상, 벌레 물린 데, 찰과상에 적용 • 피부연화 작용으로 주부습진 등 거칠어진 피부에 좋음
				적용 피부	건조, 노화, 감염된 피부			적용 피부	트고 갈라진 피부
				주의 사항	냄새가 많이 나고 비싸기 때문에 다른 오일과 블렌딩해서 사용			주의 사항	안전한 오일
적용 피부	건성피부, 습진, 건선	적용 피부	건성피부, 습진, 비듬			적용 피부	건조, 성숙한 피부		
주의 사항	광감성이 있으므로 햇빛에 직접 노출하면 안 됨	주의 사항	냄새가 강하고 녹색을 띠는 오일로 마사지 시 얼룩이 남을 수 있으니 주의해야 함. 다른 오일과 블렌딩해서 사용			주의 사항	알러지의 원인이 되기도 하므로 맥아 알러지가 있는 지 확인 후 사용		

캐놀라오일
CANOLA

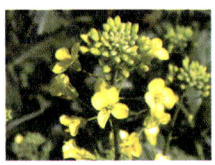

학명	Brassica napus
추출 부위	유채꽃의 씨앗
원산지	캐나다
특징	• 양배추과에 속하는 식물로 향이 없는 가벼운 오일 • 불포화지방산을 다량 함유
적용 피부	모든피부
주의 사항	고온에서는 불안정한 오일

코코넛오일
COCONUT

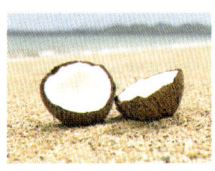

학명	Cocos nucifera
추출 부위	신선한 견과
원산지	남아시아, 동인도, 미국
특징	• 모든 피부에 사용 가능하나 널리 쓰이지 않음 • 온도에 따라 액체, 고체 상태로 변화 • 높은 포화지방산을 함유
적용 피부	모든피부
주의 사항	보통은 안전하나 알러지 유발 가능성 있음

콩오일
SOYA

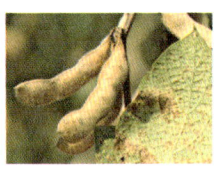

학명	Glycine max
추출 부위	대두, 콩
원산지	미국, 남아메리카, 아시아
특징	• 다른 오일처럼 비타민이 풍부하지 않고 비타민C를 소량 포함 • 가볍고 부드러우며 값싼 오일
적용 피부	건성피부, 습진, 비듬
주의 사항	안전한 오일이지만 산화가 빠르고 피부에 반응이 있을 수 있음

포도씨오일
GRAPESEED

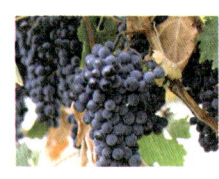

학명	Vitis vinifera
추출 부위	포도의 씨앗
원산지	지중해
특징	• 끈적이지 않는 오일로 매우 가벼움 • 비타민E를 함유하여 피부에 영양분을 공급 • 바디마사지용으로 좋음 • 약간의 수렴효과
적용 피부	건성피부, 습진, 비듬
주의 사항	고온압착에 의해 생산되기 때문에 다른 오일에 비해 순수하지 않음. 용매추출법으로도 나오기 때문에 피부를 예민하게 함

피마자오일
CASTOR

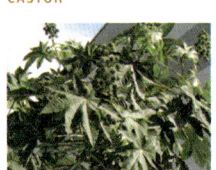

학명	Ricinus communis
추출 부위	씨앗
원산지	유럽, 인도, 중국, 브라질
특징	• 압착하여 연고에 사용함 • 냄새가 강하고 끈적이는 오일로 모발케어에 중요한 오일
적용 피부	건성피부와 두피
주의 사항	끈적거리기 때문에 소량씩 블렌딩하여 사용

해바라기오일
SUNFLOWER

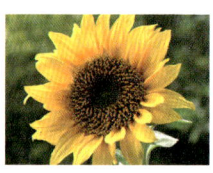

학명	Helianthus annuus
추출부위	씨앗
원산지	유럽, 아프리카, 남아메리카
특징	• 끈적이지 않고 피부를 치유하는 오일 • 피지와 비슷하여 손상된 머리카락에 효과적 • 비타민 A, B, D, E, 아연, 철, 칼슘 등 무기물 함량이 풍부 • 비용이 저렴하여 인퓨즈용 오일로 사용
적용피부	모든 피부
주의사항	피부에 천천히 흡수되며 다른 오일과 섞어 사용하는 것이 좋음

헤이즐넛오일
HAZELNUT

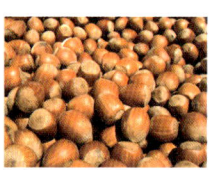

학명	Corylus avellana
추출부위	견과
원산지	유럽, 북아메리카
특징	• 개암나무 열매로 기름기 많은 지성피부의 피지를 제거해 줌 • 기미, 주근깨, 모공수축에 좋음 • 수렴효과 • 피부에 잘 흡수되며 보습과 유연효과
적용피부	지성, 여드름 또는 복합성피부
주의사항	민감성 피부나 견과류 알러지가 있는지 확인 후 사용

호호바오일
JOJOBA

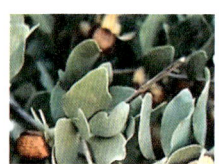

학명	Simmondsia chinensis
추출부위	콩
원산지	미국, 멕시코
특징	• 식물성왁스로 부드럽고 얼굴 마사지용으로도 많이 사용 • 자외선에 강하고 피부저항력을 높여줌 • 피부를 부드럽게 해주는 연화작용 • 피부에 잘 흡수되고 피지조절작용을 하여 여드름, 지성, 건성, 습진 비듬 등에 사용
적용피부	건성피부, 두피, 습진, 비듬
주의사항	안전한 오일

○ 지방산에 대해 알아볼까요?

지방산은 오일을 구성하고 있는 성분으로
주로 탄소와 수소의 결합으로 되어 있습니다.
지방산은 크게 포화지방산과 불포화지방산으로 나뉩니다.
지방산의 포화 또는 불포화 상태를 결정하려면 이중결합의 수를 보면 됩니다.
포화지방산은 이중결합이 없고 주로 동물성 오일을 구성하는 성분으로
상온에서 고체 상태이며 버터류 등도 여기에 해당됩니다.
식물성 오일임에도 불구하고 특이하게 포화지방산 함량이 많은 코코넛과 팜오일은
비누가 단단하고 거품이 많이 생성되게 만들어주며 낮은 온도에서 굳어집니다.
대표적인 포화지방산에는 미리스틴산, 라우린산, 스테아린산 등이 있습니다.
불포화지방산은 분자구조 내에 수소의 수가 탄소의 수보다 적어 포화가 덜 되어 있고
이중결합이 많은 상태로 상온에서 액체의 형태를 띠며 보습력을 높여줍니다.
단일불포화지방산(올리브오일)으로 올레산, 다가불포화지방산(해바라기오일,
홍화씨오일, 콩오일)으로 리놀레산, 리놀렌산, 아라키돈산 등이 있습니다.

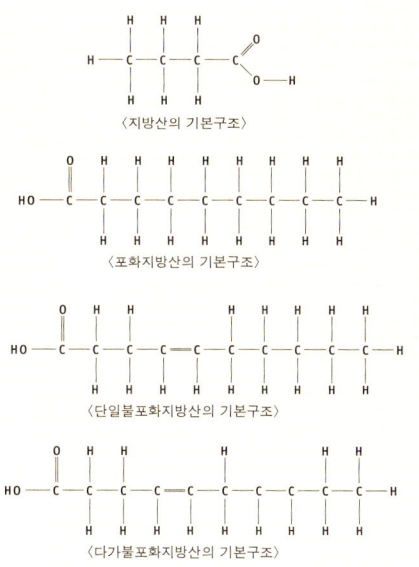

〈지방산의 기본구조〉

〈포화지방산의 기본구조〉

〈단일불포화지방산의 기본구조〉

〈다가불포화지방산의 기본구조〉

	지방산	단단함	세척력	거품력	보습력	거품의 안정성	많이 함유하고 있는 오일
포화지방산	라우린산 Lauric Acid	●	●	●			팜오일, 코코넛오일
	팔미틴산 Palmitic Acid	●				●	라드, 우지, 팜오일, 밀랍. 버터류
	스테아린산 Stearic Acid	●				●	망고버터, 코코아버터, 시어버터
	미리스틴산 Myristic Acid	●	●	●			팜핵유, 라드, 버터류
불포화지방산	리놀레인산 LinoLenic Acid				●		아마유, 대마유
	올레인산 Oleic Acid				●	●	살구씨오일, 스윗아몬드오일, 아보카도오일, 올리브오일, 동백오일, 에뮤(타조)오일
	리놀산 LinoLeic Acid				●		달맞이꽃오일, 포도씨오일, 해바라기오일, 홍화씨오일, 보리지오일, 윗점오일, 밍크오일

도구와 재료

01 기본적으로 필요한 도구

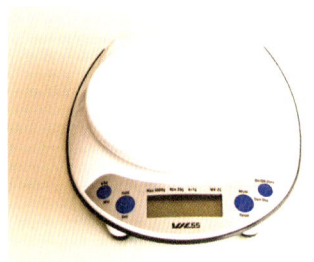

✶ 화장품용 저울 또는 비누용 저울

화장품은 소량씩 들어가는 첨가물이 많기 때문에 0.1g 단위의 저울을 사용하며, 비누용 저울은 1g 단위로 2~5kg까지 계량할 수 있는 것을 사용합니다. 화장품용 저울을 사용하는 대신 drop(드롭: 방울 수)으로 계량해도 됩니다.

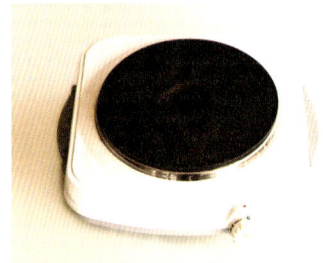

✶ 핫플레이트

재료를 가열하기 위한 도구로 중탕의 번거로움이 없습니다. 온도가 천천히 올라가 전자레인지나 가스레인지를 사용하는 것보다 덜 위험합니다.

✶ 온도계

알코올 온도계를 주로 사용합니다. 비누를 만들 때는 오일과 가성소다 등의 온도를 각각 재야 하므로 2개를 준비하는 것이 좋습니다. 화장품용 온도계도 유상층과 수상층에 따라 사용해야 하므로 2개 이상 필요합니다.

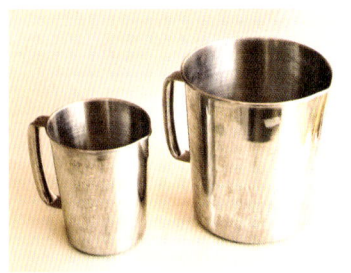

✶ 스테인리스 비커

핫플레이트 위에서 직화할 수 있으며 비누를 만들 때 주로 사용합니다. 용량별로 1~2개 정도 구비해놓고 만들고자 하는 비누의 총량보다 큰 것을 사용하는 것이 편리합니다.

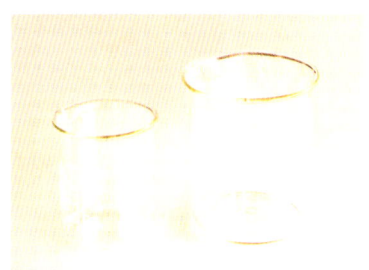

✶ 유리 비커

화장품용 비커는 열탕소독을 해야 하기 때문에 유리 재질을 사용합니다. 열 전도가 빨라 쉽게 온도를 올릴 수 있습니다.

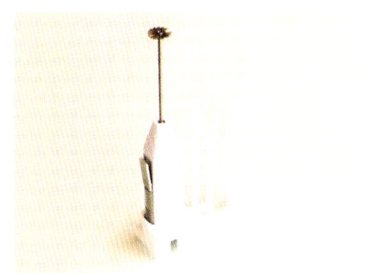

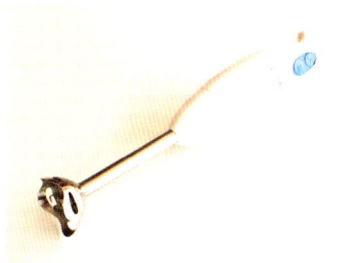

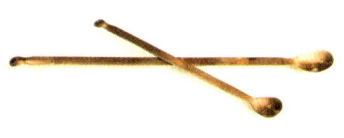

✻ **화장품용 블렌더**

화장품의 유상층과 수상층을 섞을 때 사용하는 미니블렌더입니다. 일정한 속도로 섞어주기 때문에 주걱으로 젓는 것보다 잘 섞이지만 소량을 만들 경우 주걱으로도 충분합니다.

✻ **가정용 핸드블렌더**

비누에 트레이스를 낼 때 또는 분말 등의 재료를 녹이거나 갤 때 사용합니다. 비누용 블렌더와 화장품용 블렌더를 구분하여 사용해야 합니다.

✻ **시약스푼**

재료를 덜거나 섞을 때 주로 사용하며 긴 것과 짧은 것 두 가지가 있습니다. 고체 상태의 유화제나 버터류 등을 넣을 때나 분말 등을 갤 때도 사용합니다.

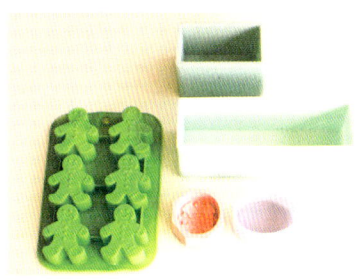

✻ **알뜰주걱**

실리콘 재질의 주걱으로 비누와 화장품을 만들 때 다양하게 사용됩니다.

✻ **비누몰드**

플라스틱, 실리콘 등 여러 가지 재질로 된 비누용 모양틀을 말합니다. 몰드의 선택에 따라 다양한 모양의 비누를 만들 수 있습니다.

02 기본적으로 필요한 재료

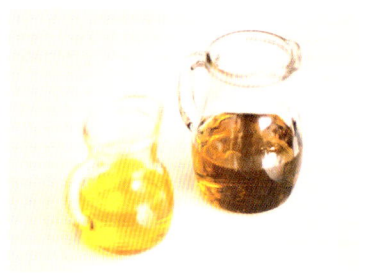

✱ 식물성 오일 또는 동물성 오일

올리브오일, 해바라기오일 등 불포화지방산이 함유된 식물성 오일로 보습을 주는 오일입니다. 화장품과 비누를 만드는 주재료이며 동물성 오일을 사용하기도 합니다.

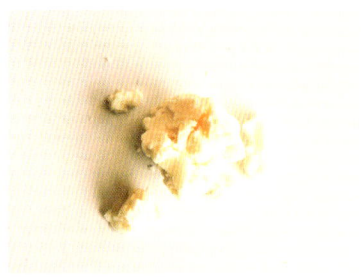

✱ 버터류

시어버터, 레몬버터, 올리브버터 등 단단한 비누를 만들기에 좋은 재료로 다른 오일과 섞어서 사용할 경우 미리 녹인 후 사용합니다(여름철에는 액체 상태이므로 미리 녹이지 않아도 됨).

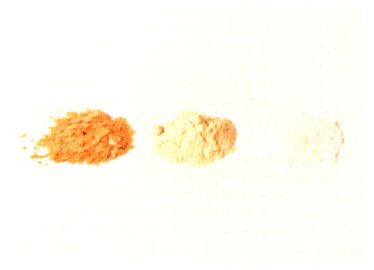

✱ 왁스류

호호바오일은 대표적인 식물성 왁스이지만 액체의 상태를 띱니다. 칸델리라왁스 역시 식물성 왁스로 립글로스 등 부드러운 밤 제형을 만들때 사용합니다. 동물성 왁스로는 돼지기름인 라드, 소기름인 우지, 양의 겨드랑이 털에서 채취하는 라놀린, 벌꿀집에서 채취하는 비즈왁스(밀랍) 등이 있습니다. 버터류와 마찬가지로 단단하며 보습력이 좋은 비누를 만들어주는 재료입니다.

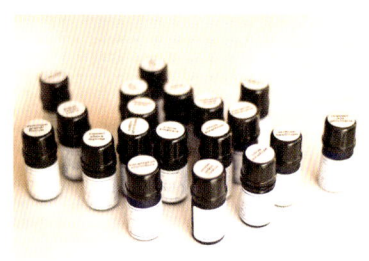

✱ 에센셜오일

천연의 허브에서 추출한 100% 정유로 각각의 효능을 가지고 있습니다. 일반 비누나 화장품에 인공적으로 만들어진 합성향이 주로 사용되는 것과 달리 천연비누와 천연화장품을 만들 때는 천연향인 에센셜오일을 사용하여 피부에 덜 자극적이며 특히 건성피부, 아토피성피부 등을 개선시키는 데 도움이 됩니다.

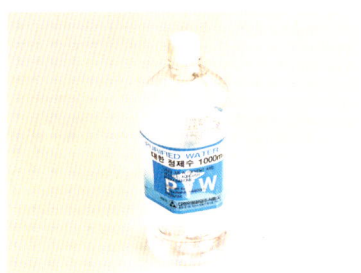

✱ 정제수

비누를 만들 때 가성소다나 가성가리를 녹이기 위해, 또는 물비누 제작 시 설탕을 녹이는 물로 사용됩니다. 화장품을 만들 때는 수상층으로 정제수나 증류수, 또는 플로럴워터 등을 사용합니다.

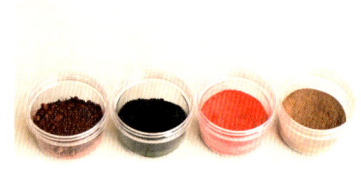

✱ 천연분말

비누를 만들 때 첨가하는 각종 분말로 어성초, 감초, 당귀 등 한방분말과 호박, 브로콜리, 파프리카 등 식재료를 이용한 분말, 로즈마리, 캐모마일 등 허브분말, 유노하나 등 입욕제, 클레이, 머드류 등 다양한 효능과 색을 구현할 수 있는 재료입니다.

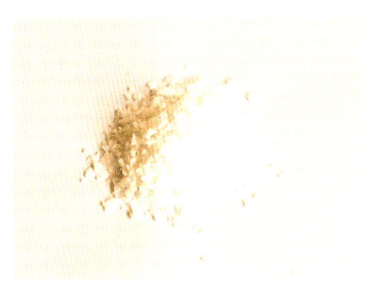 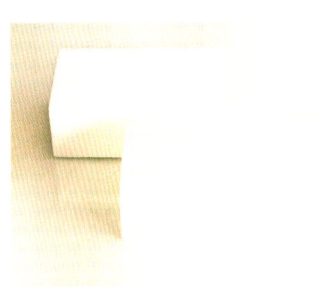 

✱ 가성소다 또는 가성가리

숙성비누를 만들때 사용하는 가성소다는 pH14의 강알칼리로 오일의 지방산과 만나 비누염을 생성시키며, 가성가리는 친수성이 강해 물비누를 만들때 사용합니다. 가성소다와 가성가리는 취급 시 주의를 요하며 필요한 양만큼만 사용해야 하고 피부가 민감한 경우 마스크, 비닐장갑, 앞치마 등 보호장구를 착용하여 물에 섞을 때 올라오는 가스를 직접 쐬지 않는 것이 안전합니다.

✱ 솝베이스

녹여붓기 비누를 만드는 주재료입니다. 식물성 오일로 만들어진 비누베이스로 녹였다 굳혔다를 반복할 수 있습니다. 솝베이스에 보습제, 분말 에센셜오일 등을 첨가해 간단하게 비누를 만들 수 있습니다.

✱ 에탄올

녹여붓기 비누를 만들 때 비누의 기포를 제거하기 위해 사용하며, 투명비누 제작 시 비누화를 빠르게 하기 위해서도 사용합니다. 화장품을 만들 때 정제수와 희석하여 화장품 용기를 소독하는 소독용 에탄올(에탄올과 정제수의 비율 7:3)로 사용하기도 합니다.

  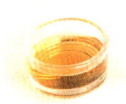 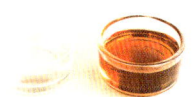

✱ 글리세린

공기 중의 수분을 자기 무게의 80배나 끌어당기는 성질이 있는 강력한 천연 식물성 보습제입니다. 녹여붓기 비누와 화장품 제작 시 보습제로, 투명비누를 만들 때는 투명도를 위해 사용합니다.

✱ 설탕

투명비누와 물비누 제작 시 사용하며 제품의 투명도와 세정력, 점도에 영향을 줍니다.

✱ 유화제와 가용화제

화장품을 만들 때 물과 기름을 섞어주는 계면활성제로, 크림(에멀젼)형태로 만들어주는 유화제와 물에서 기름을 분산시키는 가용화제가 있습니다. 대표적인 유화제로 올리브오일에서 추출한 올리브유화왁스, 이왁스(이멀시파잉왁스), 몬타왁스(몬타노브왁스), 점증기능이 있는 세틸알코올, 세트아르알코올 등이 있습니다. 천연에 가까운 레시틴도 있지만 유화가 불안정하다는 단점이 있습니다. 올리브리퀴드는 가장 많이 사용하는 가용화제로 오일을 물에 분산시킬 뿐만 아니라 유연효과를 줍니다.

✱ 화장품첨가물

화장품에 사용하는 첨가물은 보습제, 탄력제, 항균제, 항산화제, 방부제 등이 있으며 기능성 첨가물로 미백제, 주름방지제 등 종류가 매우 다양합니다. 감초, 상백피, 영지 등의 약재나 로즈마리, 페퍼민트 등 허브, 오렌지, 모과, 감자 등 식품, 그 밖에도 대나무, 닥나무, 수세미 등 여러 재료에서 유효성분을 추출한 각종 첨가물이 있습니다.

기본을 익혀요!

01 천연비누 DIY

녹여붓기로 오렌지비누 만들기(Melt Pour, MP비누)

녹여붓기 비누는 재료의 베이스가 되는 식물성 솝베이스 외에 개인의 취향에 따라 시금치, 진피 등 천연분말과 보습제를 넣고 천연 에센셜오일로 향을 내서 만드는 간단한 비누입니다. 가장 많이 사용되는 투명한 베이스와 흰색의 불투명 베이스, 핑크, 파랑, 빨강 등의 색소가 첨가된 베이스가 있으며, 히알루론산 등의 보습제나 한방첨가물을 넣은 다양한 베이스가 있습니다.

✱ How to make

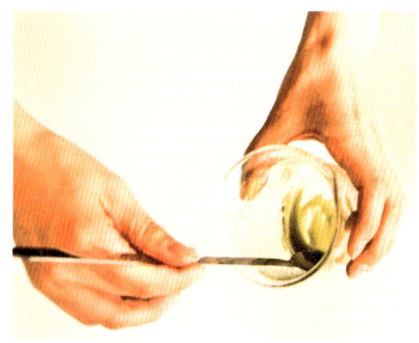 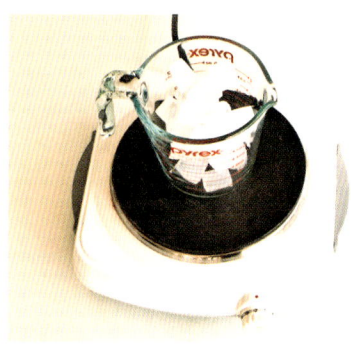

01 비커에 글리세린과 분말을 넣고 갠다.

글리세린은 자기 무게의 80배나 되는 수분을 끌어당기는 성질을 가진 대표적인 식물성 보습제로 비누와 화장품의 보습제로 사용됩니다. 만들 비누 총량의 0.5~2% 정도 사용하며 온도가 높은 여름철에는 분말을 갤 수 있을 정도로 소량만 사용해야 비누가 끈적거리지 않습니다.

02 다른 비커에 솝베이스를 잘게 썰어 넣고 핫플레이트 위에서 가열하여 녹인다.

비커나 핫플레이트가 없을 경우 종이컵에 베이스를 잘게 썰어 넣고 전자렌지에서 녹여도 됩니다. 베이스가 끓어 넘치지 않도록 주의해야 하며 온도가 너무 높으면 표면에 잔 기포가 많이 생겨 보기 싫어집니다.

✿ Recipe

- 솝베이스 70g
- 글리세린 1g
- 유노하나입욕제 소량
- 오렌지스윗에센셜오일 5dr
- 무수에탄올 소량

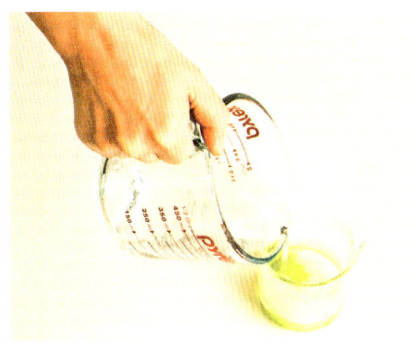 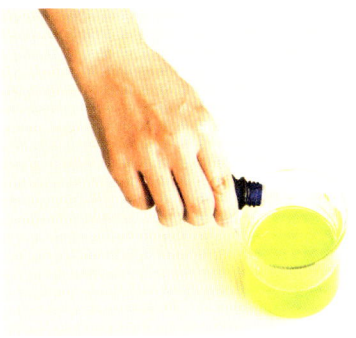

03 베이스가 녹으면 1에 적당량을 붓고 저어준다.

이미 분말을 개어놓은 상태로, 계속해서 저어주면 굳어버릴 수 있으니 너무 오래 젓지 않도록 주의합니다.

04 에센셜오일을 넣고 다시 섞어준다.

에센셜오일의 양은 5~10dr 정도가 적당합니다. 에센셜오일을 과하게 넣어 향이 너무 강해지면 비염이 있는 아이들의 경우 사용하기 힘들 수 있습니다.

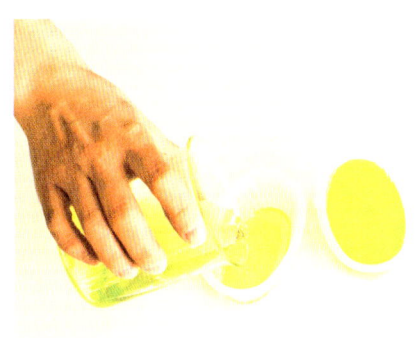 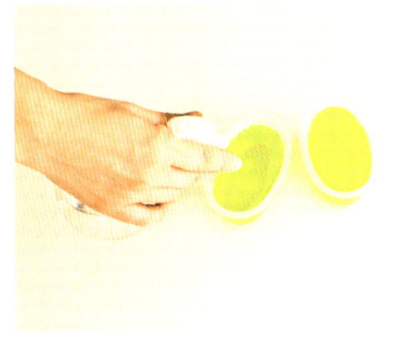

05 원하는 틀에 부어주고 에탄올을 뿌려 기포를 없앤다.

실리콘 몰드가 아닌 플라스틱 틀을 사용할 경우 쉽게 빠지지 않는데, 비누액 위쪽에 얇게 막이 생겼을 때 냉동실에 잠깐 넣었다 빼면 쉽게 뺄 수 있습니다.

06 굳으면 틀에서 빼고 랩이나 비닐 등에 싸서 보관한다.

비누를 싸지 않고 그대로 둘 경우 공기 중의 수분을 흡수하여 물기와 끈적임이 생깁니다. 공기를 차단시킨 상태로 보관해야 쉽게 변질되지 않습니다.

가성소다를 이용한 숙성비누만들기(Cold Process, CP비누)

녹여붓기비누가 천연비누 만들기의 맛보기라면 숙성비누는 제대로 된 천연비누를 만들기 위한 시작입니다. 반 가공된 베이스를 사용하는 대신 식물성 오일(혹은 동물성 오일)을 직접 넣고 만들기 때문에 만드는 과정이 조금 복잡하고 힘이 들지만 보습력이 탁월한 비누입니다.

✽ How to make

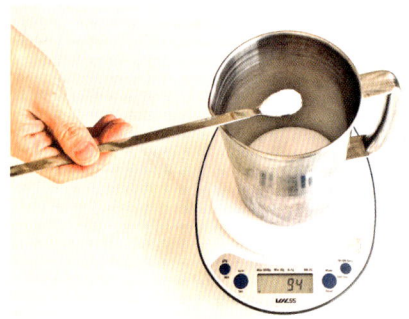

01 비커에 가성소다와 정제수를 각각 계량한다.

가성소다는 강한 염기성을 띤 고체로 부식성이 강해서 플라스틱에 계량하면 녹아버립니다. 반드시 스테인리스 재질의 도구를 사용해야 합니다.

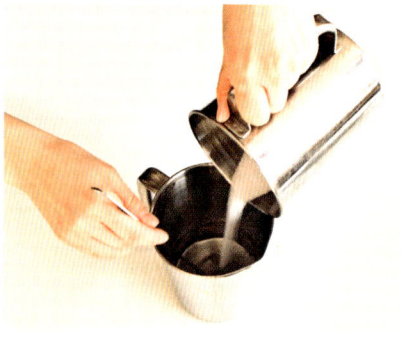

02 가성소다를 정제수에 부으면서 스푼으로 저어준다.

가성소다와 정제수를 섞을 때 올라오는 연기는 유독가스이므로 직접 흡입하면 몸에 해롭습니다. 따라서 밀폐된 공간이 아닌 환기가 가능한 장소에서 교반해야 하고 아이들의 손에 닿지 않도록 주의해야 합니다. 화상을 입을 수도 있기 때문입니다.

✿ Recipe (1kg)

- 코코넛오일 190g
- 팜오일 180g
- 올리브오일 120g
- 해바라기오일 100g
- 미강유 100g
- 포도씨오일 60g
- 가성소다(순도99%, 5% D.C) 108g
- 정제수(사용한 오일의 33%) 248g
- 라벤더에센셜오일 8g

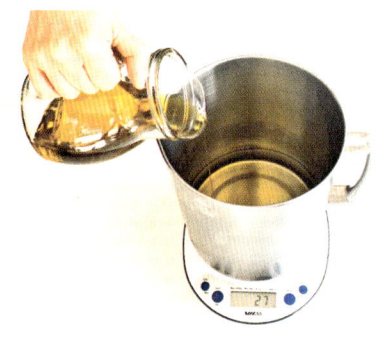

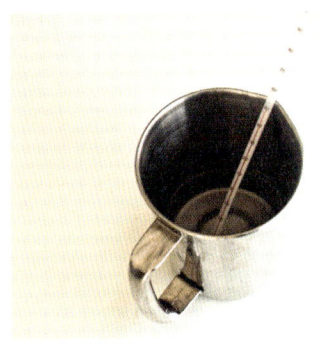

03 다른 비커에 오일을 계량하여 핫플레이트에서 가열한다.

코코넛, 팜오일은 식물성 오일이지만 포화지방산 함량이 많아 25도 이하에서는 고체 상태로 변하기 때문에 온도가 높은 여름철을 제외하고는 입구가 넓은 곳에 보관하는 것이 편리합니다. 여러 가지 오일을 혼합할 때에는 코코넛과 팜오일을 미리 녹인 후 다른 오일을 첨가하여 가열하는 것이 다른 오일의 성분을 덜 파괴하는 방법입니다.

04 2와 3의 온도를 50도에 맞춘다.

가성소다 녹인 물은 교반 시 80도 이상으로 올라가기 때문에 서늘한 곳에 두어서 온도를 낮추고, 오일은 가열하여 온도를 올립니다.

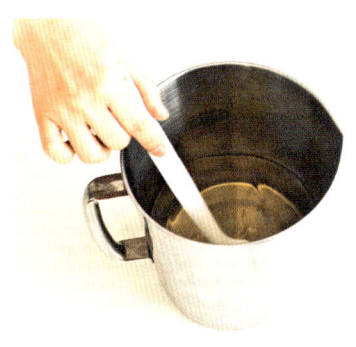

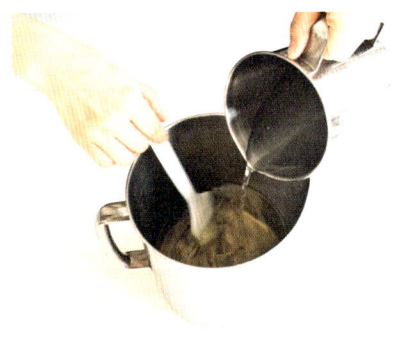

05 오일을 주걱이나 핸드블렌더로 2, 3회 섞어준다.

가성소다 녹인 물과 교반하기 전에 미리 오일끼리 섞어줍니다. 이렇게 하면 더 골고루 섞이게 됩니다.

06 가성소다 녹인 물을 오일에 부으면서 주걱이나 핸드블렌더로 저어준다.

가성소다 녹인 물을 한 번에 붓지 말고 가는 물줄기로 조금씩 천천히 섞어줍니다.

Chapter 3 　　 기본을 익혀요!

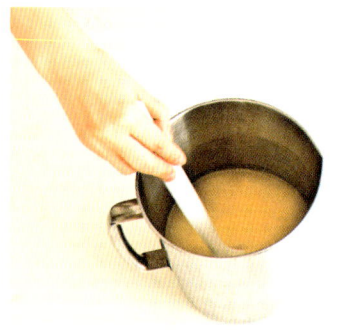

07 핫플레이트에서 내리고 주걱을 사용해 한 방향으로 저어준다.

일정한 속도로 20~40분 정도 저어야 합니다. 핸드블렌더를 사용해서 젓는 경우 기포가 많이 생기므로 주걱으로 저어서 마무리하는 것이 좋습니다.

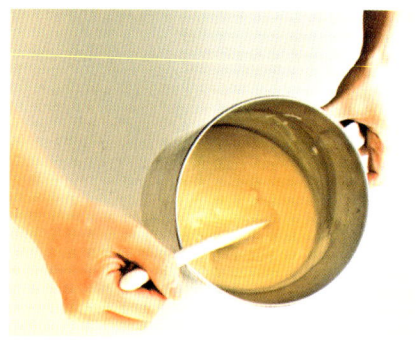

08 크림처럼 트레이스*가 나면 에센셜오일을 넣고 저어준다.

분말을 넣을 경우 오일과 분말이 잘 섞이게 하려면 비누액을 조금 덜어 미리 개어주거나 오일 등에 먼저 갠 후 첨가하면 됩니다.

＊트레이스(trace)

자국, 흔적이란 뜻으로 오일이 가성소다와 반응해 비누화되면서 걸쭉하게 점도가 생겨 주걱이 지나간 자국이 남을 정도의 상태를 말합니다. 트레이스를 충분히 낸 후에 몰드에 부어야 실패하지 않고 비누를 만들 수 있습니다. 특히, 겨울철에는 온도가 낮아 보온이 잘 안되므로 트레이스를 덜 내면 비누가 부서지고 깨지는 현상이 자주 일어납니다.

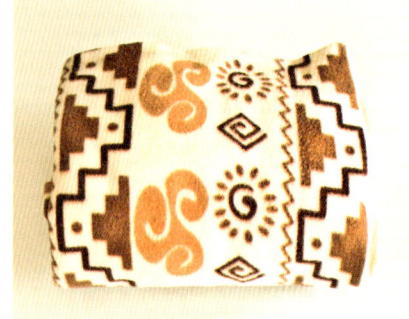

09 몰드에 붓고 따뜻하게 담요로 감싸 하루 정도 보온한다.

몰드에 부은 비누액이 식지 않을 정도로 보관하는데, 그 정도는 계절과 작업온도, 보관 장소에 따라 달라집니다. 아이스박스, 스티로폼박스, 종이상자 등에 넣어두어도 됩니다.

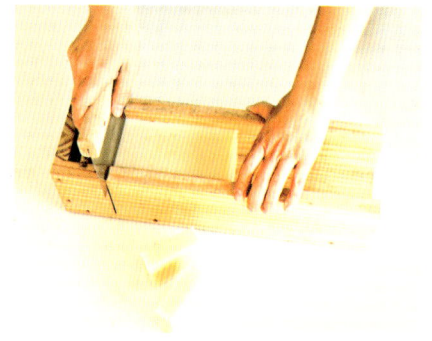

10 비누가 굳으면 꺼내 잘라서 6주 이상 건조시킨 후 사용한다.

비누를 보관하는 장소는 습하지 않고 서늘하며 통풍이 잘되는 곳이어야 합니다. 숙성이 안 된 비누를 비닐 등으로 싸두면 끈적거리고 불쾌한 냄새가 나면서 산패해버리므로 주의해야 합니다.

◎ CP비누 레시피 짜기

01 오일을 선택합니다. 단단함과 세정력, 거품 형성에 영향을 미치는 코코넛오일과 팜오일을 각각 오일 총량의 20~30% 사이로 정합니다. 코코넛과 팜오일 없이 보습용 오일만으로 구성하여 비누를 만들어도 됩니다. 예를 들면 올리브오일 100%로 만드는 유아용 카스틸비누 같은 경우인데, 이런 경우에는 비누가 더 물러지기 때문에 물의 양을 줄여서 넣는 것이 좋습니다. 일반적으로는 코코넛과 팜오일을 우선적으로 배치합니다. 보습용 오일 중 포도씨오일 혹은 윗점오일을 오일 총량의 5~10% 사이로 정합니다. 포도씨나 윗점오일은 천연 항산화제이므로 굳이 항산화제인 비타민E를 넣지 않아도 됩니다. 슈퍼팻* 여부를 결정하고, 슈퍼팻을 할 경우 어떤 오일을 사용할지 정합니다. 보습용 오일의 양을 늘리고 싶다면 물러지는 것을 보완하기 위해 버터류를 넣어주면 됩니다. 시어버터는 보습력이 우수한 오일 중 하나로 건성피부에 좋습니다.

02 오일의 구성에 따라 가성소다값을 구합니다. 가성소다값은 비누화값*을 참조합니다. 디스카운트*를 할 것인지 말 것인지를 정합니다. 가성소다의 순도는 90~99%까지 다양하게 있습니다. '비누화값계산기'를 이용할 때 순도를 입력해야 정확한 값을 구할 수 있습니다.

03 가성소다를 녹일 물의 양을 정합니다. 물의 양은 사용할 오일 총량의 30~35% 사이로 정하며 정제수를 사용합니다. 맥주비누나 모유비누 등을 만들 때는 정제수를 전량 대체하거나 정제수와 섞어 사용하기도 합니다.

04 분말을 선택합니다. 분말은 총량의 5~15% 정도 사용합니다. 분말이 과하게 사용되면 오히려 거품 형성에 지장을 주고 피부에 자극을 줄 수도 있습니다. 분말은 생략이 가능합니다.

05 피부타입에 따라 에센셜오일을 선택합니다. 에센셜오일은 향의 조화나 효능에 따라 1~3가지 정도 사용하며 사용량은 총량의 5~15% 정도로 합니다. 같은 효능의 오일 두 가지를 같이 사용할 경우 상승효과(시너지효과)가 있습니다.

06 CP비누를 만들면서 비누의 전반적인 사항을 기록해 두는 것은 계속해서 만들게 될 CP비누에 발전적인 영향을 미칩니다. 기록할 사항은 비누의 이름, 만든 날짜, 레시피, 건조 후의 사용감, 개선될 점, 향의 조화 등으로 세부적인 내용까지 기록해 두는 것이 좋습니다. 완성된 비누의 사진을 첨부해두면 더 좋습니다.

---

*수퍼팻(superfat)

고가의 오일을 비누에 넣고 싶을 경우 처음부터 다른 오일과 같이 계량하지 않고 트레이스가 난 후 첨가물처럼 넣어주면 부드럽고 보습력이 좋은 비누가 만들어집니다. 다만, 수퍼팻을 할 경우에는 산패가 빨라질 수도 있으니 항산화제인 비타민 E를 넣어주는 것이 좋으며 총량의 0.5~3% 정도 사용합니다.

*디스카운트(discount)

숙성비누를 만들 때 오일 양에 따라 가성소다 양을 줄여서 넣는 것을 말합니다. 오일에 따른 비누화값이 기후, 온도, 토양 등 생산지에 따라 조금씩 오차가 있기 때문에 혹시라도 가성소다 양이 더 들어가면 비누화되지 않고 남아서 피부에 자극이 될 수도 있으므로 줄여서 넣는 것입니다. 평균적으로 5%를 디스카운트 하며 여름에는 3~5%, 겨울에는 7~10%까지도 합니다.

*비누화값에 대해서는 48쪽 참고

○ 비누화값은 어떻게 구하나요?

비누화값(Saponifiaction value/SAP)이란 지방산 유지 1g을 비누화시키는 데 필요한 가성소다(가성가리)의 양을 말합니다. 사용할 오일의 양에 그 오일의 비누화값을 곱하면 필요한 가성소다의 양이 나옵니다. 예전에는 수 계산으로 하기도 했지만 요즘에는 편리한 '비누화값 계산기'가 일반적으로 사용됩니다.

오일별 비누화값

오일	가성소다(NaOH)	가성가리(KOH)
님오일 Neem Oil	0.1387	0.1941
달맞이꽃오일 Evening primrose Oil	0.135	0.1900
동백오일 Camellia Oil	0.1362	0.1907
라놀린 Lanolin(Wool Fat)	0.0741	0.1037
라드 Lard	0.1380	0.1932
로즈힙오일 Rosehip Seed Oil	0.1378	0.1929
마카다미아오일 Macadamia Nut Oil	0.1390	0.1946
면실유 Cottonseed Oil	0.1386	0.1940
미강유 Rice Bran Oil	0.1280	0.1792
밀랍(흰색) Bees Wax(white)	0.0690	0.9666
밍크오일 Mink Oil	0.1400	0.1960
보리지오일 Borage Oil	0.1357	0.1900
살구씨오일 Apricot Kernel Oil	0.1350	0.1890
스테아르산 Stearic Acid	0.1480	0.2072
시어버터 Shea Butter	0.1280	0.1792
아마씨오일 Flaxseed Oil	0.1357	0.1900
스윗아몬드오일 Sweet Almond Oil	0.1360	0.1904
아보카도오일 Avocado Oil	0.1330	0.1862

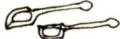

에뮤오일 Emu Oil	0.1359	0.1903
옥수수오일 Corn Oil	0.1360	0.1904
올리브오일 Olive Oil	0.1340	0.1876
월넛오일(호두) Walnut Oil	0.1350	0.1890
윗점오일(맥아) Wheatgerm Oil	0.1310	0.1834
참기름(참깨씨) Sesame Seed Oil	0.1330	0.1862
카렌듈라오일(금잔화) Calendula Oil	0.1370	0.1917
캐놀라오일(유채꽃) Canola Oil	0.1240	0.1736
코코넛오일 Coconut Oil	0.1900	0.2660
코코아버터 Cocoa Butter	0.1370	0.1918
콩기름 Soybeen Oil	0.1350	0.1890
팜오일 Palm Oil	0.1410	0.1974
포도씨오일 Grapeseed Oil	0.1265	0.1771
피마자오일 Castor Oil	0.1286	0.1800
해바라기오일 Sunflower Seed Oil	0.1340	0.1876
헤이즐넛오일 Hazelnut Oil	0.1356	0.1898
햄프시드오일(대마씨) Hemp Seed Oil	0.1345	0.1883
호호바오일 Jojoba Oil	0.0690	0.0966
홍화오일 Safflower Oil	0.1360	0.1904

리퀴드솝 형태의 핸드워시 만들기 (Liquid Soap, 물비누)

바디클렌저, 샴푸, 주방용 물비누, 세탁기용 물비누 등 액상 형태의 비누를 만드는 방법으로 가성소다가 아닌 가성가리를 넣습니다. 찐득한 페이스트 상태로 완성되며 숙성 후에 정제수 등에 희석하여 사용합니다.

✻ How to make

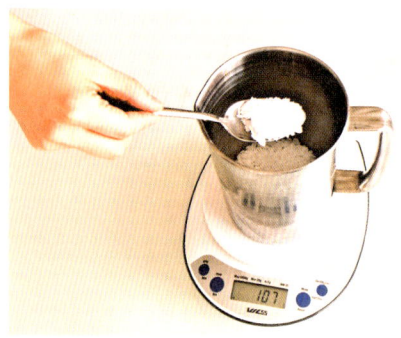

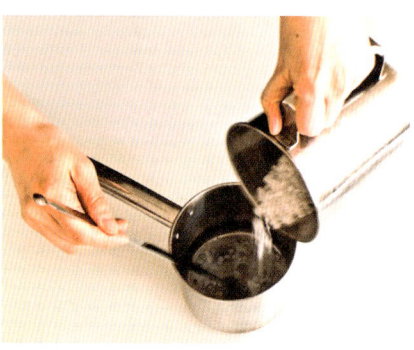

01 비커에 가성가리와 정제수를 각각 계량한다.

> 가성소다와 가성가리는 입자 굵기가 서로 달라 구분하기 쉬운 것도 있지만 순도에 따라서는 구분이 안 되는 경우도 있으니 주의해야 합니다.

02 가성가리를 정제수에 부으면서 스푼으로 저어준다.

✤ Recipe (1kg, 희석 후 2kg)

- 코코넛오일 180g
- 피마자오일 100g
- 스윗아몬드오일 120g
- 해바라기오일 100g
- 가성가리(순도 90%) 119g
- 정제수(가성가리와 동량) 119g
- 설탕(오일의 10%) 50g
- 설탕 녹일 물(설탕의 6배) 300g

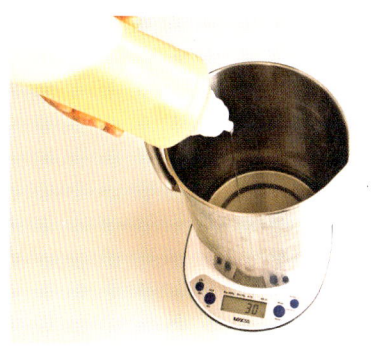 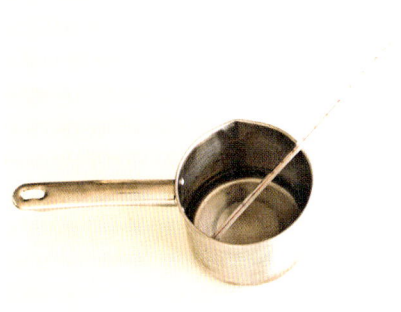

03 다른 비커에 오일을 계량하여 핫플레이트에서 가열한다.

04 2와 3의 온도를 70도에 맞춘다.

가성가리 녹인 물은 교반 시 80도 이상으로 올라가기 때문에 서늘한 곳에 두어서 온도를 낮추고, 오일은 가열하여 온도를 올립니다.

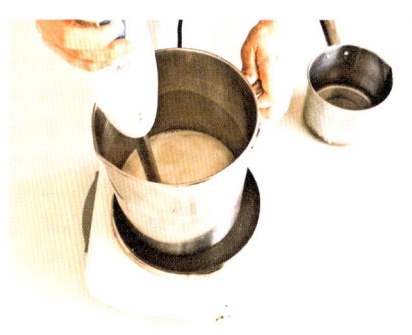 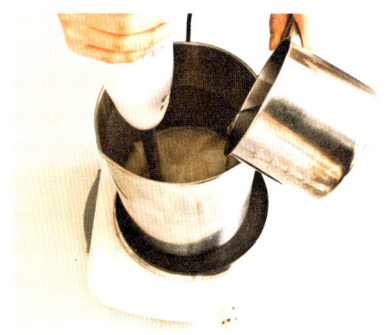

05 오일의 온도가 70도가 되면 핸드블렌더로 2, 3회 섞어준다.

물비누는 고온에서 핸드블렌더를 이용한 비중탕의 방법으로 만들어집니다. 초기에 사용했던 중탕법은 시간이 많이 걸릴 뿐더러 비효율적이라 현재는 잘 사용하지 않습니다.

06 가성가리 녹인 물을 오일에 부으면서 핸드블렌더로 저어준다.

핫플레이트에서 내리지 않고 적당한 온도를 유지하며 저어줍니다(핫플레이트 온도 2~3 정도).

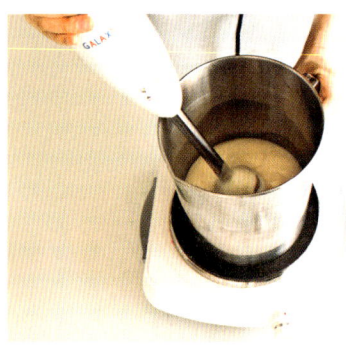
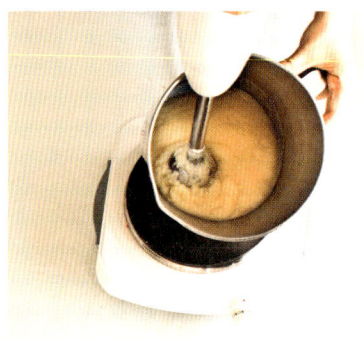

07 핫플레이트 위에서 온도를 유지하며 계속해서 저어주면 과트레이스가 나면서 덩어리가 진다.

08 덩어리진 비누액이 몽글몽글 풀어졌다 다시 걸쭉해졌다를 반복한다.

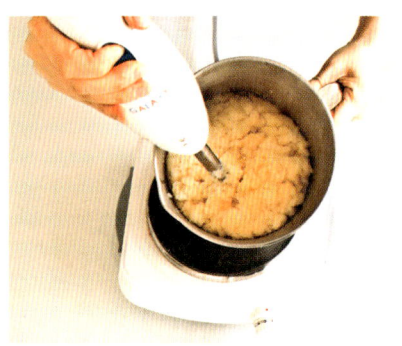
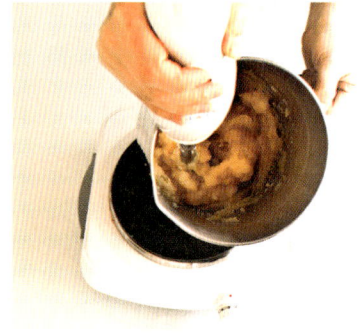

09 밑에서부터 끓어오르면서 점점 부풀어 오른다.

이때 부풀어오르기 시작하면 넘칠 수 있으므로 큰 용기를 이용하는 것이 좋으며 쉬지 않고 계속해서 공기를 빼주어야 합니다.

10 비누액이 갈색으로 변하면서 끈적끈적하게 점성이 생기며 반응을 멈춘다.

비누의 색이 갈색으로 변하면서 더 이상 부풀어오르지 않고 반응이 멈추는데, 이 상태의 비누를 '페이스트'라고 합니다.

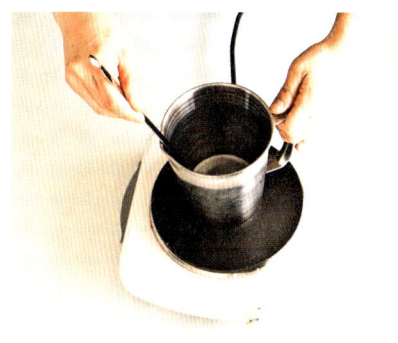 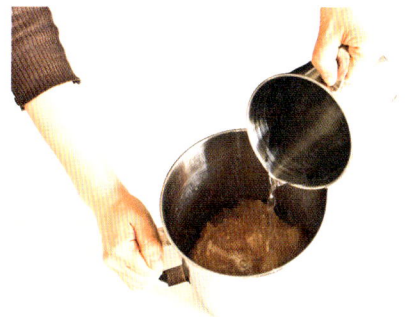

※ 핸드워시용 물비누 희석하기 예

페이스트 150g

정제수 150g

티트리항균제 1g

글리세린 1g

티트리에센셜오일 1g

레몬에센셜오일 0.5g

11 다른 비커에 설탕과 정제수를 계량하고 80도로 가열하여 준비해 둔다.

설탕을 미리 녹여두면 굳어버리므로 붓기 직전에 준비해야 합니다.

12 비누액을 핫플레이트에서 내려 설탕 녹인 물을 붓고 주걱 등을 이용해 물이 없어질 때까지 페이스트와 섞어준다.

페이스트가 처음에는 부드럽다가 점점 딱딱한 상태로 변합니다. 이럴 때는 나무주걱 등을 이용해 섞는 것이 편리합니다.

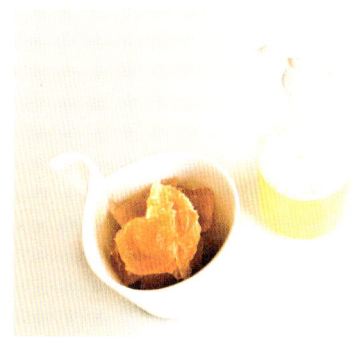

13 유리병 등에 넣어두었다가 2주 후에 정제수와 1:1로 희석하고 원하는 첨가물과 에센셜오일을 총량의 1% 내외로 넣어 사용한다.

페이스트는 서늘하고 통풍이 잘 되는 곳에 보관해두고 필요할 때마다 덜어 희석해서 사용하면 됩니다.

○ 물비누 레시피 짜기

01 오일을 선택합니다. 물비누는 코코넛오일이 기본으로, 끈적거려서 CP비누에는 잘 넣지 않는 피마자오일과 나머지 보습용 오일로 구성됩니다. 코코넛오일은 세정력과 거품에 관여하며 점성이 강한 피마자오일은 친수성이 강해서 물비누에 넣었을 때 점도와 거품, 세정력, 보습에 영향을 줍니다.

02 오일의 구성에 따라 가성가리값을 구합니다. 가성가리값은 '비누화값'을 참조합니다.

03 가성가리를 녹일 물의 양을 정합니다. 물의 양은 가성가리와 동량의 정제수를 사용합니다.

04 설탕의 양을 정합니다. 설탕량은 사용한 오일 총량의 6~10% 사이로 합니다.

05 설탕을 녹일 물의 양을 정합니다. 물의 양은 사용한 설탕의 6~10% 사이로 합니다.

06 희석 후 첨가할 첨가물과 에센셜오일의 종류와 양을 정합니다.

02 천연화장품 DIY

라벤더미스트 만들기(Skin/Mist, 스킨/미스트)

가용화제를 이용해서 만드는 스킨(미스트)은 만드는 방법이 간단하고 에센셜오일의 향과 효과를 직접 느껴볼 수 있는 제형입니다. 허브에서 추출되는 플로럴워터를 이용하면 좀 더 다양한 스킨을 만들 수 있습니다.

✶ How to make

✻ Recipe (100g)

- **수상층 :**
  정제수 60g
  라벤더워터 35g
- **가용화제 :**
  올리브리퀴드 6dr
- **첨가물 :**
  네추럴베타인 1g
  녹차추출물 10dr
  천연한방방부제 2g
- **에센셜오일 :**
  라벤더에센셜오일 3dr

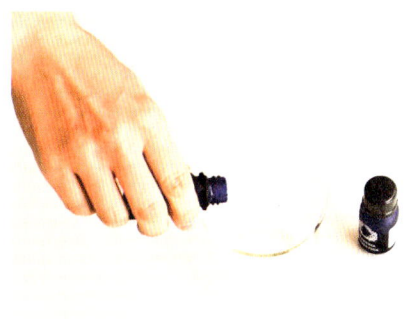

01 소독한 비커에 에센셜오일과 올리브리퀴드를 계량하여 주걱으로 섞어준다.

도구는 반드시 펄펄 끓는 물에 열탕소독한 후 사용해야 하며, 플라스틱 등의 용기는 무수에탄올과 정제수를 7:3의 비율로 섞은 소독용 에탄올로 소독해야 합니다. 올리브리퀴드는 가용화제이자 유연제로 총량의 1%까지 사용할 수 있으나 계면활성제의 일종이므로 에센셜오일의 2배 정도만 사용하는 것이 좋습니다.

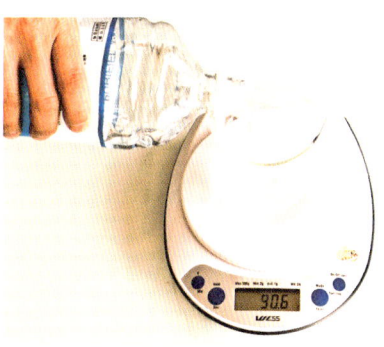

02 정제수와 라벤더워터를 붓고 섞어준다.

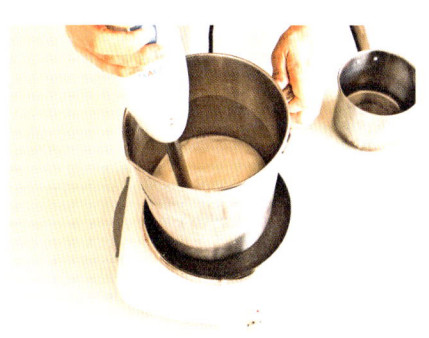

03 첨가물을 넣고 섞은 후 용기에 담아 사용한다.
플라스틱 용기는 재활용하지 않습니다.

◉ 스킨 레시피 짜기

01 에센셜오일을 선택합니다. 피부타입에 따라 1~3가지 정도의 에센셜오일을
블렌딩하여 사용하는 것이 좋습니다.
에센셜오일을 얼굴에 사용할 때는 총량의 0.1~1% 내외로 합니다.
어린아이나 노약자의 경우 성인의 1/2~1/4만 사용합니다.

02 가용화제를 정합니다. 가용화제는 사용한 에센셜오일의 2배에서 최대 총량의
1%까지 사용 가능합니다.

03 정제수의 양을 정합니다. 정제수 대신 플로럴워터,
팅쳐(허브 등을 40도 이상의 알코올에 담가 유효성분을 추출한 것),
디콕션(끓인 물에 허브 등을 담가 유효성분을 추출한 것) 등을 이용해도 됩니다.

04 첨가물을 선택합니다. 꼭 들어가야 하는 첨가물로 보습제, 방부제가 있습니다.
일반적으로 첨가물은 총량의 0.5~2%까지 사용합니다.

05 이렇게 만들어진 스킨은 상온에서 6개월까지 사용 가능합니다.
단, 온도가 높은 계절에는 방부 기간이 줄어드는 것을 염두에 두어야 합니다.

예멀전 형태로 만드는 호호바로션(Lotion/Cream, 로션/크림)

수상층(물)과 유상층(오일)을 섞어 걸쭉하게 만드는 크림(예멀전) 형태의 제형입니다. 로션과 크림은 만드는 방법이 동일하며 유상층과 유화제 등의 구성 비율이 다릅니다. 건성피부인 경우 오일 양을 많게 잡고 지성피부인 경우 오일 양을 적게 잡으면 됩니다.

✻ How to make

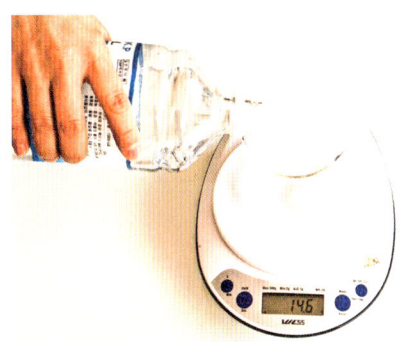

01 소독한 비커에 정제수를 계량하여 핫플레이트 위에서 가열한다.

물은 온도가 서서히 올라가므로 수상층을 먼저 가열합니다.

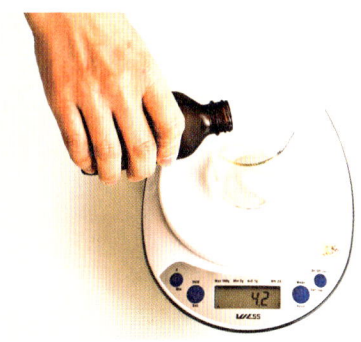

02 다른 비커에 오일과 올리브유화왁스, 비타민E를 계량하여 가열한다.

유화제는 일반적으로 유상층에 오일과 함께 계량하여 녹입니다. 유상층과 수상층을 제외한 첨가물은 크림화된 후 넣는 것이 원칙이나 비타민E 같은 지용성 첨가물은 유상층에 미리 녹여주어야 합니다.

✡ Recipe (100g)

- 수상층 :
  정제수 85g
- 유상층 :
  호호바오일 3g
  살구씨오일 2g
  포도씨오일 2g
- 유화제 :
  올리브유화왁스 4g
- 첨가물 :
  비타민E(지용성) 1g
  네추럴베타인 1g
  감초추출물 10dr
  천연한방방부제 2g
- 에센셜오일 :
  라벤더에센셜오일 2dr
  프랑킨센스에센셜오일 2dr

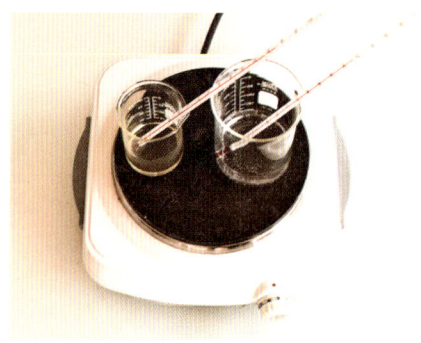 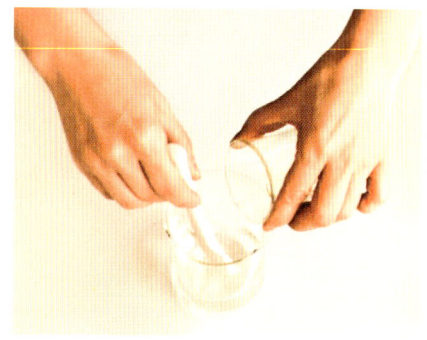

03 1과 2의 온도를 70도에 맞춘다.

온도를 70도에 맞추는 것은 고체 상태의 유화제가 녹는 시점이 70~75도 사이이기 때문입니다.

04 2를 1에 부으면서 주걱으로 저어준다.

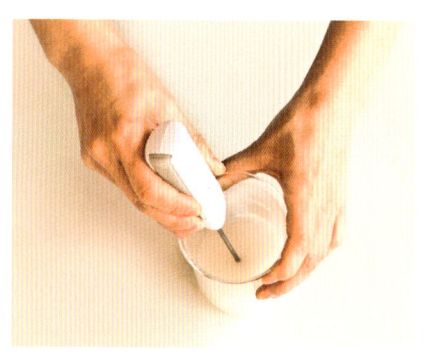 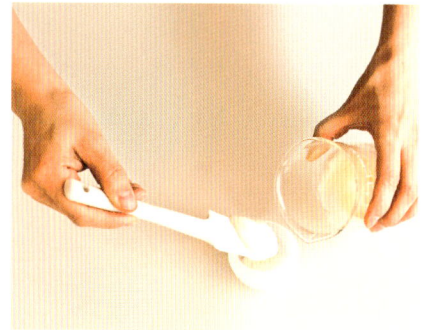

05 화장품용 핸드블렌더나 주걱을 이용해 한 방향으로 저어준다.

핸드블렌더를 사용할 경우 마지막에 주걱으로 1~2분 이상 저어주어야 기포가 없어지고 사용감도 좋아집니다.

06 크림처럼 걸쭉해지면 나머지 첨가물과 에센셜오일을 넣고 섞은 후 용기에 담아 사용한다.

첨가물은 한꺼번에 붓고 섞어주는 것보다 한 가지씩 넣어주는 것이 좋습니다. 간혹 첨가물이 변질된 경우 제형이 깨져 물이 되버리는 경우가 있는데 한 가지씩 넣으면 각각의 첨가물 상태를 확인할 수 있습니다.

○ 로션(크림) 레시피 짜기

01 사용할 오일을 선택합니다. 피부타입에 따라 2~4가지 정도의 오일을 배합하는 것이 좋습니다. 어린아이일 경우 한두 가지 오일만 사용해도 됩니다.

02 유화제의 종류와 양을 정합니다. 일반적으로 로션은 O/W(oil in water, 수중유형) 방식의 유화제인 올리브유화왁스를 사용합니다. O/W 제형은 물 입자가 오일을 감싸고 있는 형태로 가볍고 흡수가 잘됩니다. 건성용 크림을 만들 때는 W/O(water in oil, 유중수형) 방식의 유화제를 사용하기도 합니다. 점도가 있는 크림을 만들 경우 유화제와 함께 점도제를 사용하기도 하지만, 아이용으로 만들 때는 자극이 있을 수 있는 점도제의 사용을 피하는 것이 좋습니다. 유화제는 보통 총량의 2.5~7%까지 사용하는데 유화제의 양이 많아지면 점도가 강해지고 반대로 적으면 묽어집니다. 계면활성제의 일종인 유화제를 많이 넣는 것은 바람직하지 않지만 너무 적게 넣을 경우 유화가 잘 되지 않을 수도 있습니다. 초보자인 경우 4~5% 정도 넣고 만드는 것이 좋습니다.

03 첨가물을 선택합니다. 꼭 들어가야 하는 첨가물로 항산화제, 보습제, 방부제가 있습니다. 여기에 필요한 첨가물 한두 가지를 추가합니다. 기억해둘 것은 유기농으로 인증받은 믿을 만한 오일 한두 가지가 수십 가지의 첨가물보다 더 나은 효과를 발휘한다는 사실입니다.

04 정제수의 양을 정합니다. 정제수 대신 플로럴워터, 팅처, 디콕션 등을 이용해도 됩니다.

05 이렇게 만들어진 로션(크림)은 상온에서 6개월까지 사용 가능합니다. 온도가 높은 계절에는 방부 기간이 줄어들며 냉장 보관하는 것이 안전합니다.

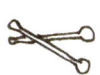

점도가 있는 콜라겐에센스 만들기(Essense, 에센스)

기능성 첨가물의 효능을 볼 수 있는 에센스는 점증제를 이용하여 만듭니다. 점증제는 간혹 민감한 사람에게 트러블을 일으킬 수도 있으니 주의해서 사용해야 합니다. 고기능성 첨가물이 다양해지면서 에멀전 형태가 아닌 젤타입의 에센스로 기능성 화장품을 만들어 사용할 수 있습니다.

✳ How to make

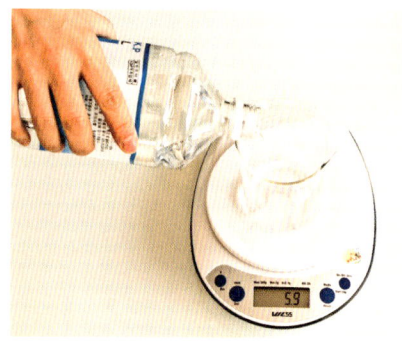

01 소독한 비커에 정제수를 계량하여 핫플레이트 위에서 가열한다.

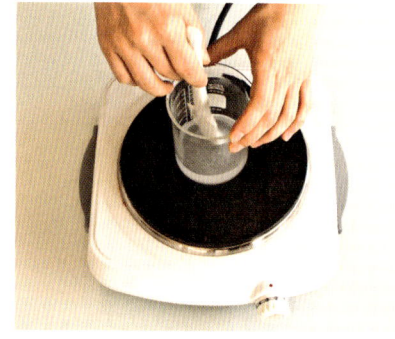

02 정제수의 온도가 60도 정도가 되면 하이셀을 넣고 주걱으로 저어주면서 가열한다.

처음부터 점증제를 넣고 저어도 되고, 점증제가 완전히 풀어질 때까지 저어주어야 합니다.

✿ Recipe(50g)

- **수상층 :**
  정제수 50g
- **점증제 :**
  하이셀 0.5g
- **첨가물 :**
  세라마이드(수용성) 0.5g
  마린콜라겐 1g
  엘라스틴 10dr
  천연한방방부제 1g
- **에센셜오일 :**
  제라늄에센셜오일 2dr

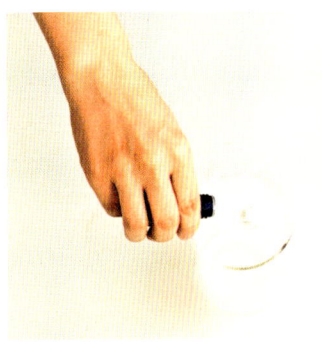 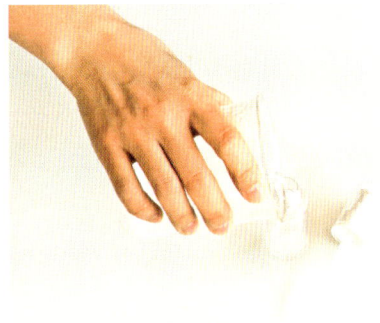

03 걸쭉하게 점증이 되면 첨가물과 에센셜오일을 넣고 섞어준다.

04 용기에 담아 사용한다.

✿ 에센스 레시피 짜기

01 정제수의 양을 정합니다.

02 점증제를 선택합니다. 에센스 등 화장품에 사용되는 점증제는 하이셀, 셀룰로오즈, 카보머, 쟁탄검 등이 있습니다. 각 점증제의 사용량은 0.1~2% 사이로 평균 1% 정도 사용합니다.

03 첨가물의 종류를 정합니다. 에센스는 기능성 첨가물의 효능을 가장 잘 볼 수 있는 제형으로 고기능성 첨가물을 넣어주면 좋습니다.

04 에센셜오일을 선택합니다.

05 일반적으로 에센스는 점증제를 이용하여 만듭니다.
피부가 민감한 경우 알로에젤처럼 이미 점증이 되어 있는 재료를 이용하여 만들 수도 있습니다.

고형제를 이용한 시어버터밤 만들기(Balm/Ointment, 밤/연고)

연고나 립밤, 보습용 밤 등을 만드는 제형으로, 오일과 첨가물에 고형제만 넣어주면 쉽게 만들어집니다. 만드는 방법이 간단하고 응용이 다양해 많이 사용되고 있습니다. 기본적으로 원하는 오일 두세 가지에 왁스 형태의 고형제를 일정량 넣고 굳혀서 만들며 버터류 등을 활용하여 굳기를 조절할 수도 있습니다.

✱ How to make

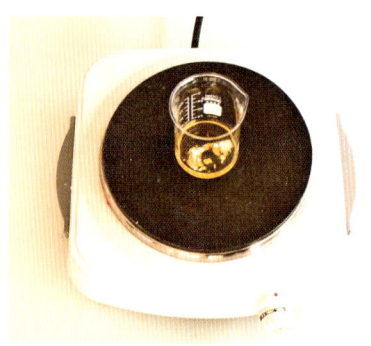 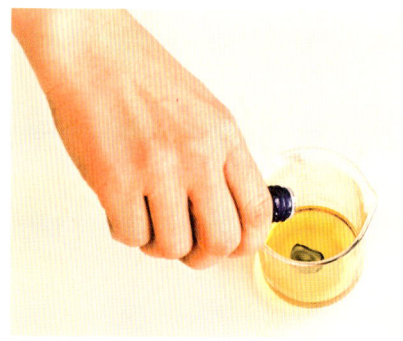

01 소독한 비커에 재료를 모두 계량하여 핫플레이트 위에서 가열한다.

버터류 등은 다 녹을 때까지 그대로 두면 온도가 너무 높이 올라갑니다. 가끔씩 흔들어주면 왁스도 빨리 녹고 온도가 급상승하는 것도 막을 수 있습니다.

02 비즈왁스가 녹으면 조금 식혔다가 에센셜오일을 넣고 섞어준다.

온도가 조금 내려간 후에 에센셜오일을 넣어야 합니다. 에센셜오일을 너무 높은 온도에서 섞어주면 유효성분이 파괴되고 향도 남지 않습니다.

✿ Recipe (30g)

- **유상층 :**
  시어버터 8g
  올리브오일 4g
- **고형제 :**
  비즈왁스 2g
  칸델리라왁스 1g
- **첨가물 :**
  비타민E 3dr
- **에센셜오일 :**
  캐모마일저먼에센셜오일 2dr

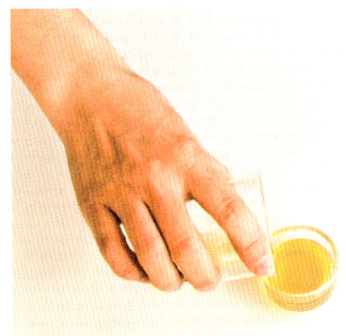

03 용기에 붓고 굳으면 사용한다.

부드러운 제형을 원하면 칸델리라왁스의 양을 늘리고, 딱딱한 제형을 원하면 비즈왁스의 양을 늘리면 됩니다.

○ 밤타입 레시피 짜기

01 사용할 오일을 선택합니다. 2~4가지 오일을 선택하여 총량의 80%를 넣습니다.

02 고형제의 양을 정합니다. 총량의 20% 내외로 사용합니다.
고형제를 많이 넣으면 딱딱하고 적게 넣으면 부드러워집니다.
계절에 따라 유동적으로 조절할 필요가 있습니다.

03 밤제형을 만들 때는 첨가물을 많이 넣지 않는 것이 좋습니다.
유상층과 고형제로 구성된 레시피에 대부분이 수상층 성분인 첨가물을 넣게 되면 잘 섞이지 않기 때문입니다.

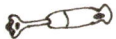

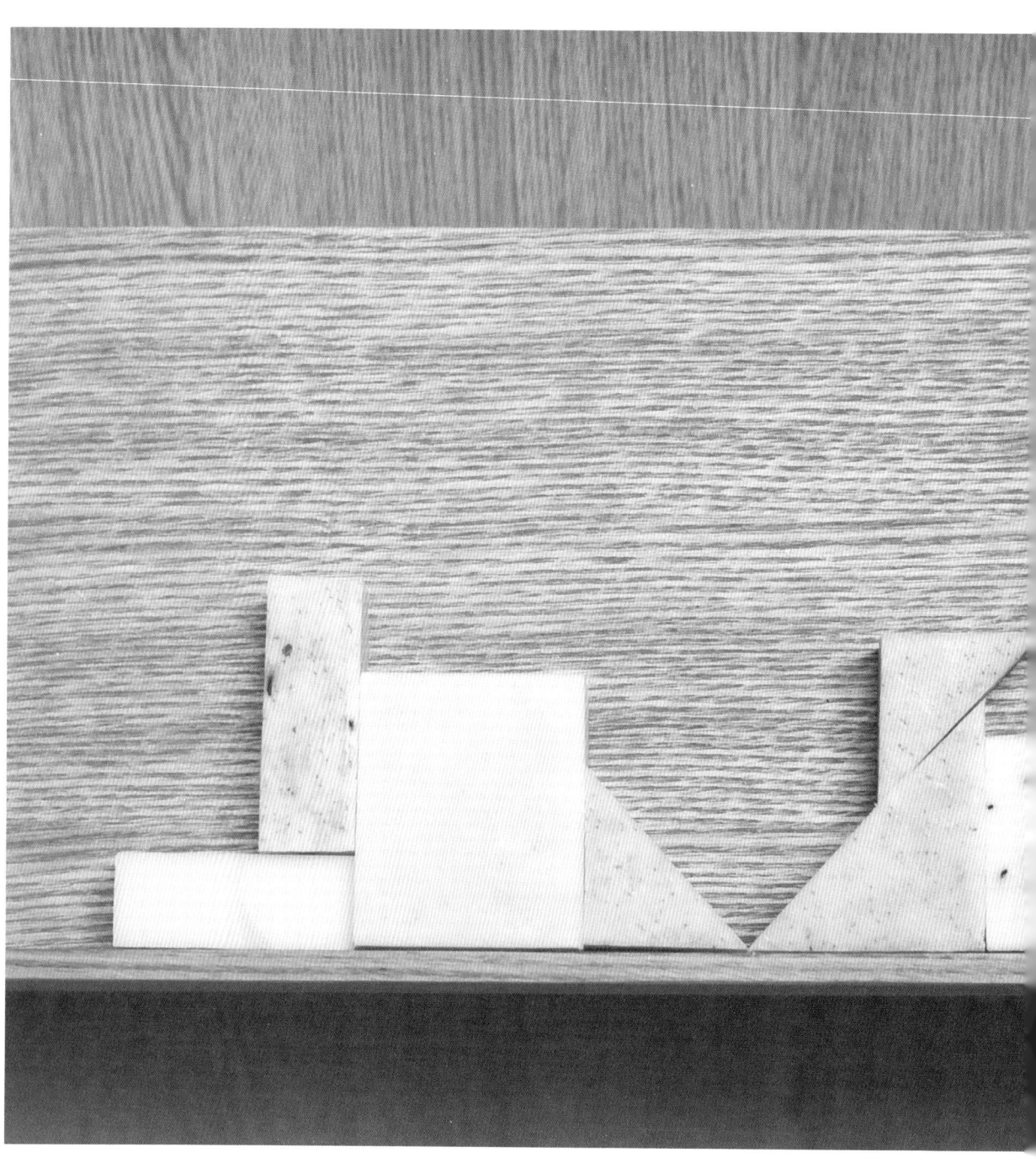

Section 2

아이를 위한 천연비누와 천연화장품

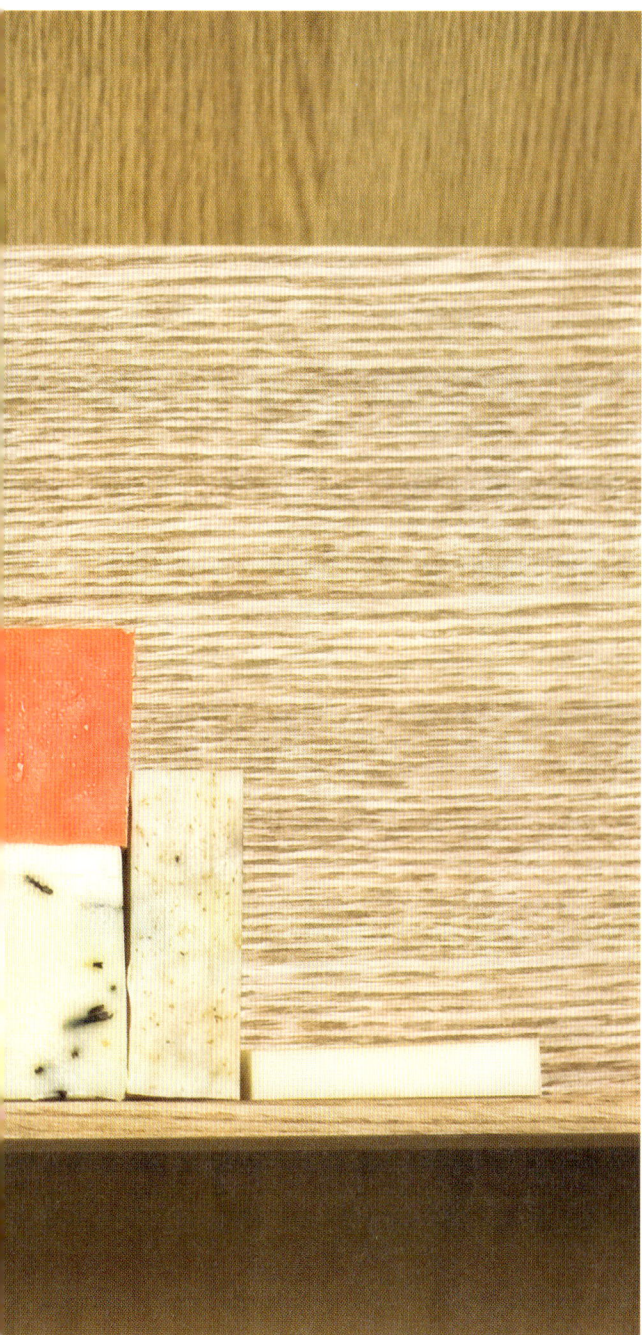

Chapter 01
0 — 3 개월 066

Chapter 02
3 — 6 개월 078

Chapter 03
6 — 12 개월 092

Chapter 04
12 — 24 개월 106

Chapter 05
24 — 48 개월 122

Chapter 06
48 — 7 세 140

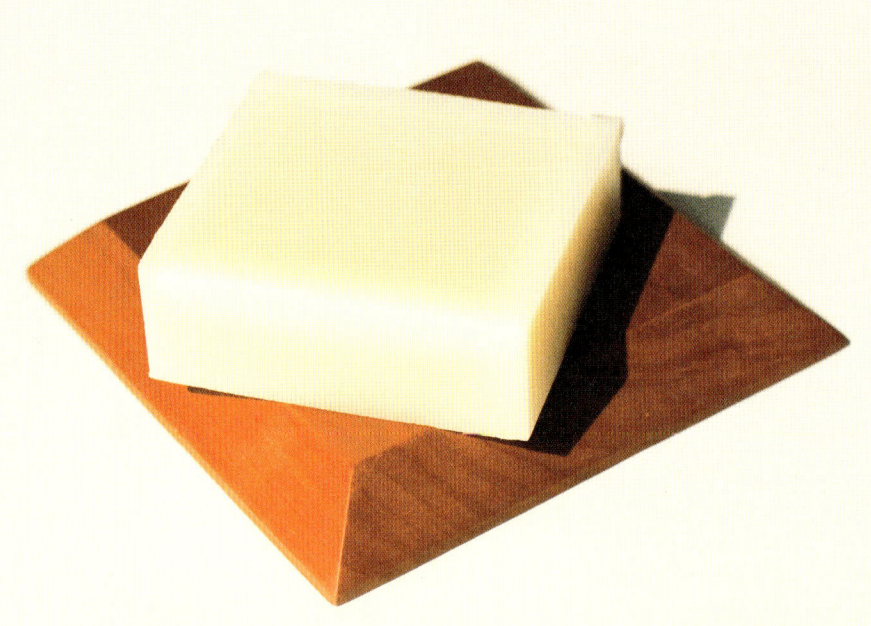

01 올리브 비누

식물성 오일 중 가장 잘 알려진 올리브오일에 가성소다만을 첨가해 만든 저자극성 비누라 순한 아이 피부에 사용할 수 있습니다. 올리브오일은 트레이스가 잘 안 나는 대표적인 오일로 트레이스를 내는 시간이 다른 오일보다 2배 이상 깁니다. 분말이나 에센셜오일을 생략하고 오일만으로 만들어 숙성기간이 끝나도 오일의 향이 남고 거품이 잘 안 나는 단점이 있지만 피부 자극이 거의 없어 많은 분들께 사랑받는 비누입니다.

0-3개월을 위한 천연비누와 천연화장품

이 시기의 아이는 피부도 민감하고 자극을 쉽게 받을 수 있으므로 올리브, 아보카도, 스윗아몬드오일 등 피부에 자극이 없고 순한 오일 위주로 레시피를 구성해야 합니다. 로션 등 화장품은 거의 사용하지않으며 아토피가 있거나 태지를 벗겨내는 등 필요할 때만 사용하면 됩니다.

✿ Recipe (1kg)

- 올리브오일 750g
- 가성소다 96g
- 정제수 225g(30%)

✽ How to make

01 비커에 가성소다와 정제수를 각각 계량한다.
02 가성소다를 정제수에 부으면서 스푼으로 저어준다.
03 다른 비커에 오일을 계량하여 핫플레이트에서 가열한다.
04 2와 3의 온도를 50도에 맞춘다.
05 오일을 핸드블렌더로 2, 3회 섞어준다.
06 가성소다 녹인 물을 오일에 부으면서 핸드블렌더로 저어준다.
07 핫플레이트에서 내리고 주걱을 사용해 한 방향으로 저어준다.
08 크림처럼 트레이스가 나면 몰드에 붓고 따뜻하게 담요로 감싸 하루 정도 보온한다.
09 비누가 굳으면 꺼내 잘라서 6주 이상 건조시킨 후 사용한다.

Tip*

정제수의 양은 보통 오일의 30~35% 이내로 사용할 수 있습니다. 불포화지방산을 다량 함유하고 있는 보습용 오일의 비율이 높을 경우에는 비누가 물러질 수 있기 때문에 정제수의 양을 줄여서 30% 정도만 사용하는 것이 좋습니다.

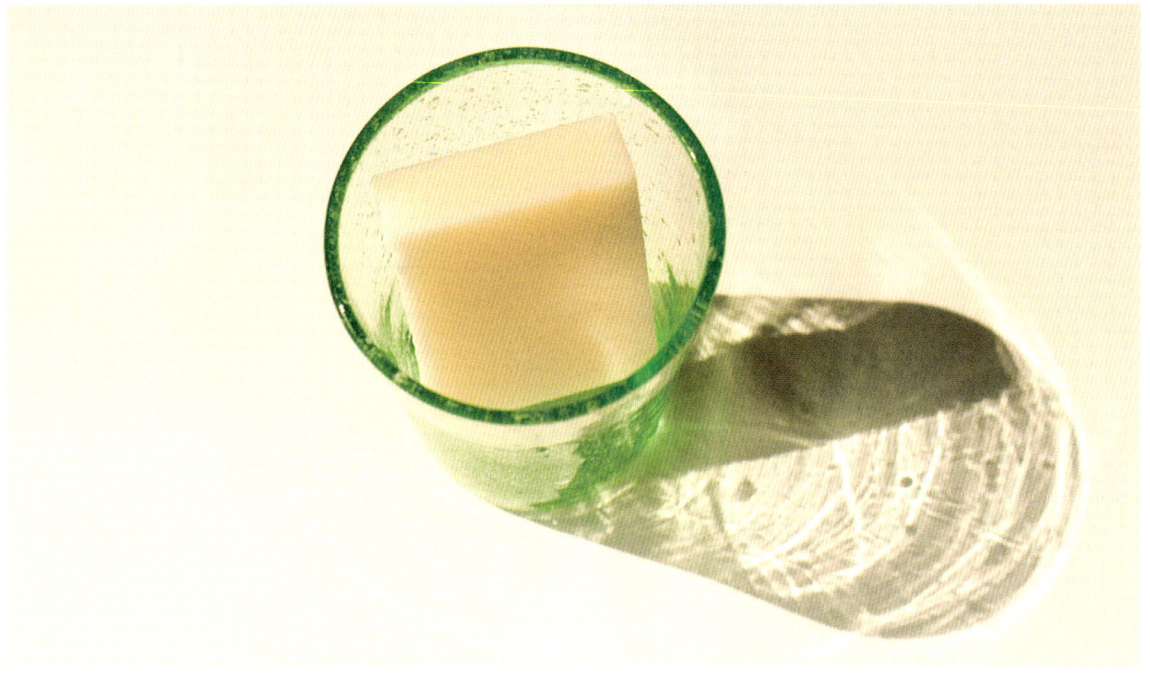

02 아보카도 비누

비타민A, 비타민D, 레시틴, 칼륨 등을 함유하고 있는 아보카도오일을 듬뿍 넣어 만든 순하고 부드러운 비누입니다. 아보카도오일은 아보카도 열매의 씨가 아닌 과육을 압착하여 만들고 엽록소 때문에 녹색 빛을 띠며 점성이 있습니다. 보통 노화, 건성피부를 위해 사용되는 고급오일로 비누를 만들 때 넣으면 사용감이 좋아집니다.

✿ Recipe (1kg)

- 코코넛오일 130g
- 팜오일 120g
- 아보카도오일 350g
- 해바라기오일 100g
- 윗점오일 50g
- 가성소다 104g
- 정제수 225g(30%)
- 라벤더에센셜오일 3g

✱ How to make

01 비커에 가성소다와 정제수를 각각 계량한다.
02 가성소다를 정제수에 부으면서 스푼으로 저어준다.
03 다른 비커에 오일을 계량하여 핫플레이트에서 가열한다.
04 2와 3의 온도를 50도에 맞춘다.
05 오일을 핸드블렌더로 2, 3회 섞어준다.
06 가성소다 녹인 물을 오일에 부으면서 핸드블렌더로 저어준다.
07 핫플레이트에서 내리고 주걱을 사용해 한 방향으로 저어준다.
08 크림처럼 트레이스가 나면 에센셜오일을 넣고 저어준다.
10 몰드에 붓고 따뜻하게 담요로 감싸 하루 정도 보온한다.
11 비누가 굳으면 꺼내 잘라서 6주 이상 건조시킨 후 사용한다.

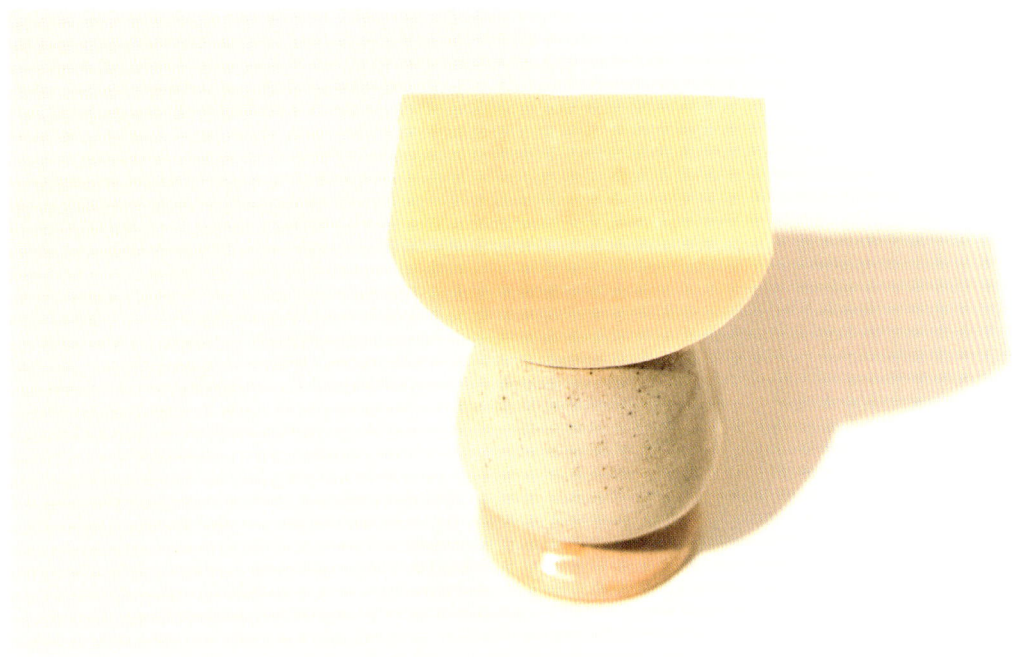

03 아몬드 비누

아몬드는 스윗아몬드와 비터아몬드로 나뉩니다. 비터아몬드는 인체에 치명적인 아미그달린이라는 물질을 함유하고 있어 사용하지 않으며 스윗아몬드만을 사용합니다. 아몬드 열매를 압착하여 얻는 아몬드오일은 아이 피부에 적합한 순하고 자극이 없는 오일로 피부를 보호해 줍니다. 건조한 피부에 특히 좋으며 민감하고 예민한 피부에 사용해도 됩니다.

✿ Recipe (1kg)

- 코코넛오일 180g
- 팜오일 170g
- 올리브오일 150g
- 스윗아몬드오일 150g
- 포도씨오일 100g
- 가성소다 107g
- 정제수 248g
- 라벤더에센셜오일 3ml

✱ How to make

01 비커에 가성소다와 정제수를 각각 계량한다.
02 가성소다를 정제수에 부으면서 스푼으로 저어준다.
03 다른 비커에 오일을 계량하여 핫플레이트에서 가열한다.
04 2와 3의 온도를 50도에 맞춘다.
05 오일을 핸드블렌더로 2, 3회 섞어준다.
06 가성소다 녹인 물을 오일에 부으면서 핸드블렌더로 저어준다.
07 핫플레이트에서 내리고 주걱을 사용해 한 방향으로 저어준다.
08 크림처럼 트레이스가 나면 에센셜오일을 넣고 저어준다.
09 몰드에 붓고 따뜻하게 담요로 감싸 하루 정도 보온한다.
10 비누가 굳으면 꺼내 잘라서 6주 이상 건조시킨 후 사용한다.

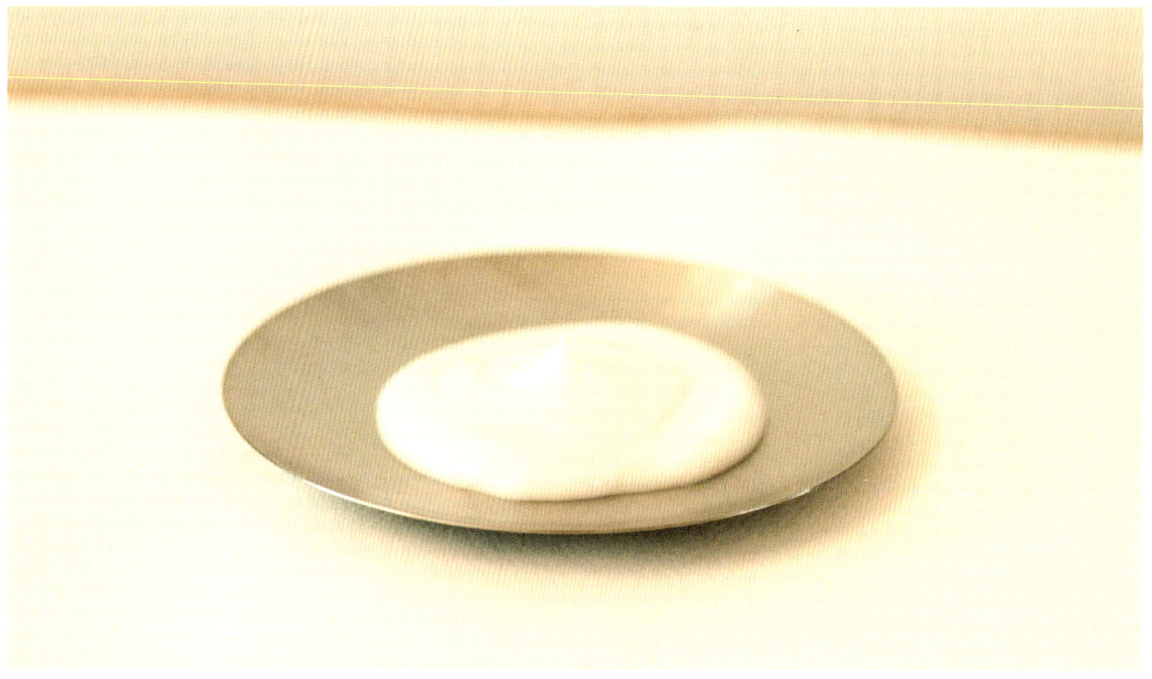

04 월견초 크림

이브닝프라임로즈라고도 부르는 달맞이꽃오일은 항알러지와 항염효과가 있으며 불포화지방산인 감마리놀렌산을 함유하고 있습니다. 미국의 인디언들은 만능치료제로 사용했으며 요즘에는 아토피성피부염에 널리 사용됩니다. 달맞이꽃오일은 빛이나 열, 습도 등에 민감하기 때문에 반드시 냉장 보관해야 합니다.

✿ Recipe(50g)

- 정제수 37g
- 호호바오일 2g
- 달맞이꽃오일 4g
- 포도씨오일 1.5g
- 올리브유화왁스 2g
- 비타민E 5dr
- 네추럴베타인 0.5g
- 식물성콜라겐 0.5g
- 천연한방방부제 1g
- 라벤더에센셜오일 1dr

✳ How to make

01 소독한 비커에 정제수를 계량하여 핫플레이트 위에서 가열한다.
02 다른 비커에 오일과 올리브유화왁스, 비타민E를 계량하여 가열한다.
03 1과 2의 온도를 70도에 맞춘다.
04 2를 1에 부으면서 주걱으로 저어준다.
05 화장품용 핸드블렌더나 주걱을 이용해 한 방향으로 저어준다.
06 크림처럼 걸쭉해지면 나머지 첨가물과 에센셜오일을 넣고 섞어준다.
07 용기에 담아 사용한다.

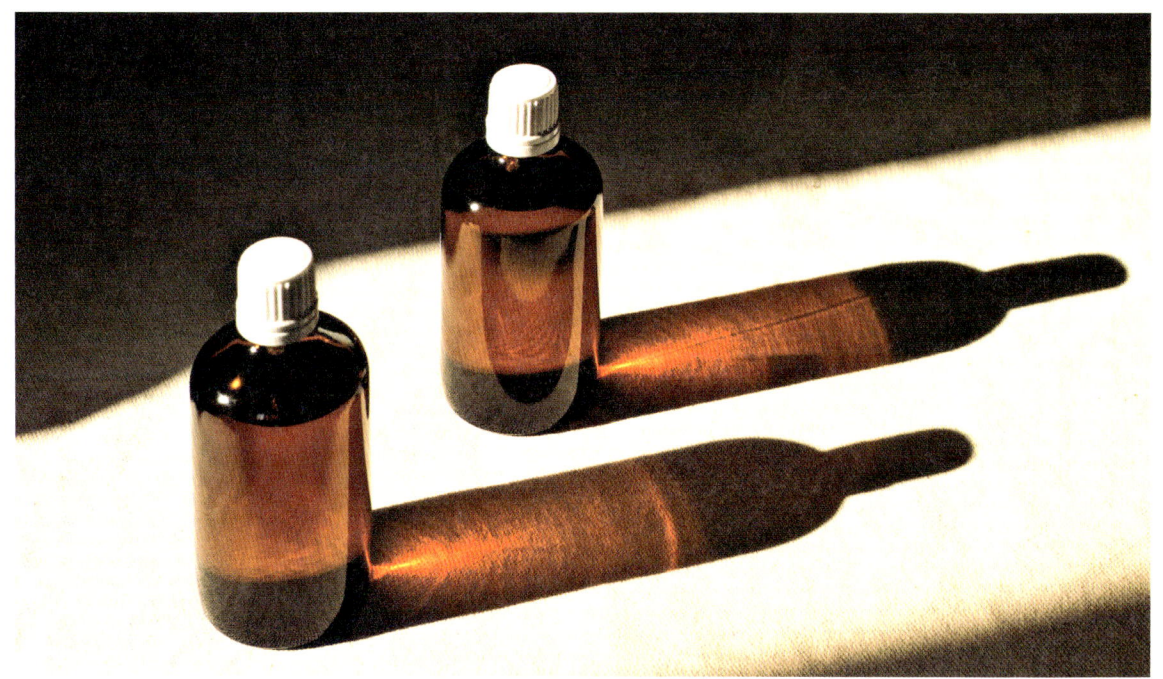

05 호호바 마사지오일

호호바오일은 자극이나 독성, 알러지가 없는 가장 안전한 오일입니다. 피지성분과 유사하여 흡수력도 좋고 닦아내지 않아도 되어 편리합니다. 마사지오일은 차광병에 담아 보관하는 것이 좋으며 블렌딩된 마사지오일의 유효기간은 2~3개월입니다.

✿ Recipe(30g)

- 유기농비정제호호바오일 30g
- 캐모마일로먼에센셜오일 1dr

✳ How to make

01 소독한 비커에 재료를 모두 계량한다.
02 에센셜오일을 넣고 유리막대로 섞어준다.
03 차광병에 담고 사용한다.

Tip*
호호바오일은 정제한 것(흰색)과 비정제한 것(노란색)이 있습니다. 일반적으로 화장품에는 좀 더 안전한 정제오일을 사용하고 비누에는 비정제오일을 사용하는데, 마사지용은 유효성분이 가장 많은 유기농 비정제오일을 사용하는 것이 좋습니다.

● 엄마의 사랑이 담긴 베이비마사지

아이의 배는 두려움, 스트레스, 불안 등 몸의 상태에 따라 딱딱해지기 쉽습니다. 이럴 때 배를 마사지해주면 아이가 편안함을 느낍니다. 장의 방향에 따라 문질러주기 때문에 장의 움직임도 활발해집니다. 엄마가 미리 손에 오일을 소량씩 덜고 손바닥으로 충분히 문질러서 따뜻해졌을 때 마사지를 시작해야 아이가 놀라지 않습니다. 향이 없는 오일을 사용하는 것이 좋으며 식용오일은 사용하지 않습니다.

어떤 마사지를 할까요? 목욕이 즐거워요!

마사지오일 호호바오일 20㎖

어떻게 할까요?

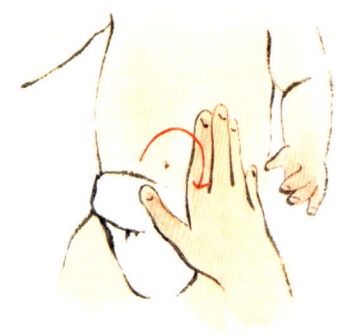

01 손바닥이나 네 손가락의 지문이 있는 부위를 이용해 시계방향으로 부드럽게 문질러주세요. 힘을 주지 않고 부드럽게 스치듯이 합니다.

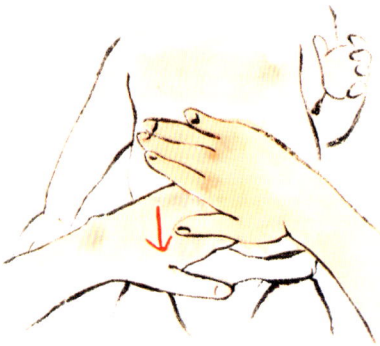

02 위에서 아래로 부드럽게 내려오며 문질러줍니다.

어디에 좋은가요? 영아산통으로 밤에 우는 아이들에게 안정감을 주고 장기능(소화)을 강화하는 데 좋아요.

마사지 팁 캐모마일로먼 1방울을 우유 한 찻스푼에 개서 미지근한 물에 풀어 목욕하는 것도 영아산통에 도움이 된답니다.

주의할 점이 있나요? 어린아이일 경우 힘을 줘서 마사지를 하면 토할 수 있어요.
배꼽에는 오일이 들어가지 않게 하고 마사지도 피해야 해요.
식후 최소 30분~1시간 이후에 마사지합니다.

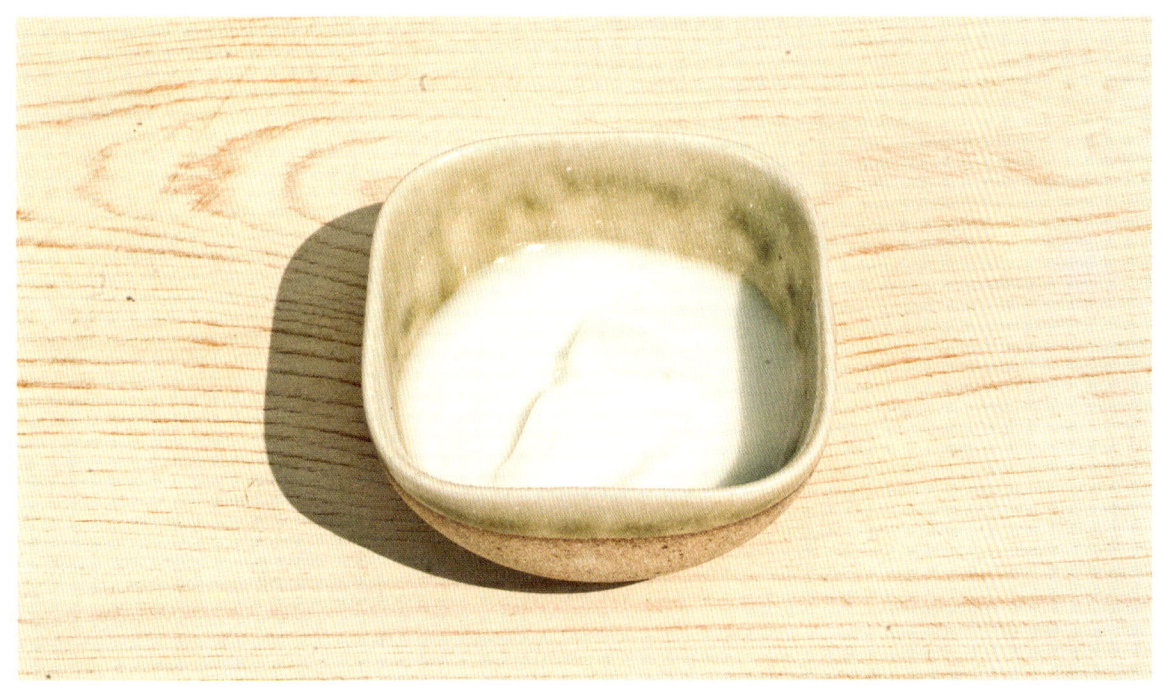

06 마사지용 로션

어린아이일 경우 오일이 익숙하지 않을 수도 있습니다. 오일을 낯설어하는 아이에게는 로션으로 마사지를 해줘도 됩니다. 마사지용 로션은 호호바와 스윗아몬드오일에 기본 첨가물만 넣고 만들어 사용합니다. 향은 첨가하지 않는 것이 좋으나 라벤더에센셜오일이나 캐모마일로먼에센셜오일을 한 방울 정도 첨가해도 무방합니다.

✲ Recipe(100g)

- 정제수 85g
- 호호바오일 2g
- 스윗아몬드오일 3g
- 올리브오일 1g
- 올리브유화왁스 3.5g
- 비타민E 1g
- 천연한방방부제 2g

✳ How to make

01 소독한 비커에 정제수를 계량하여 핫플레이트 위에서 가열한다.
02 다른 비커에 오일과 올리브유화왁스, 비타민E를 계량하여 가열한다.
03 1과 2의 온도를 70도에 맞춘다.
04 2를 1에 부으면서 주걱으로 저어준다.
05 화장품용 핸드블렌더나 주걱을 이용해 한 방향으로 저어준다.
06 크림처럼 걸쭉해지면 천연한방방부제를 넣고 섞어준다.
07 용기에 담아 사용한다.

● 0~3개월 아이를 위한 베이비마사지

마사지는 아이가 생후 2개월에 접어들었을 때부터 하는 것이 바람직합니다(BCG접종 한 달 후부터 마사지 가능). 이 시기의 아이는 누워 지내는 경우가 많으며 목을 스스로 가누지 못하기 때문에 가벼운 마사지로 시작하는 것이 좋습니다. 태어나서 3개월까지는 부분적으로 마사지를 하고 오일을 바르는 동작이 주가 됩니다.

01

신생아는 목욕을 하고 난 직후 호호바오일을 손바닥에 소량 덜어 30초~1분 정도 발라주면서 몸에 전체적으로 가벼운 터치를 합니다. 좀 더 큰 아이는 목욕이 끝나고 30분~1시간 정도 있다 마사지를 하는 것이 좋습니다. 탯줄이 떨어지지 않고 태지가 남아 있을 경우, 배꼽 주변에 최대한 오일이 닿지 않게 주의해야 하며 오일을 발라 부드럽게 문지르면 태지를 벗겨내는 데 도움이 됩니다. 평상시에는 수유 후 아이를 안고 트림을 시킬 때 등을 아래에서 위로 쓸면서 문질러줍니다.

어떤 마사지를 할까요? 엄마랑 아이랑 함께해요! (초보 엄마를 위한 친밀감 형성 기본 마사지)

마사지오일 호호바오일 20ml

어떻게 할까요?

01 엄마가 아이와 함께 누워 아이를 옆으로 뉘이고 한 손으로 머리를 잡고 어깨, 팔, 가슴, 엉덩이까지 수분 동안 쓸어주면서 오일을 발라주세요.

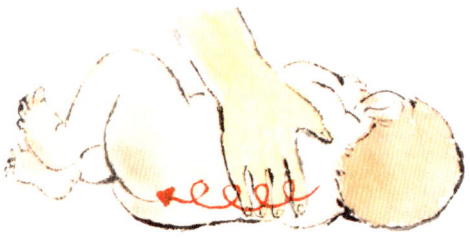

02 1의 동작이 엄마와 아이 모두 익숙해지고 편안해지면 목 뒤부터 엉덩이까지 원을 그리듯 마사지해주며 쓸어내려주세요.

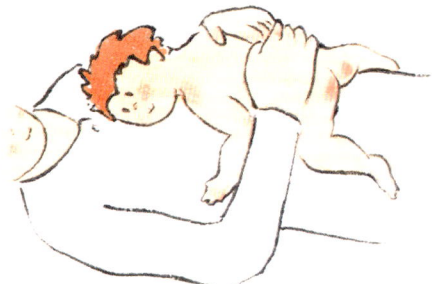

03 아이를 엄마의 배 위에 올려놓고 양손을 아이의 등에 엇갈리게 올려놓은 채 토닥토닥 두드려주면 아이가 편안해 하면서 깊은 수면을 하게 되요.

어디에 좋은가요?	낯선 환경, 특히 물속에서 긴장되어 있던 몸을 부드럽게 이완시켜주고 엄마의 손길을 익히는 단계에요.
마사지 팁	라벤더 1방울을 우유 한 숟가락에 희석해 목욕물에 섞어주면 아이가 편안하게 잠자리에 들어요.
주의할 점이 있나요?	아이가 짜증을 내거나 울면 마사지를 멈춰야 해요. 어린아이는 온도에 매우 민감하게 반응하기 때문에 감기에 걸리지 않게 방안을 따뜻하게 하되 건조하지 않게 습도에 유의해야 해요. 마사지가 익숙해지면 시간을 점점 늘려서 10분 정도 해줘요.

02

간단하게 접었다 폈다하는 체조 동작으로 베이비요가의 기본이 되는 동작이기도 합니다. 팔과 다리의 근육을 이완시키고 자극하여 유연성을 길러주고 성장을 도와줍니다. 아이가 자고 일어났을 때, 잠자기 전 등 수시로 해주면 좋습니다.

어떤 마사지를 할까요?	접었다 폈다, 하나 둘 셋! (고관절이 튼튼해지는 요가)
마사지오일	호호바오일 20ml
어떻게 할까요?	**다리**

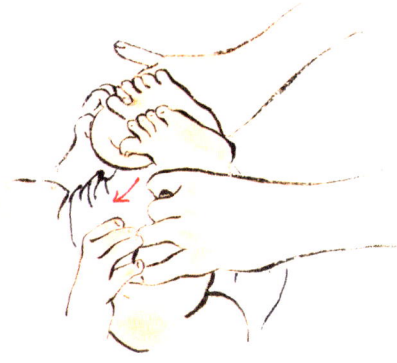

01 양쪽 발목을 잡고 발바닥을 서로 마주보게 하여 하나, 둘, 셋하며 아이의 배 부분에 지긋이 눌러주세요.

02 3초 후 떼었다가 다시 발바닥을 붙인 상태로 약 10회 정도 해주세요.

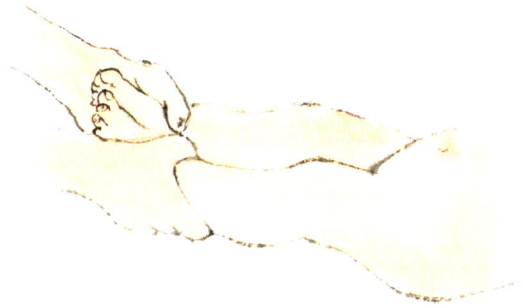

03 양쪽 발목을 잡고 허벅지를 모아서 구부렸다 폈다 해주세요.

04 아이가 힘들어 하지 않게 10회 정도 반복해주세요.

어떻게 할까요?	팔

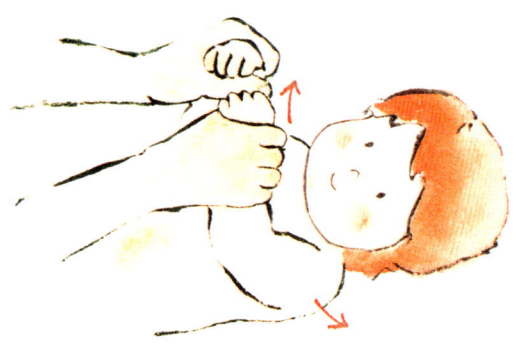

01 양쪽 손목을 잡고 두 팔을 좌악 펴고 하나, 둘, 셋 해주세요.

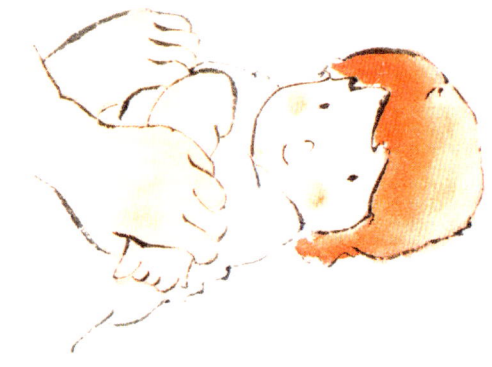

02 펼쳤던 팔을 교차하여 안아주세요.

03 1, 2를 반복해주세요.

어디에 좋은가요?	균형 잡힌 몸을 만들어주고 고관절을 튼튼하게 해줘요.
마사지 팁	이 동작을 하기 전에 팔과 다리를 골고루 주물러주면 좋아요.
주의할 점이 있나요?	구부리고 있는 것에 익숙한 아이를 무리하게 꺾거나 잡아당기지 않도록 주의하세요. 발목 및 손목을 감싸듯이 부드럽게 잡고 마사지하고 다리를 할 경우 엉덩이가 들리지 않는 것이 좋아요.

03

아이의 귀는 작고 얇아서 조심스레 만져야 합니다. 의외로 귀가 접힌 아이들을 많이 볼 수 있는데 신생아 때는 모든 기관들이 미숙하고 양수 속에 있을 때처럼 몸을 움츠리기 마련입니다. 이럴 때 마사지를 통해 신체의 각 부위를 이완하여 부드럽게 해주는 것은 큰 도움이 됩니다.

어떤 마사지를 할까요?	조물조물 귀를 만져요! (복과 건강을 가져오는 귀 마사지)
마사지오일	아이용 로션 20ml

어떻게 할까요?

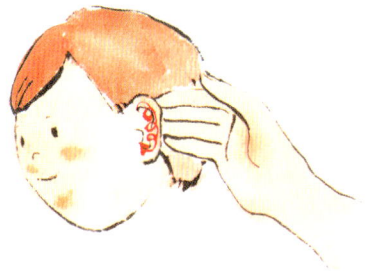

01 양 손가락 4개를 귀 뒤에 받치고 엄지를 이용해 귀의 위에서 아래로
   전체를 원을 그리면서 마사지해주세요.

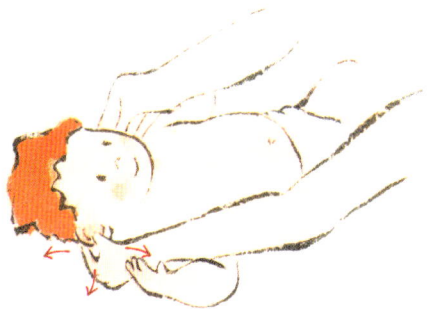

02 귀를 위로 옆으로 아래로 잡아당겨주세요.

03 1, 2를 반복해주세요.

어디에 좋은가요?   아이들은 태어날 때 귀가 접히거나 눌려 있는 경우가 많아요.
이럴 때 귀를 만져주면 접혔던 귀가 펴지고 예쁜 모양이 되요.

마사지 팁   귀는 다리, 척추, 머리 등 신체의 축소판으로 검지를 이용해 이문혈을 눌러주면
오장육부를 자극하여 혈액순환을 좋게 해요.

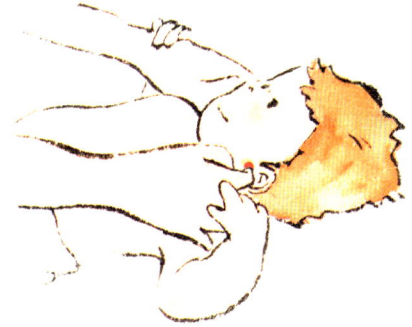

중이염 등으로 귀가 아플 때 면봉에 티트리 한 방울을 묻혀 귓속에 발라주면 통증을 가라앉혀줍니다.
이 방법은 6세 이후에 사용하는 것이 안전해요.

주의할 점이 있나요?   강제로 세게 잡아당기지 않고 힘이 들어가지 않게 주의하세요.
중이염이 있을 때는 하지 않도록 해요.
너무 자주하는 것은 좋지 않아요. 주 1~2회 정도가 적당합니다.
로션은 엄마 손에 미리 충분히 흡수시켜 귀에 들어가지 않게 마사지해주세요.

07 베이비 비누

분말을 첨가하지 않고 기본 오일로만 만드는 아이용 비누입니다. 올리브오일과 캐놀라오일이 트레이스가 나는 시간을 늦춰 만드는 시간이 오래 걸리지만 마일드한 거품이 나서 연약한 아이 피부를 지켜줍니다.

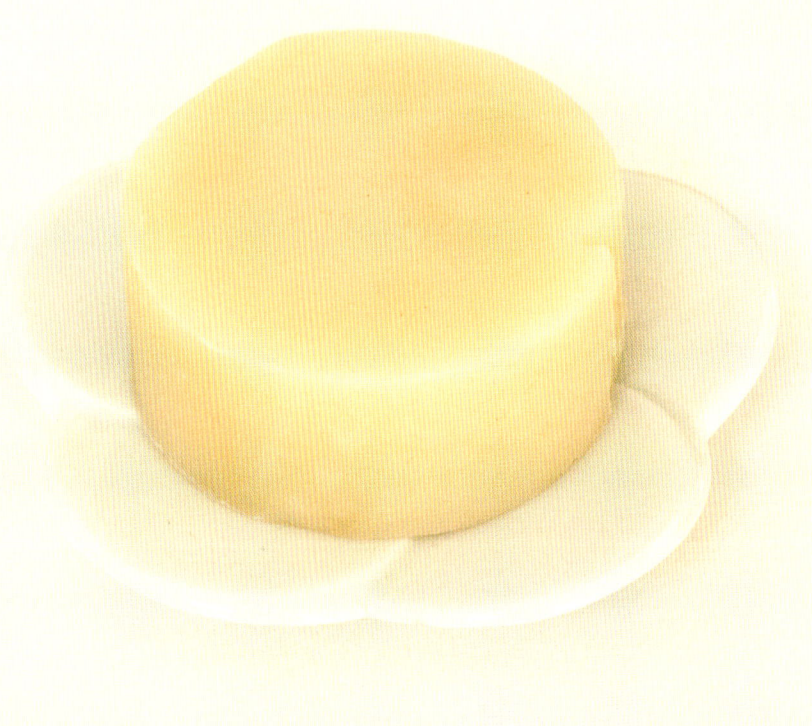

3-6개월을 위한 천연비누와 천연화장품

누워만 있던 아이가 고개를 가누고 뒤집기를 하는 등 조금씩 몸을 움직이며 이유식을 시작하는 시기입니다. 침을 많이 흘려 얼굴과 입 주변이 트는 경우가 많고 조금씩 다치는 일도 생기기 때문에 기본적인 비누 이외에 로션이나 연고 등을 사용해도 좋습니다.

✿ Recipe(1kg)

- 코코넛오일 200g
- 올리브오일 250g
- 캐놀라오일 120g
- 포도씨오일 100g
- 윗점오일 80g
- 가성소다 106g
- 정제수 248g
- 캐모마일로먼에센셜오일 2g

✷ How to make

01 비커에 가성소다와 정제수를 각각 계량한다.
02 가성소다를 정제수에 부으면서 스푼으로 저어준다.
03 다른 비커에 오일을 계량하여 핫플레이트에서 가열한다.
04 2와 3의 온도를 50도에 맞춘다.
05 오일을 핸드블렌더로 2, 3회 섞어준다.
06 가성소다 녹인 물을 오일에 부으면서 핸드블렌더로 저어준다.
07 핫플레이트에서 내리고 주걱을 사용해 한 방향으로 저어준다.
08 크림처럼 트레이스가 나면 에센셜오일을 넣고 저어준다.
09 몰드에 붓고 따뜻하게 담요로 감싸 하루 정도 보온한다.
10 비누가 굳으면 꺼내 잘라서 6주 이상 건조시킨 후 사용한다.

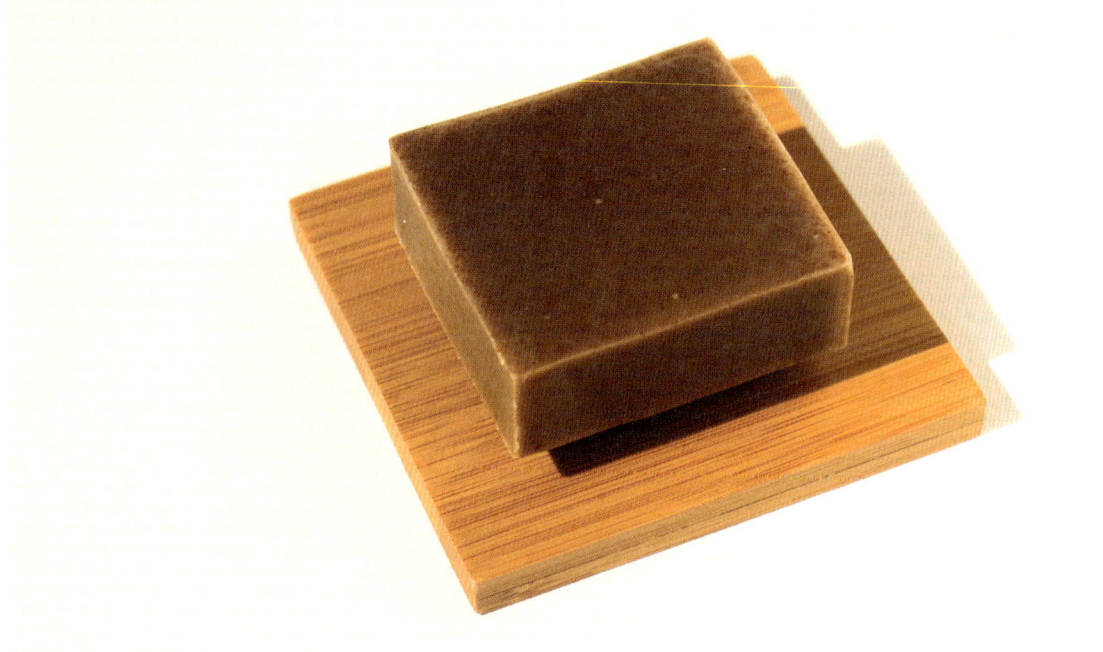

08 편백 비누

피톤치드라는 물질이 나오는 편백나무 분말을 넣어 만드는 비누입니다. 피톤치드는 식물이 해충·곰팡이 등에 저항하기 위해 분비하는 살균 물질로 삼림욕이 건강에 좋은 이유가 여기에 있습니다. 편백비누는 항균작용을 하고 면역력을 강화시켜주며 아토피에도 유용하게 사용됩니다. 아이용 비누에는 분말의 사용량을 성인의 1/2~1/3로 줄이는 것이 좋습니다.

✿ Recipe(1kg)

- 코코넛오일 190g
- 팜오일 150g
- 올리브오일 100g
- 해바라기오일 120g
- 살구씨오일 120g
- 포도씨오일 70g
- 가성소다 107g
- 정제수 248g
- 편백분말 7g
- 라벤더에센셜오일 5g

✶ How to make

01 비커에 가성소다와 정제수를 각각 계량한다.
02 가성소다를 정제수에 부으면서 스푼으로 저어준다.
03 다른 비커에 오일을 계량하여 핫플레이트에서 가열한다.
04 2와 3의 온도를 50도에 맞춘다.
05 오일을 핸드블렌더로 2, 3회 섞어준다.
06 가성소다 녹인 물을 오일에 부으면서 핸드블렌더로 저어준다.
07 핫플레이트에서 내리고 주걱을 사용해 한 방향으로 저어준다.
08 크림처럼 트레이스가 나면 분말과 에센셜오일을 넣고 저어준다.
10 몰드에 붓고 따뜻하게 담요로 감싸 하루 정도 보온한다.
11 비누가 굳으면 꺼내 잘라서 6주 이상 건조시킨 후 사용한다.

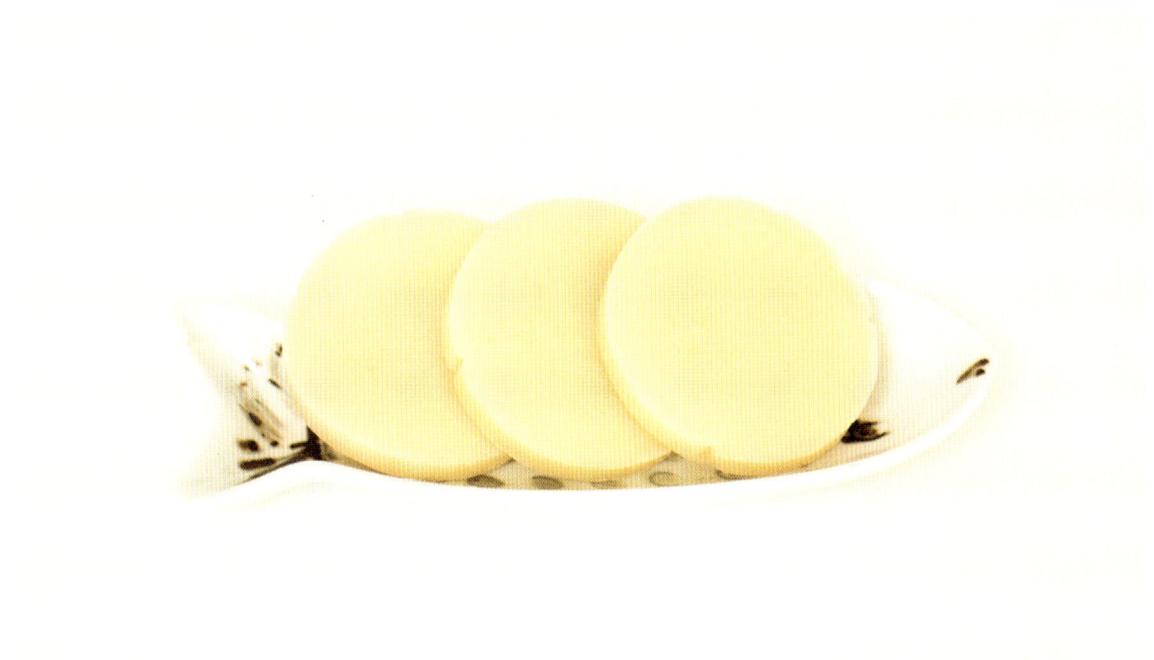

09 호호바 비누

피지성분과 유사한 호호바오일은 비누의 보습력을 높이는 오일 중 하나입니다. 항염, 수렴 효과가 있는 약쑥을 올리브오일에 두 달 정도 담가두었다 건져낸 인퓨즈오일이 첨가되어 여름철 땀띠가 많이 나는 아이에게 좋은 비누입니다.

✼ Recipe(1kg)

- 코코넛오일 190g
- 팜오일 140g
- 올리브오일(약쑥인퓨즈) 170g
- 스윗아몬드오일 100g
- 포도씨오일 100g
- 호호바오일 50g
- 가성소다 104g
- 정제수 248g
- 라벤더에센셜오일 6g

✳ How to make

01 비커에 가성소다와 정제수를 각각 계량한다.
02 가성소다를 정제수에 부으면서 스푼으로 저어준다.
03 다른 비커에 오일을 계량하여 핫플레이트에서 가열한다.
04 2와 3의 온도를 50도에 맞춘다.
05 오일을 핸드블렌더로 2, 3회 섞어준다.
06 가성소다 녹인 물을 오일에 부으면서 핸드블렌더로 저어준다.
07 핫플레이트에서 내리고 주걱을 사용해 한 방향으로 저어준다.
08 크림처럼 트레이스가 나면 에센셜오일을 넣고 저어준다.
09 몰드에 붓고 따뜻하게 담요로 감싸 하루 정도 보온한다.
10 비누가 굳으면 꺼내 잘라서 6주 이상 건조시킨 후 사용한다.

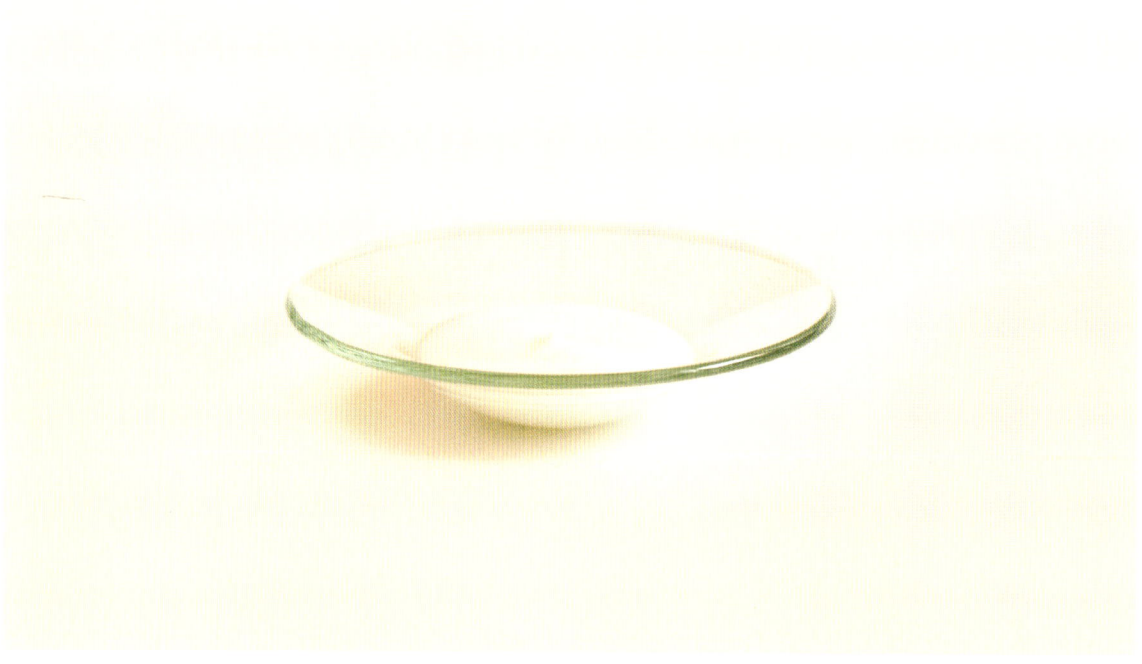

10 스윗아몬드 로션

견과류의 하나인 스윗아몬드오일은 비타민E가 풍부하게 함유되어 있어 수분 부족으로 보습이 필요한 아이의 피부에 좋은 재료입니다. 해바라기오일이나 포도씨오일과 같이 순한 식물성 오일이라 자극이 거의 없다는 것도 장점입니다.

✿ Recipe(100g)

- 정제수 80g
- 호호바오일 3g
- 스윗아몬드오일 4g
- 달맞이꽃오일 1g
- 시어버터 2g
- 올리브유화왁스 4g
- 비타민E 1g
- 네추럴베타인 1g
- 천연한방방부제 2g
- 캐모마일로먼에센셜오일 1dr

✽ How to make

01 소독한 비커에 정제수를 계량하여 핫플레이트 위에서 가열한다.
02 다른 비커에 오일과 올리브유화왁스, 비타민E를 계량하여 가열한다.
03 1과 2의 온도를 70도에 맞춘다.
04 2를 1에 부으면서 주걱으로 저어준다.
05 화장품용 핸드블렌더나 주걱을 이용해 한 방향으로 저어준다.
06 크림처럼 걸쭉해지면 나머지 첨가물과 에센셜오일을 넣고 섞어준다.
07 용기에 담아 사용한다.

Tip*
시어버터 등 버터류는 고체 상태이므로 먼저 녹여준 후 다른 오일들을 섞어 가열하는 것이 좋습니다.

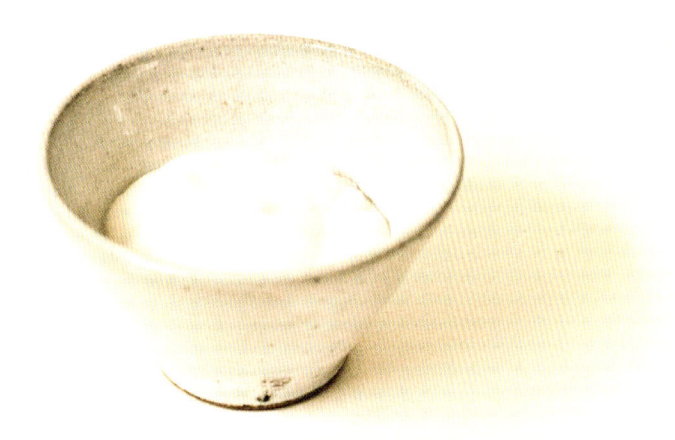

11 선플라워 크림

피부를 부드럽고 촉촉하게 하는 해바라기오일은 아이에게 사용하기 좋은 대표적인 오일로 필수지방산이 풍부하여 보습에 좋습니다. 항염효과가 있는 프로폴리스를 첨가하여 만든 어린이용 크림입니다.

✿ Recipe(50g)

- 정제수 37g
- 호호바오일 2g
- 해바라기오일 3g
- 햄프시드오일 1.5g
- 포도씨오일 1g
- 올리브유화왁스 2.5g
- 비타민E 5dr
- 세라마이드 0.5g
- 프로폴리스 10dr
- 천연한방방부제 1g
- 라벤더에센셜오일 1dr
- 캐모마일로먼에센셜오일 1dr

✱ How to make

01 소독한 비커에 정제수를 계량하여 핫플레이트 위에서 가열한다.
02 다른 비커에 오일과 올리브유화왁스, 비타민E를 계량하여 가열한다.
03 1과 2의 온도를 70도에 맞춘다.
04 2를 1에 부으면서 주걱으로 저어준다.
05 화장품용 핸드블렌더나 주걱을 이용해 한 방향으로 저어준다.
06 크림처럼 걸쭉해지면 나머지 첨가물과 에센셜오일을 넣고 섞어준다.
07 용기에 담아 사용한다.

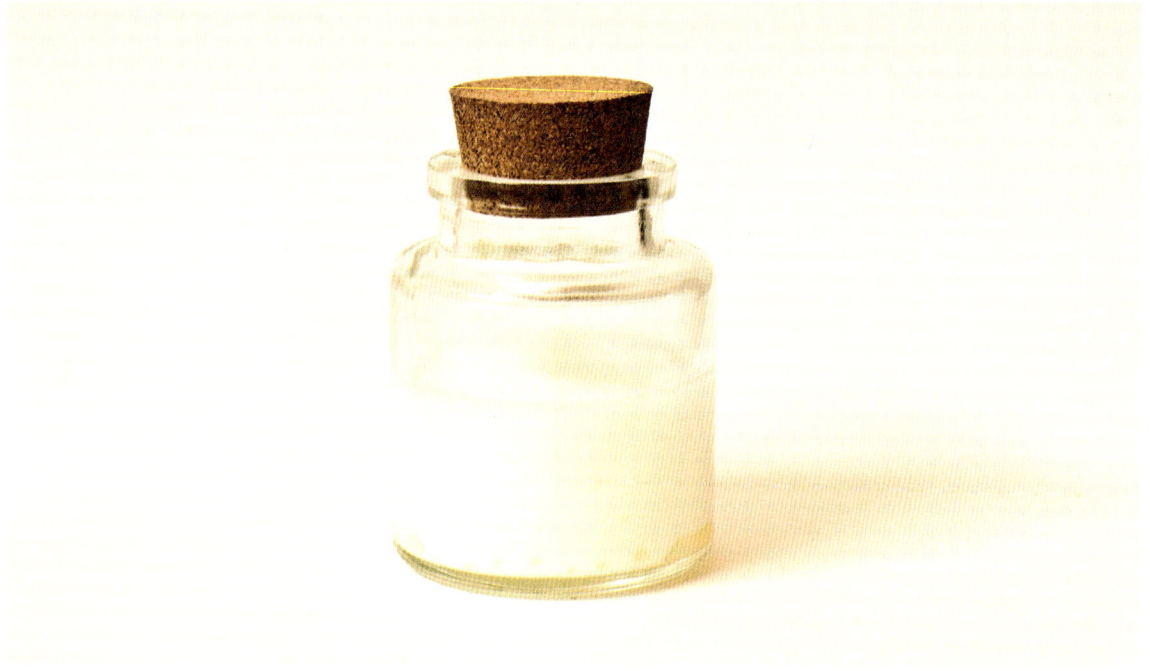

12 보리지 로션

보리지는 꽃의 모양 때문에 스타플라워 혹은 서양자초로 불리며 꿀벌이 좋아하는 식량이기도 합니다. 달맞이꽃오일보다 감마리놀렌산 함량이 더 높은 보리지오일은 피부의 수분 손실을 막아주고 피부염, 습진 등에도 사용됩니다. 고가이므로 주로 다른 오일과 블렌딩하여 사용합니다.

✿ Recipe(100g)

- 정제수 40g
- 라벤더워터 38g
- 호호바오일 4g
- 녹차씨오일 3g
- 보리지오일 4g
- 윗점오일 1g
- 올리브유화왁스 4.5g
- 비타민E 5dr
- 히알루론산 1g
- 캐모마일추출물 10dr
- 천연한방방부제 2g
- 캐모마일로먼에센셜오일 1dr

✱ How to make

01 소독한 비커에 정제수를 계량하여 핫플레이트 위에서 가열한다.
02 다른 비커에 오일과 올리브유화왁스, 비타민E를 계량하여 가열한다.
03 1과 2의 온도를 70도에 맞춘다.
04 2를 1에 부으면서 주걱으로 저어준다.
05 화장품용 핸드블렌더나 주걱을 이용해 한 방향으로 저어준다.
06 크림처럼 걸쭉해지면 나머지 첨가물과 에센셜오일을 넣고 섞어준다.
07 용기에 담아 사용한다.

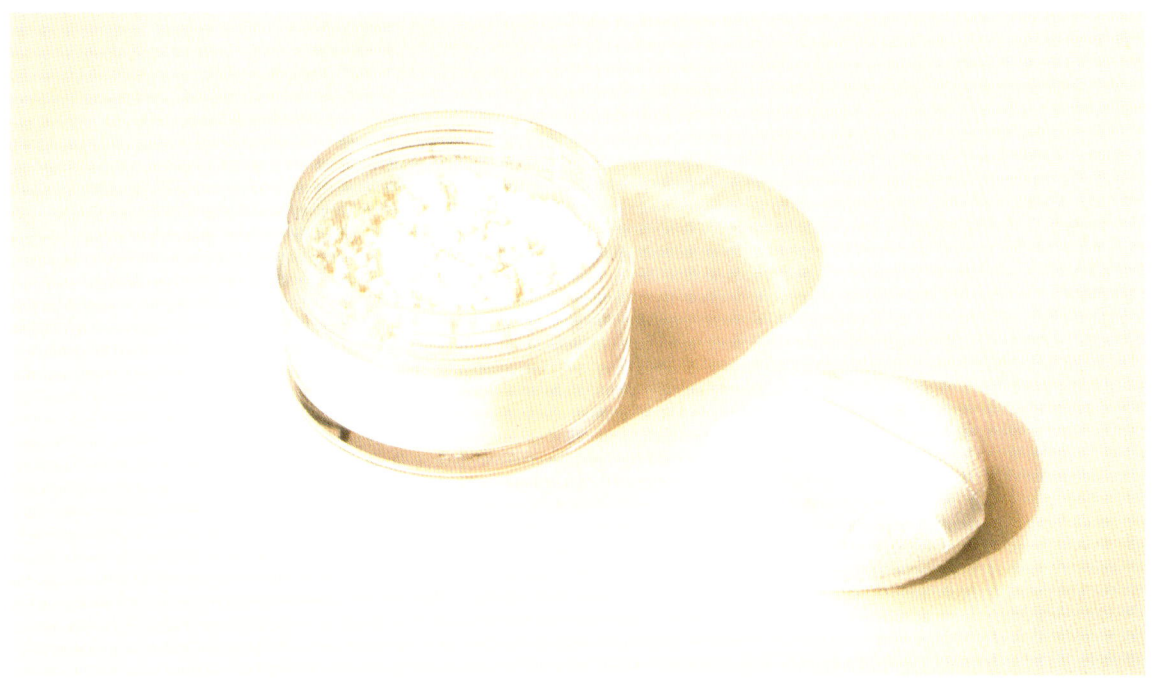

13 습진예방 파우더

아이들의 엉덩이가 짓무르는 것을 예방하는 파우더입니다. 목욕 후 조금씩 발라주면 땀이 많이 나는 여름철에 유용하게 쓰입니다. 모공을 막지 않고 가벼운 타입으로 안심하고 사용할 수 있습니다.

✿ Recipe(50g)

- 콘스탄치(코스메틱용) 35g
- 카올린클레이 13g
- 편백분말 2g
- 라벤더에센셜오일 1dr

✱ How to make

01 용기에 재료를 모두 계량한다.
02 에센셜오일을 넣고 섞어준다.
03 체에 2~3회 정도 걸러 용기에 담아 사용한다.

Tip*

기저귀를 갈 때마다 파우더를 발라주곤 하던 예전과 달리 최근에는 아이의 엉덩이나 사타구니가 무르거나 습진이 생겼을 때를 제외하고는 파우더를 사용하지 않습니다. 파우더의 분말입자 때문에 모공이 막혀 습진에 오히려 안 좋다고 알려졌기 때문입니다. 여름철 방 안의 온도가 너무 높으면 아이의 엉덩이가 쉽게 무를 수 있는데, 이럴 때는 기저귀를 갈고 잘 건조시킨 후에 파우더를 한두 번 두드려주면 습진을 예방할 수 있습니다.

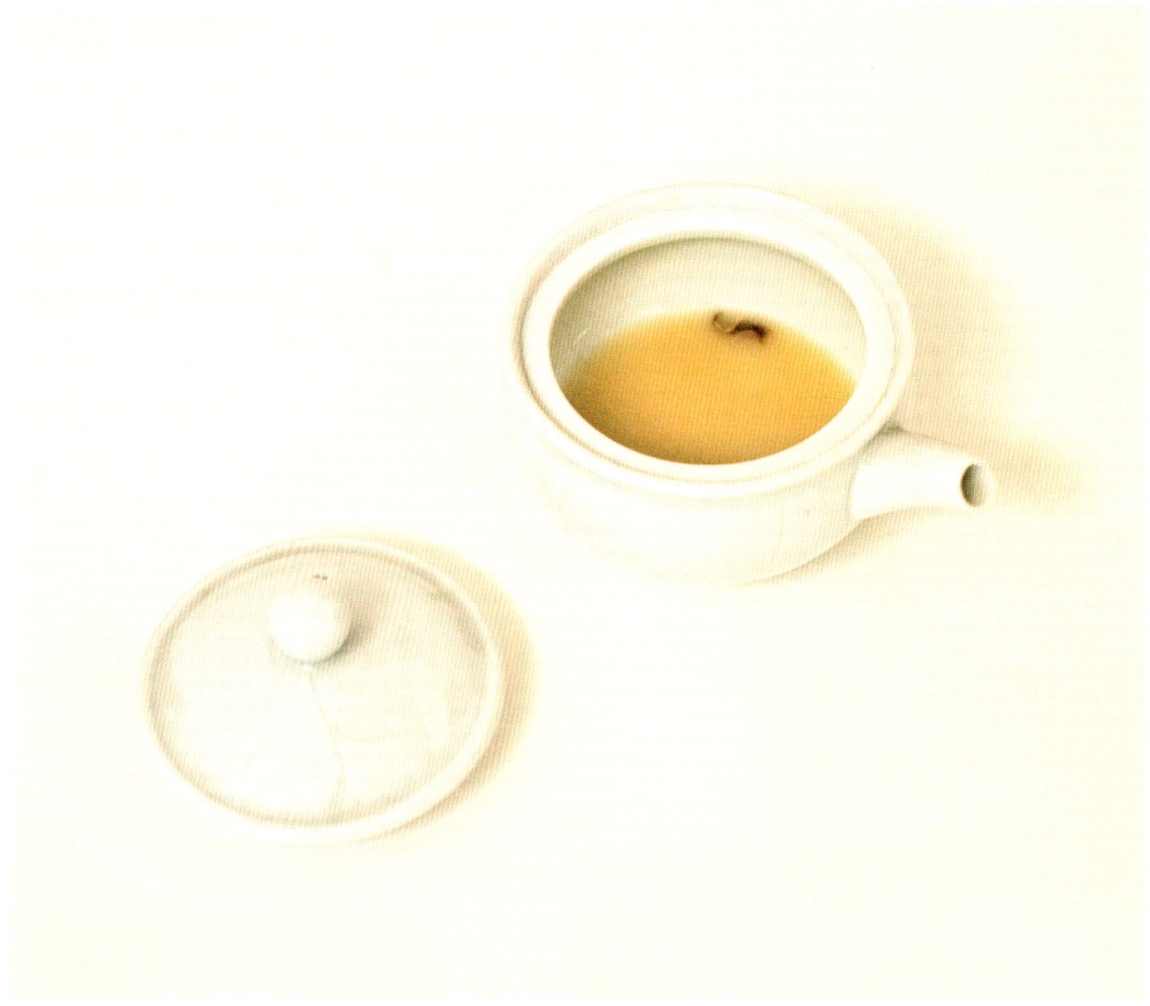

14 카렌듈라 연고

노란 빛깔의 카렌듈라오일은 카렌듈라 꽃을 해바라기오일 등의 다른 식물성 오일에 담가 추출하는 인퓨즈오일입니다. 상처회복, 피부재생력이 뛰어나서 연고 등에 특히 많이 사용되는 오일입니다.

✿ Recipe(30g)

- 호호바오일 8g
- 올리브오일 6g
- 해바라기오일 10g
- 비즈왁스 6g
- 비타민E 5dr
- 라벤더에센셜오일 2dr

✱ How to make

01 소독한 비커에 재료를 모두 계량하여 핫플레이트 위에서 가열한다.
02 비즈왁스가 녹으면 조금 식혔다가 에센셜오일을 넣고 섞어준다.
03 용기에 붓고 굳으면 사용한다.

● 3~6개월 아이를 위한 베이비마사지

아이는 생후 백일을 전후로 목을 가눌 수 있게 되고 팔과 다리에도 힘이 생깁니다. 손으로 뭔가를 잡고 입으로 가져가는 등 손과 눈의 협응력과 소근육 운동이 발달하는 시기입니다. 이 시기에 이유식을 시작하면서부터 소화기능이 떨어지는 아이의 경우 변비가 생기기도 합니다. 반사구가 집중되어 있는 손과 발을 마사지하면 뇌에 영향을 주어 두뇌 발달에 좋고 몸의 전반적인 기능을 강화시켜줍니다.

01

보통 손 마사지와 발 마사지는 3세 이후에 하는 것이 좋다고 하지만, 백일 이전의 신생아에게도 도움이 됩니다. 신생아 때는 손가락과 발가락을 오므리고 있어 완전히 펴기 어려운데 마사지를 해주면 수월해집니다. 손 마사지는 주로 누워 있는 아이에게 하기 쉽고 아이가 커서 활동이 많아지면 앉아서 하기도 합니다.

어떤 마사지를 할까요? 손가락을 쭈욱! (소근육 강화 마사지)

마사지오일 해바라기오일 20ml

어떻게 할까요?

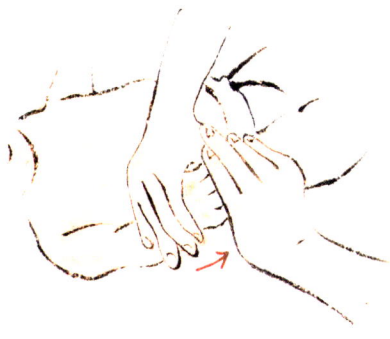

01 손가락 전체를 한 개씩 손목 쪽에서 바깥 방향으로 쓸어내려주세요.

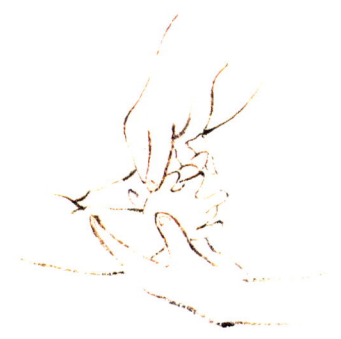

02 한 손으로 아이의 손목을 받쳐주고 반대 손으로 아이의 손가락의 관절을 둥글게 제자리에서 문질러주세요.

03 1, 2를 반복해주세요.

어디에 좋은가요?	소근육과 오감발달에 좋아요.
마사지 팁	손에는 위장, 대장, 간 등 대표적인 혈자리가 위치하고 있어요. 손가락의 지문이 있는 각 부위를 마사지하면 변비, 설사, 해열 등에 효과를 볼 수 있어요.
주의할 점이 있나요?	강제로 세게 잡아당기거나 반대로 꺾지 않도록 주의해야 해요. 잘못하다가 관절을 다칠 수도 있어요.

02

발은 인체의 축소판으로 눈, 귀, 생식기, 호흡기 등 발바닥의 모든 부위가 혈자리입니다. 많이 알려진 발반사요법은 발바닥의 혈자리를 이용한 지압법으로 아이들의 혈액순환을 돕고 면역력을 키워주며 감기, 변비 등의 증상 완화에도 도움이 됩니다.

어떤 마사지를 할까요?	발가락을 쭈욱! (오감발달 및 편안한 수면을 돕는 마사지)
마사지오일	살구씨오일 30ml+로즈 에센셜오일 1dr
어떻게 할까요?	

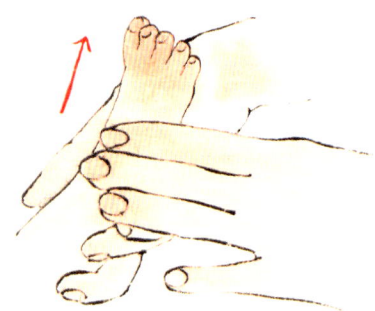

01 발가락 전체를 한 개씩 발목 쪽에서 바깥 방향으로 쓸어내려주세요.

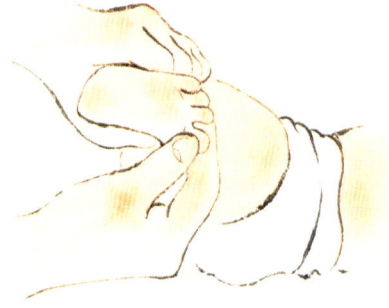

02 한 손으로 아이의 발목을 받쳐주고 반대 손으로 발가락의 지문면을 둥글게 제자리에서 문질러주세요.

03 1, 2를 반복해주세요.

어디에 좋은가요?	발의 혈액순환을 도와 몸의 피로를 풀어 깊고 편안한 수면을 돕고 성장발달에도 도움이 되요.
마사지 팁	발가락 사이에 낀 먼지 등을 제거하여 깨끗한 발을 만들고 간혹 관절의 이상을 발견할 수도 있어요.
주의할 점이 있나요?	강제로 세게 잡아당기거나 반대로 꺾지 않도록 주의해야 해요. 잘못하다가 관절을 다칠 수도 있어요.

03

등 마사지는 척추를 자극해 긴장된 근육을 풀어줍니다. 모든 신경이 모여 있는 등을 마사지하면 오장육부를 보호할 수 있고 내장기능도 높아집니다. 어깨에서 꼬리뼈까지 이어서 마사지하는 것이 좋습니다. 바닥에 엎드리는 것을 싫어하는 아이는 엄마의 무릎에 몸을 기대게 하고 마사지해도 됩니다.

어떤 마사지를 할까요?

슈슈슝 올라갔다 주무르고 내려오고!

마사지오일

호호바오일 20ml+해바라기오일 10ml+라벤더에센셜오일 1dr

어떻게 할까요?

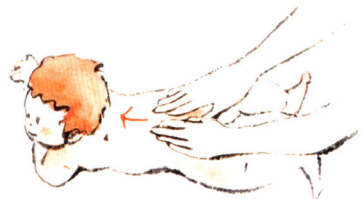

01 아이를 바닥에 엎드리게 하고 양손을 허리에서 어깨까지 부드럽게 쓸어 올려주세요.

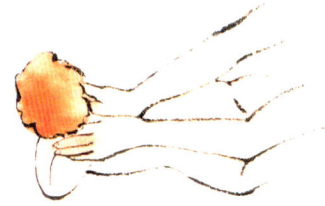

02 어깨를 살살 주물러주세요.

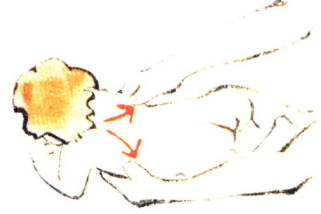

03 견갑골을 쓸어내려주세요

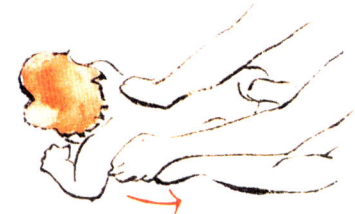

04 겨드랑이를 위에서 아래로 쓸어내려주세요.

05 1~4까지 반복하세요.

어디에 좋은가요?	근육을 부드럽게 풀고 안정감을 주어 바른자세를 가질수 있도록 돕고 잠투정이 심한 아이에게도 좋은 마사지예요.
마사지 팁	라벤더 에센셜오일은 유아에게 안전하게 사용할 수 있는 오일로 편안한 수면을 도와줘요.
주의할 점이 있나요?	아이가 엎드릴 때 반드시 기도를 확보해야 해요. 고개를 잘 못가누는 아이일 경우 겨드랑이 쪽에 수건을 길게 돌돌 말아 받쳐주세요.

● 전신 혈자리

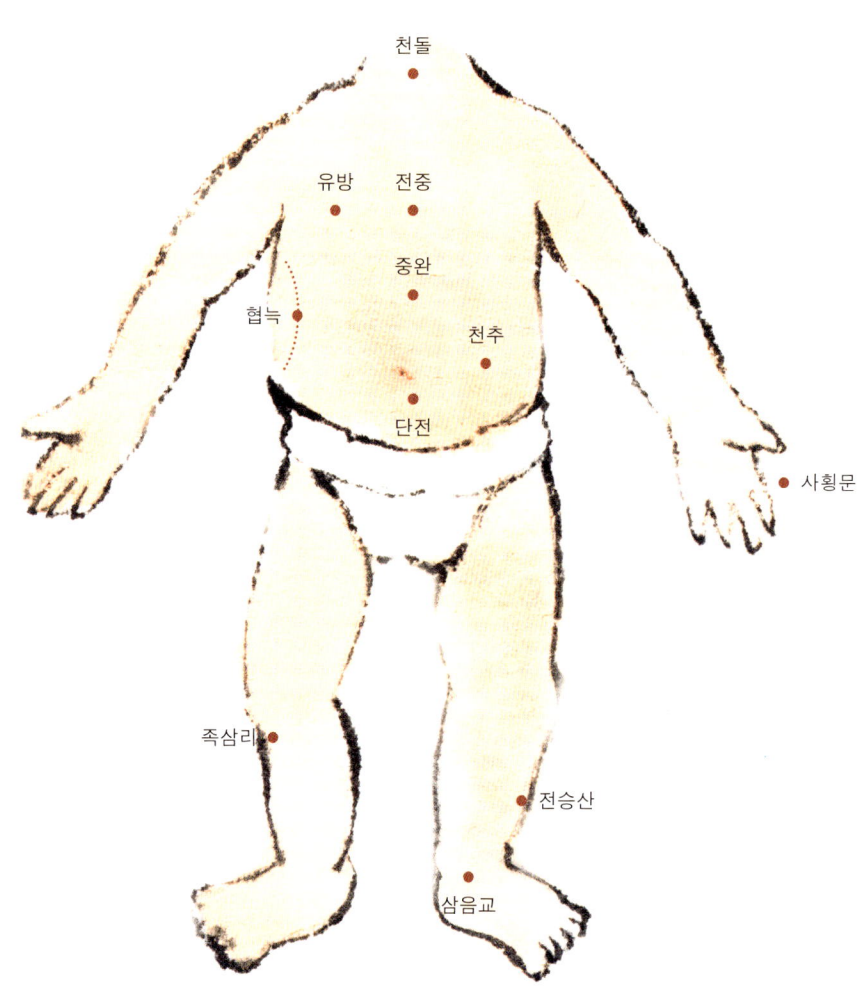

● 손 혈자리

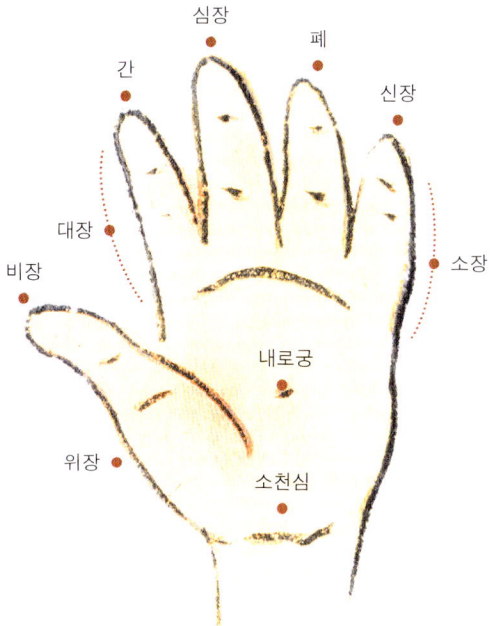

● 발 혈자리

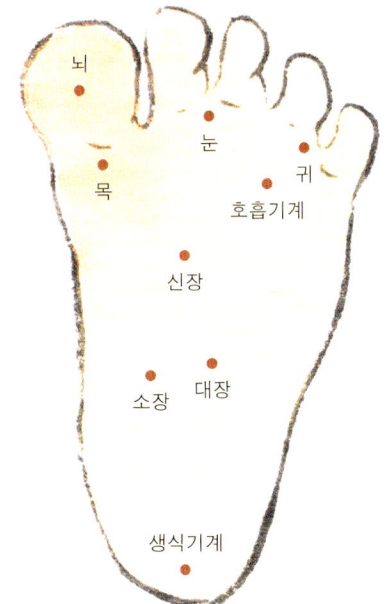

15　카카오 비누

카카오는 초콜릿의 원료인 유지로 건조한 피부에 좋은 재료입니다. 카카오를 넣으면 비누가 완성되었을 때 표면이 조밀하고 사용감이 좋아집니다. 만다린 향과 어우러진 상큼하고 부드러운 비누입니다.

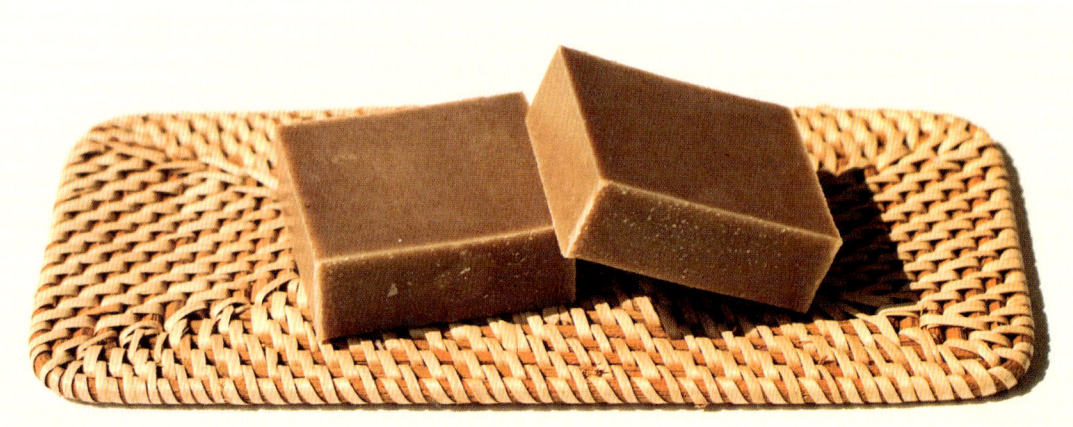

6-12개월을 위한 천연비누와 천연화장품

앉아 있거나 기어다니는 등 움직임이 많아지는 시기로 빠른 아이들은 걸음마를 연습하기도 합니다. 돌이 지나기 전의 아이들은 합성세제 대신 친환경적인 비누로 옷을 빨아주는 것이 피부 자극이 덜합니다. 아이가 목욕을 즐거워할 수 있게 바스붐이나 바디워시 등을 사용하는 것도 좋습니다.

✿ Recipe(1kg)

- 코코넛오일 170g
- 팜오일 180g
- 올리브오일 150g
- 스윗아몬드오일 120g
- 캐놀라오일 8g
- 윗점오일 5g
- 가성소다 107g
- 정제수 248g
- 카카오분말 6g
- 만다린에센셜오일 4g
- 라벤더에센셜오일 3g

✷ How to make

01 비커에 가성소다와 정제수를 각각 계량한다.
02 가성소다를 정제수에 부으면서 스푼으로 저어준다.
03 다른 비커에 오일을 계량하여 핫플레이트에서 가열한다.
04 2와 3의 온도를 50도에 맞춘다.
05 오일을 핸드블렌더로 2, 3회 섞어준다.
06 가성소다 녹인 물을 오일에 부으면서 핸드블렌더로 저어준다.
07 핫플레이트에서 내리고 주걱을 사용해 한 방향으로 저어준다.
08 크림처럼 트레이스가 나면 분말과 에센셜오일을 넣고 저어준다.
09 몰드에 붓고 따뜻하게 담요로 감싸 하루 정도 보온한다.
10 비누가 굳으면 꺼내 잘라서 6주 이상 건조시킨 후 사용한다.

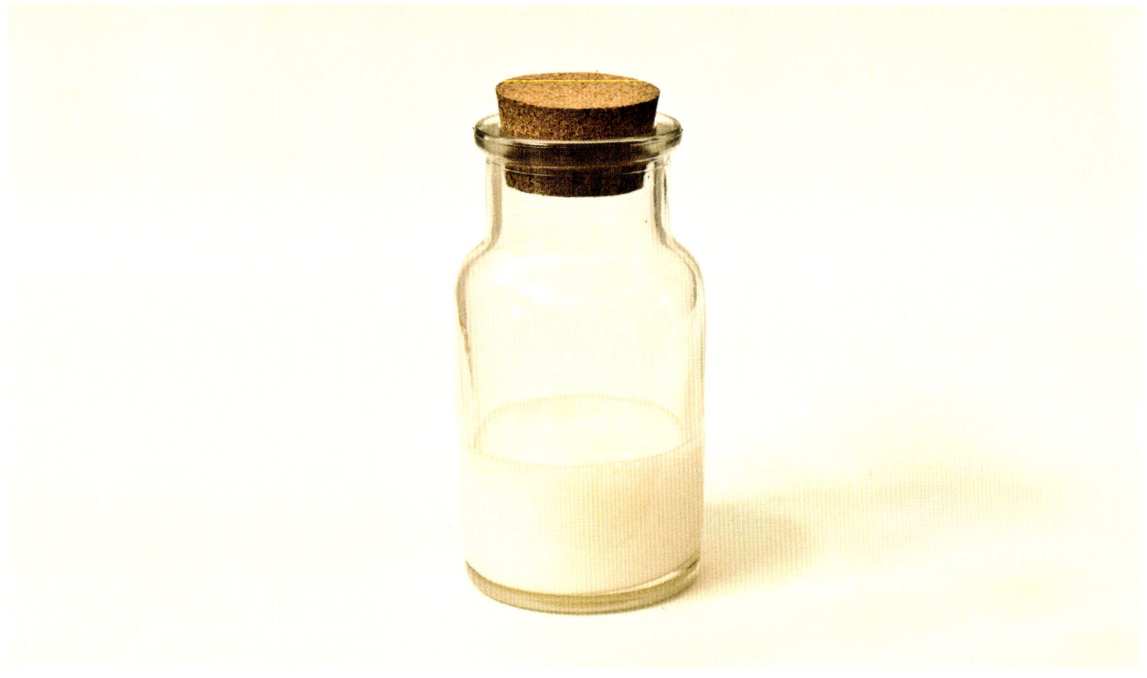

16 자음단 크림

진정, 보습효과가 있는 알로에로 만드는 알로에크림은 끈적이지 않아 여름철에 사용하기 좋습니다. 백합, 지황 등 약재에서 얻는 자음단추출물은 자외선으로부터 자극 받은 피부를 보호해줍니다.

✿ Recipe(50g)

- 정제수 30g
- 알로에모이스트 17g
- 베타글루칸 0.5g
- 마린콜라겐 1g
- 자음단추출물 10dr
- NP3방부제 1g
- 캐모마일로먼에센셜오일 2dr

✳ How to make

01 소독한 비커에 정제수와 알로에모이스트를 계량하여 주걱으로 섞어준다.
02 첨가물을 넣고 잘 섞어준다.
03 에센셜오일을 넣고 저어준 후 용기에 담아 사용한다.

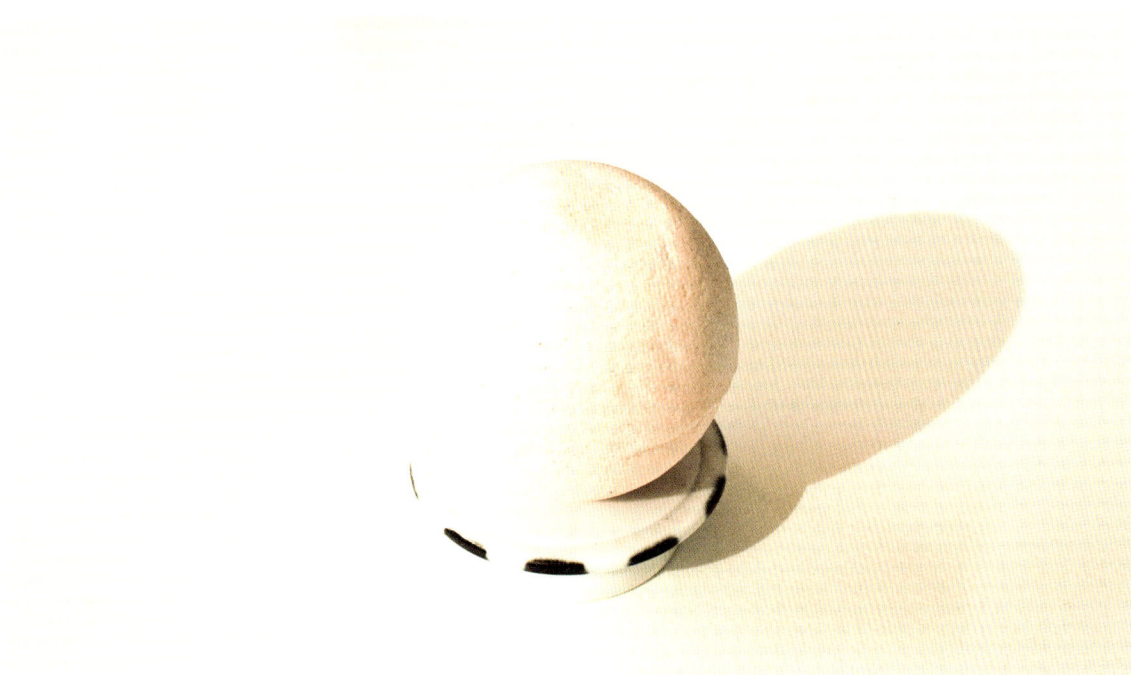

17 보글보글 바스붐

목욕할 때 욕조에 바스붐을 하나씩 넣어주면 보글보글 거품이 나서 아이들이 좋아합니다. 거품은 바스붐의 원료인 중조와 구연산이 물속에서 만나 이산화탄소가 발생하면서 나는 것입니다. 아이들이 사용해도 안전하며 연수기를 사용한 것처럼 피부를 맑고 유연하게 가꿔줍니다.

✿ Recipe(400g)

- 중조 200g
- 콘스탄치 100g
- 구연산 100g
- 글리세린 5g
- 유노하나분말 소량
- 정제수(또는 플로럴워터) 소량

* How to make

01 넓은 볼에 중조, 콘스탄치, 구연산을 계량하여 섞어준다.
02 유노하나와 글리세린을 넣고 잘 섞어준다.
03 정제수를 넣으면서 촉촉해질 정도로 점도를 맞춘다.
04 손에 뭉쳐질 정도가 되면 모양 용기에 반죽된 분말을 꾹꾹 눌러 담는다.
05 뒤집어서 살살 뺀다.
06 건조 후 랩으로 싸서 보관한다.

Tip*

바스붐 반죽은 손에 쥐었다 놨을 때 풀어지지 않을 정도로 너무 수분이 많거나 반대로 수분이 너무 적어도 반죽이 잘 되지 않습니다. 적당한 수분을 맞추는 것이 중요합니다. 모양틀은 바스붐용 반구틀을 사용해도 되고 플라스틱 용기 등을 재활용하여 만들어도 됩니다.

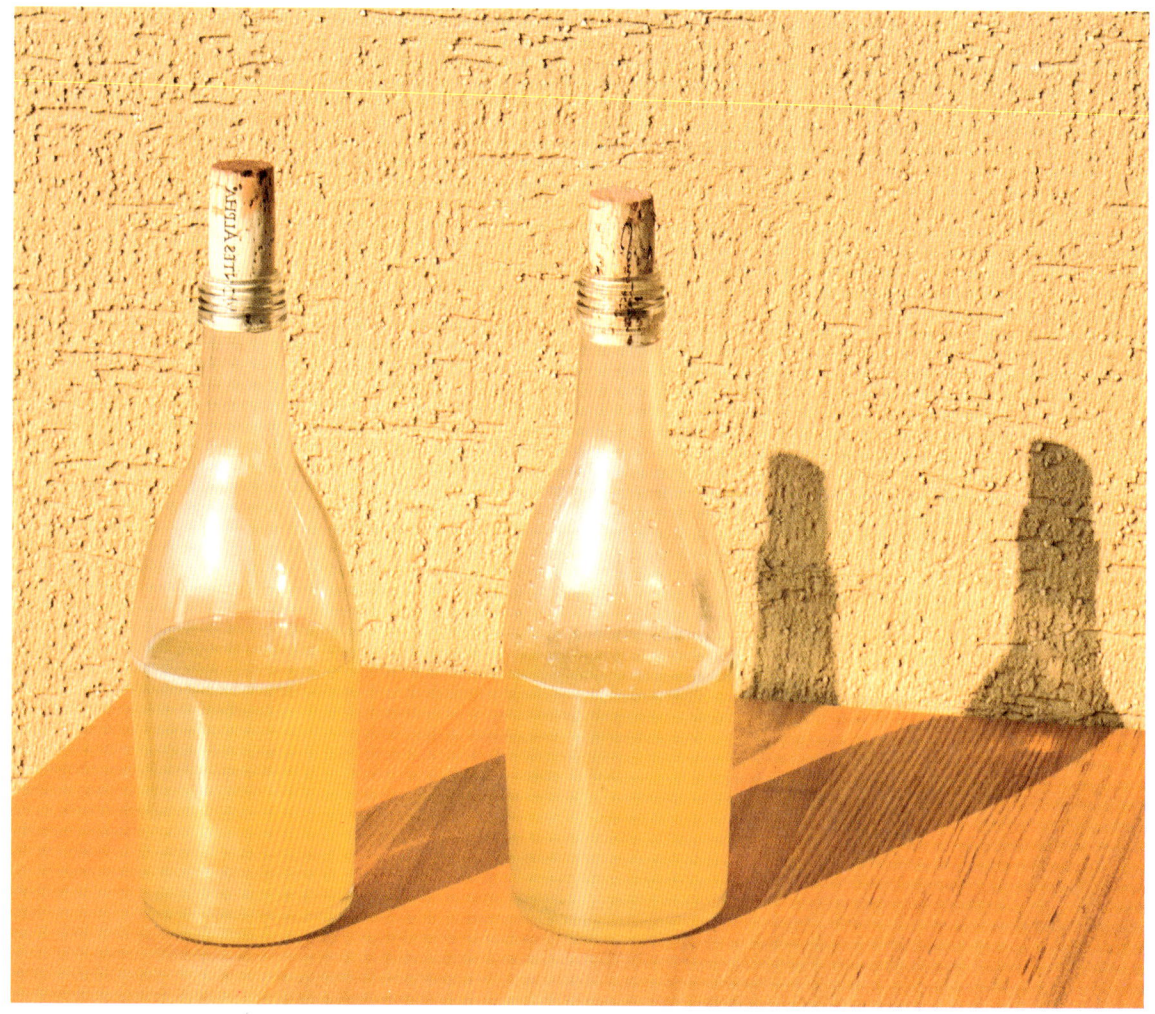

18 올리브 바디워시

올리브오일은 지중해연안에서 생산되는 올리브나무의 열매에서 얻는 오일로 감람유라고도 합니다. 자극이 없고 순하며 단백질, 미네랄, 필수지방산이 풍부하여 건조한 피부에 사용하면 좋습니다. 합성첨가물과 인공적인 향이 첨가된 바디워시는 프탈레이트와 같은 발암물질의 노출이나 피부자극을 유발할 수도 있습니다.

✼ Recipe(1kg)

- 코코넛오일 160g
- 피마자오일 80g
- 올리브오일 120g
- 스윗아몬드오일 140g
- 가성가리 118g
- 정제수 118g
- 설탕 50g
- 설탕 녹일 물 300g

✽ How to make

01 비커에 가성가리와 정제수를 각각 계량한다.
02 가성가리를 정제수에 부으면서 스푼으로 저어준다.
03 다른 비커에 오일을 계량하여 핫플레이트에서 가열한다.
04 2와 3의 온도를 70도에 맞춘다.
05 오일의 온도가 70도가 되면 핸드블렌더로 2, 3회 섞어준다.
06 가성가리 녹인 물을 오일에 부으면서 핸드블렌더로 저어준다.
07 핫플레이트 위에서 온도를 유지하며 계속해서 저어주면 과트레이스가 나면서 덩어리진다.
08 덩어리진 비누액이 몽글몽글 풀어졌다 다시 걸쭉해졌다를 반복한다.
09 밑에서부터 끓어오르면서 점점 부풀어 오른다.
10 비누액이 갈색으로 변하고 끈적끈적하게 점성이 생기면서 반응을 멈춘다.
11 다른 비커에 설탕과 정제수를 계량하고 80도로 가열하여 준비해둔다.
12 비누액을 핫플레이트에서 내려 설탕 녹인 물을 붓는다.
13 주걱 등을 이용해 물이 없어질 때까지 페이스트와 섞는다.
14 유리병 등에 넣어두고 2주 동안 보관한다.
15 정제수와 1:1로 희석한 다음 원하는 첨가물과 에센셜오일을 총량의 1% 내외로 넣고 사용한다.

*희석 후 첨가물(250g 희석 시)

- 페이스트 125g
- 정제수 125g
- ROE(로즈마리오일추출물) 1g
- 글리세린 1g
- 녹차추출물 1g
- 오렌지스윗에센셜오일 1g

Tip*
페이스트를 희석할 때 정제수와 페이스트의 비율을 1:1로 하는 것이 가장 무난하며 원하는 점도에 따라 비율을 조정할 수 있습니다. 잰탄검 등의 점도제를 첨가하면 점성이 올라가 사용하기는 편리해지지만 두피를 자극해 가려움증을 유발할 수 있습니다. 페이스트를 정제수와 섞은 후 가열하지 않아도 그대로 놓아두면 액상 상태가 됩니다. 물론 온도에 따라 녹는 데 걸리는 시간은 달라집니다.

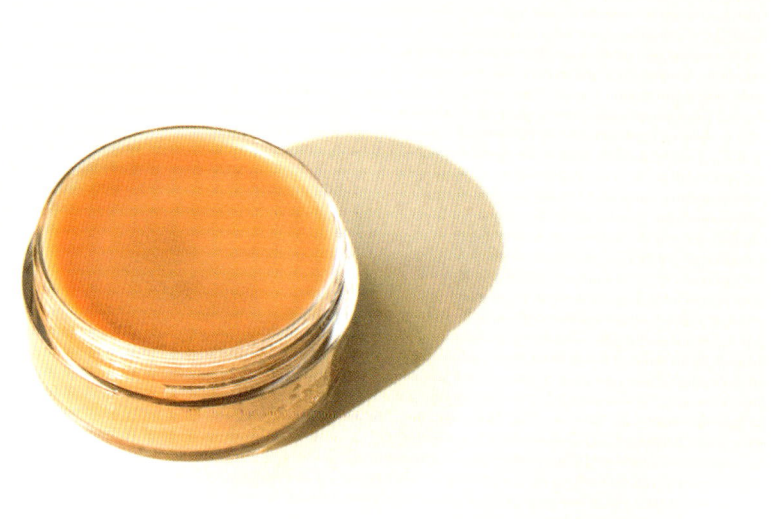

19 캐모마일저먼 밤

허약자와 노인, 어린이에게 적합한 캐모마일저먼은 캐모마일로먼과 함께 자주 애용되는 에센셜오일입니다. 캐모마일에 들어 있는 카마줄렌성분은 항염기능이 탁월하여 짓무르거나 염증이 있는 피부 개선에 좋습니다. 너무 따뜻하게 보관하면 물러지므로 서늘한 곳에 두고 사용합니다.

✿ Recipe(30g)

- 한약재온침오일 24g
- 비즈왁스 6g
- 캐모마일저먼에센셜오일 3dr
- 라벤더에센셜오일 2dr

✱ How to make

01 소독한 비커에 재료를 모두 계량하여 핫플레이트 위에서 가열한다.
02 비즈왁스가 녹으면 조금 식혔다가 에센셜오일을 넣고 섞어준다.

Tip*
한약재온침오일은 자초, 황금, 감초, 국화, 연교 등 아토피나 악건성피부, 염증성 피부질환에 좋은 약재를 햄프시드, 동백, 올리브오일 등에 12시간 온침한 오일로 염증을 완화하고 가려움을 진정시키는 데 도움을 줍니다.

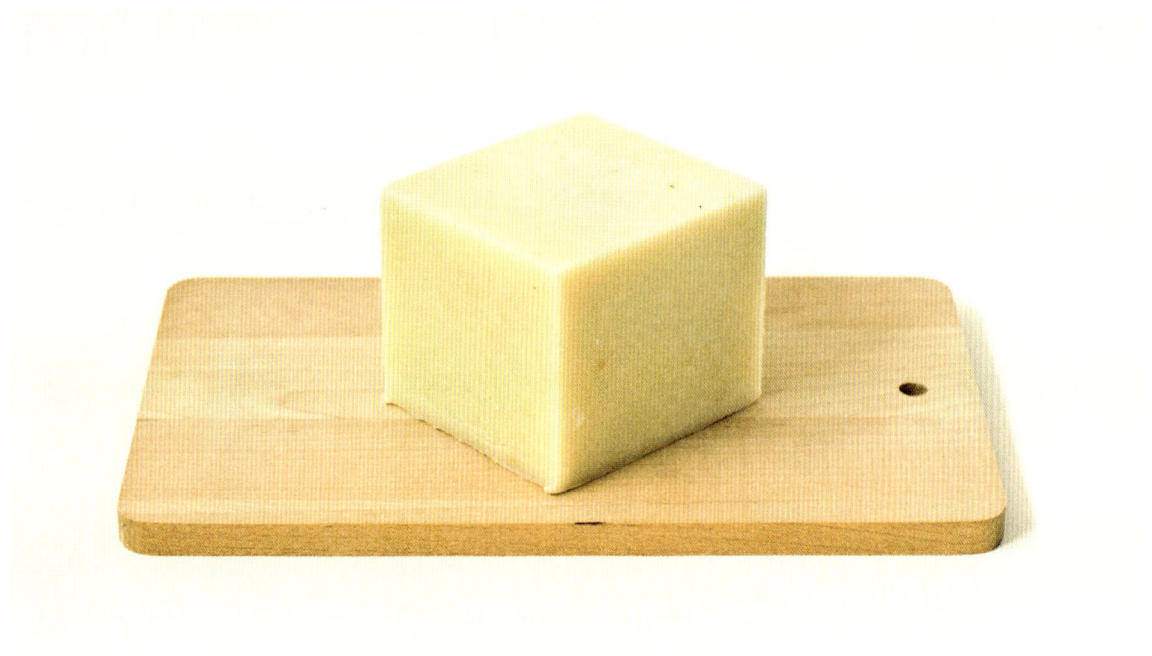

20 빨래 비누

아이의 속옷이나 수건 등을 세탁할 때 사용하는 빨래비누로 거품이 풍성하게 나며 콩오일이 손을 보호해주는 역할을 합니다. 자극이 없고 순한 식물성 오일로 만들었지만 맨손으로 사용하는 것은 권하지 않습니다. 큼지막하게 잘라놓고 사용하면 편리합니다.

✿ Recipe(1kg)

- 코코넛오일 200g
- 팜오일 150g
- 콩오일 400g
- 가성소다 114g
- 정제수 248g(33%)

✷ How to make

01 비커에 가성소다와 정제수를 각각 계량한다.
02 가성소다를 정제수에 부으면서 스푼으로 저어준다.
03 다른 비커에 오일을 계량하여 핫플레이트에서 가열한다.
04 2와 3의 온도를 50도에 맞춘다.
05 오일을 핸드블렌더로 2, 3회 섞어준다.
06 가성소다 녹인 물을 오일에 부으면서 핸드블렌더로 저어준다.
07 핫플레이트에서 내리고 주걱을 사용해 한 방향으로 저어준다.
08 크림처럼 트레이스가 나면 몰드에 붓고 따뜻하게 담요로 감싸 하루 정도 보온한다.
09 비누가 굳으면 꺼내 잘라서 6주 이상 건조시킨 후 사용한다.

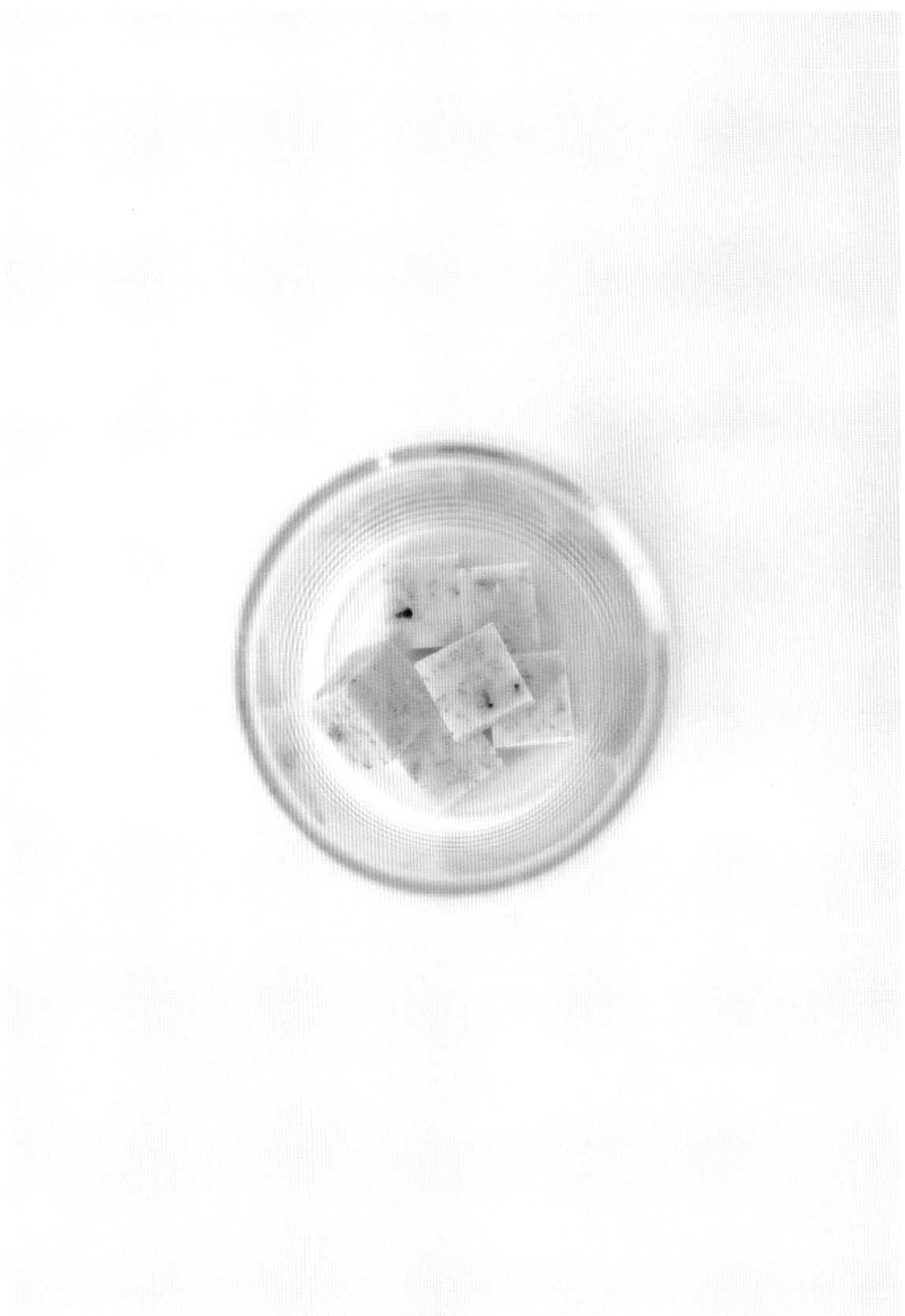

21 허브 비누

캐모마일허브의 향과 로즈향이 어울려 고급스러운 비누입니다. 한방에서 행인(杏仁)이라고 부르는 살구씨오일은 스윗아몬드오일과 거의 비슷한 성분으로 토코페롤을 함유하여 민감한 피부에도 사용할 수 있으며 매우 가벼운 오일입니다.

✣ Recipe(1kg)

- 코코넛오일 200g
- 팜오일 190g
- 녹차씨오일 160g
- 살구씨오일 150g
- 호호바오일 50g
- 가성소다 106g
- 정제수 248g
- 로즈에센셜오일 6g
- 캐모마일허브 소량

✳ How to make

01 비커에 가성소다와 정제수를 각각 계량한다.
02 가성소다를 정제수에 부으면서 스푼으로 저어준다.
03 다른 비커에 오일을 계량하여 핫플레이트에서 가열한다.
04 2와 3의 온도를 50도에 맞춘다.
05 오일을 핸드블렌더로 2, 3회 섞어준다.
06 가성소다 녹인 물을 오일에 부으면서 핸드블렌더로 저어준다.
07 핫플레이트에서 내리고 주걱을 사용해 한 방향으로 저어준다.
08 크림처럼 트레이스가 나면 에센셜오일과 캐모마일허브를 넣고 저어준다.
09 몰드에 붓고 따뜻하게 담요로 감싸 하루 정도 보온한다.
10 비누가 굳으면 꺼내 잘라서 6주 이상 건조시킨 후 사용한다.

Tip*

비누에 허브를 넣는 경우 생으로 된 것보다는 말려서 건조시킨 것을 주로 사용합니다. 캐모마일과 같은 꽃을 넣을 때도 통째로 넣지 말고 손바닥으로 비벼서 곱게 갈린 분말 상태로 넣어야 비누를 사용할 때 불편하지 않습니다.

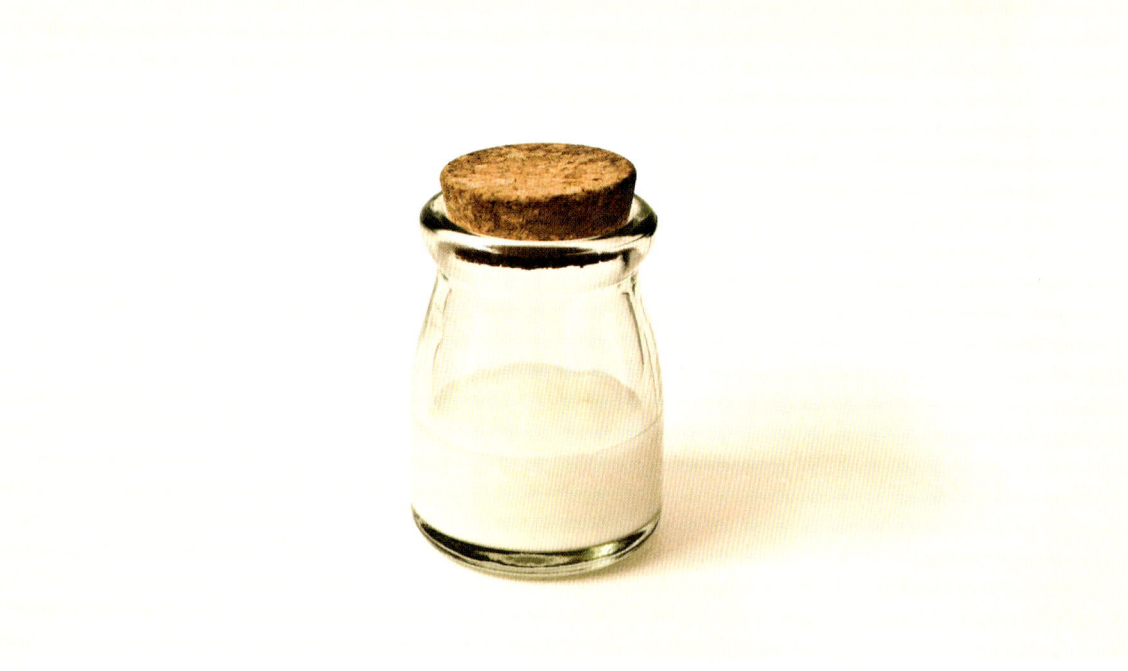

22 네롤리 로션

네롤리는 높이가 10m에 이르는 상록수인 오렌지나무에서 피는 흰색의 꽃으로 향기가 많이 나며 신부의 부케로도 유명합니다. 네롤리오일은 라벤더, 캐모마일과 함께 안전한 에센셜오일의 하나로 메마르고 민감한 피부에 제격입니다.

✿ Recipe(100g)

- 정제수 80g
- 호호바오일 4g
- 올리브오일 3g
- 달맞이꽃오일 2g
- 햄프시드버터 3g
- 올리브유화왁스 4g
- 비타민E 1g
- 네추럴베타인 1g
- 천연한방방부제 2g
- 네롤리에센셜오일 2dr

✽ How to make

01 소독한 비커에 정제수를 계량하여 핫플레이트 위에서 가열한다.
02 다른 비커에 오일과 올리브유화왁스, 비타민E를 계량하여 가열한다.
03 1과 2의 온도를 70도에 맞춘다.
04 2를 1에 부으면서 주걱으로 저어준다.
05 화장품용 핸드블렌더나 주걱을 이용해 한 방향으로 저어준다.
06 크림처럼 걸쭉해지면 나머지 첨가물과 에센셜오일을 넣고 섞어준다.
07 용기에 담아 사용한다.

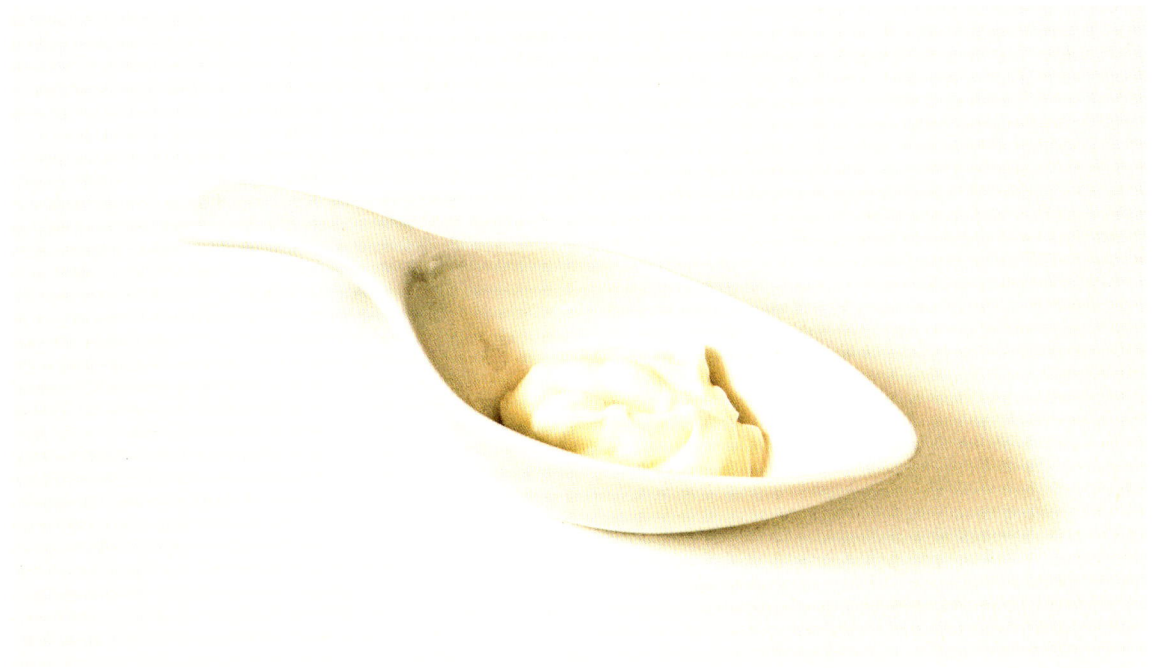

23 코엔자임 크림

코엔자임은 단백질 효소의 하나로 활성산소를 억제하여 노화를 방지하고 피부 탄력을 유지시키는 원료로 사용됩니다. 크림 등에 사용했을 때 제형을 부드럽게 하며 발림성과 흡수성이 좋아 건조한 피부의 아이에게 사용하기 적당합니다.

✿ Recipe(50g)

- 정제수 37g
- 호호바오일 3g
- 로즈힙오일 2g
- 살구씨오일 2g
- 포도씨오일 1g
- 올리브유화왁스 2.5g
- 비타민E 0.5g
- 세라마이드 0.5g
- 코엔자임큐텐 1g
- 천연한방방부제 1g
- 로즈에센셜오일 1dr

✶ How to make

01 소독한 비커에 정제수를 계량하여 핫플레이트 위에서 가열한다.
02 다른 비커에 오일과 올리브유화왁스, 비타민E, 코엔자임큐텐을 계량하여 가열한다.
03 1과 2의 온도를 70도에 맞춘다.
04 2를 1에 부으면서 주걱으로 저어준다.
05 화장품용 핸드블렌더나 주걱을 이용해 한 방향으로 저어준다.
06 크림처럼 걸쭉해지면 나머지 첨가물과 에센셜오일을 넣고 섞어준다.
07 용기에 담아 사용한다.

Tip*
대부분이 수용성인 화장품 첨가물과 달리 코엔자임큐텐은 지용성 첨가물이기 때문에 비타민E처럼 오일, 유화제와 함께 계량하여 녹여주어야 합니다.

● 6~12개월 아이를 위한 베이비마사지

6개월이 지나면 아이들은 기어 다니고, 앉고, 잡고, 일어서는 연습을 하며 활동량이 많아집니다. 이유식이 자리를 잡으면서 음식을 가리기도 하고 소화기계통에 문제가 생깁니다.
배(복부)마사지는 대장과 소장을 자극해 변비나 설사에 도움이 되고 소화기를 튼튼하게 해줍니다. 배 마사지는 가슴 아래에서부터 생식기의 바로 윗부분까지 마사지하고 주로 소화기와 관련되어 있습니다. 소장을 자극하는 마사지와 대장을 자극하는 마사지가 있습니다. 두 가지를 병행해도 좋습니다.

01
소장을 자극하여 소장의 기능을 강화시키는 마사지입니다.

어떤 마사지를 할까요? 빙글빙글 뱅글뱅글 (튼튼한 소장을 위한 마사지)

마사지오일 스윗아몬드오일 20ml

어떻게 할까요?

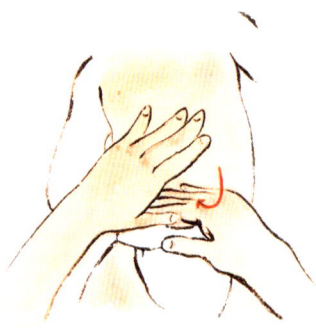

01 손바닥을 이용해 위에서 아래로 쓸어주세요.
02 새끼손가락 바깥쪽을 이용해 물레방아를 돌리는 것처럼 번갈아 쓸어주세요.
03 1, 2를 반복하세요.

어디에 좋은가요? 소화기관을 자극하여 가스배출을 돕고 소장기능을 원활하게 하여 소화기능의 강화에도 좋습니다.

마사지 팁 배꼽 주위의 단전이라는 곳을 문질러주면 신장기능을 강화해 오줌싸개 아이에게 좋아요.

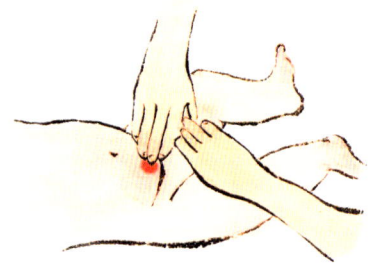

주의할 점이 있나요? 새끼손가락 바깥쪽을 이용해서 마사지하면 힘이 들어가게 되므로 영아일 경우는 손바닥만 이용해요.

02

대장을 자극하여 대장의 기능을 강화시키는 마사지입니다.

어떤 마사지를 할까요? 달달 무슨 달 (튼튼한 대장을 위한 마사지)

마사지오일 호호바오일 20ml

어떻게 할까요?

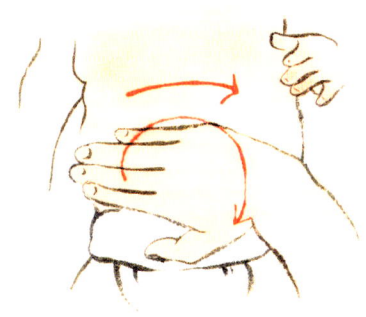

01 오른손을 비스듬히 하여 손바닥으로 배꼽 주위로 큰 원을 그려주세요.

02 왼손은 배꼽 위 아이의 오른쪽 배에서 왼쪽 배까지 가로로 문질러주세요.

03 1과 2를 번갈아가며 마사지해주세요.

어디에 좋은가요? 대장의 기능을 원활하게 해줘요.

마사지 팁 아이의 변이 차 있는 곳을 대장의 방향대로 마사지하기 때문에 배변에 도움을 줘요.

주의할 점이 있나요? 아이가 움직일 경우에는 한손으로 팔을 잡고 나머지 한 손으로만 마사지하거나
뒤에서 아이를 끌어안고 마사지를 해요.
한 손이나 두 손 모두를 쓸 수 있는 마사지예요.

24 시어버터 비누

시어버터는 여름철보다는 가을, 겨울철에 즐겨 사용하는 재료로 건조하고 갈라진 피부에 보호막을 형성하여 촉촉하고 유연하게 가꿔줍니다. 시어버터가 함유된 비누는 거품이 풍성하고 부드러워 아이들이 사용하기에 좋습니다.

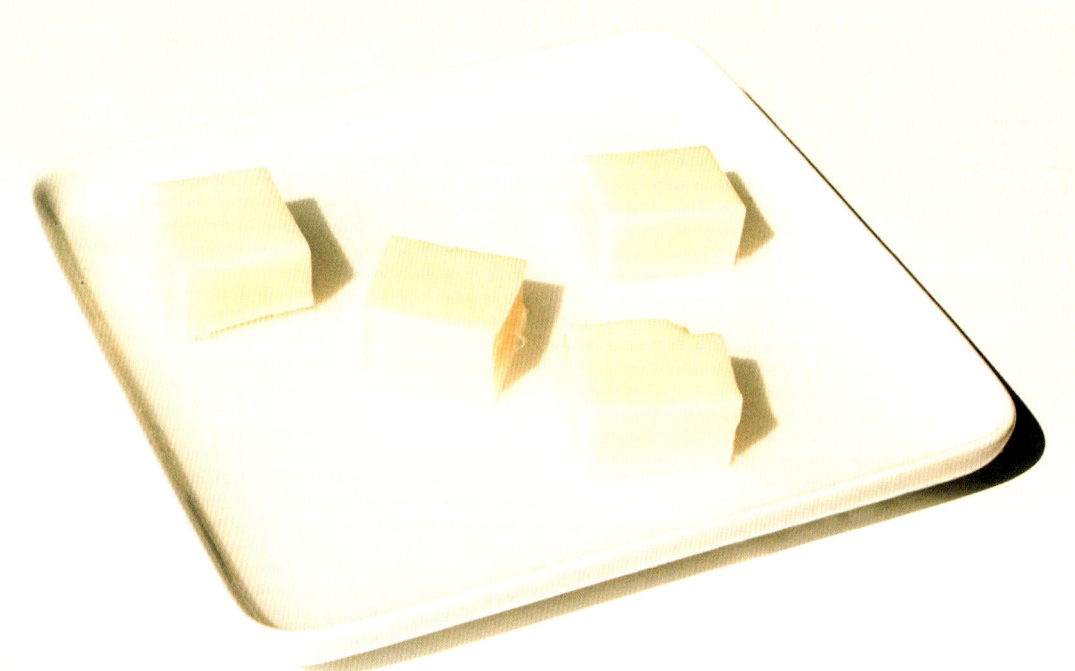

12-24 개월을 위한 천연비누와 천연화장품

활동량이 많아진 아이들은 땀을 많이 흘리고 상처가 나는 일도 많아지므로 한층 더 신경을 써야 합니다. 좀 더 다양한 비누를 사용해보고 아로마나 허브를 이용해 효과를 볼 수도 있습니다. 차가운 계절 입술이 트거나 심하게 갈라지는 것을 예방하는 립밤에 아이들이 좋아하는 향을 첨가해 다양하게 활용해보는 것도 좋습니다.

✿ Recipe(1kg)

- 코코넛오일 170g
- 팜오일 150g
- 올리브오일 100g
- 시어버터 100g
- 캐놀라오일 120g
- 포도씨오일 60g
- 호호바오일 50g
- 가성소다 102g
- 정제수 248g
- 라벤더에센셜오일 5g
- 오렌지스윗에센셜오일 3g

✵ How to make

01 비커에 가성소다와 정제수를 각각 계량한다.
02 가성소다를 정제수에 부으면서 스푼으로 저어준다.
03 다른 비커에 오일을 계량하여 핫플레이트에서 가열한다.
04 2와 3의 온도를 50도에 맞춘다.
05 오일을 핸드블렌더로 2, 3회 섞어준다.
06 가성소다 녹인 물을 오일에 부으면서 핸드블렌더로 저어준다.
07 핫플레이트에서 내리고 주걱을 사용해 한 방향으로 저어준다.
08 크림처럼 트레이스가 나면 에센셜오일을 넣고 저어준다.
09 몰드에 붓고 따뜻하게 담요로 감싸 하루 정도 보온한다.
10 비누가 굳으면 꺼내 잘라서 6주 이상 건조시킨 후 사용한다.

Tip*

숙성비누는 만드는 것만큼이나 보온도 중요합니다. 평소에 주고받는 선물 포장 상자를 버리지 말고 보관해두고, 김이나 약병 등에 들어 있는 습기제거용 실리카겔을 잘 모아두면 한여름이나 장마철에 유용하게 사용할 수 있습니다.

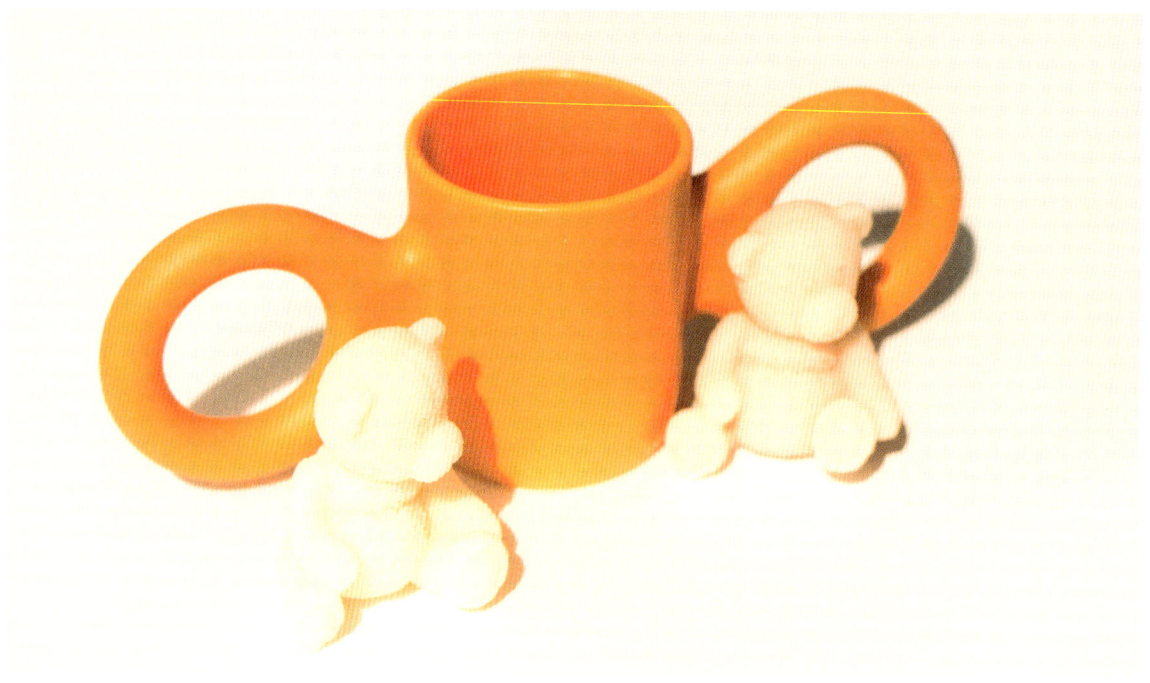

25 베어 솝

아이들이 좋아하는 곰돌이비누는 곰돌이 모양 틀에 비누베이스를 부어 만듭니다. 딸기, 시금치, 호박 등 고운 빛깔을 내는 천연분말을 이용하여 씻을 때마다 아이들이 즐거워합니다. 새로운 몰드를 만드는 작업은 비누 만들기에 호기심을 불러일으킬 수 있습니다.

✼ Recipe(70g)

- 솝베이스 70g
- 글리세린 소량
- 비타민E 3dr
- 딸기분말 소량
- 라벤더에센셜오일 2dr
- 로즈마리에센셜오일 1dr

✳ How to make

01 비커에 글리세린과 분말을 넣고 갠다.
02 다른 비커에 솝베이스를 잘게 썰어 핫플레이트 위에서 가열하며 녹인다.
03 베이스가 녹으면 1에 적당량을 붓고 저어준다.
04 에센셜오일을 넣고 다시 섞어준다.
05 원하는 틀에 붓고 에탄올을 뿌려 기포를 없앤다.
06 굳으면 틀에서 빼서 랩이나 비닐 등에 싸서 보관한다.

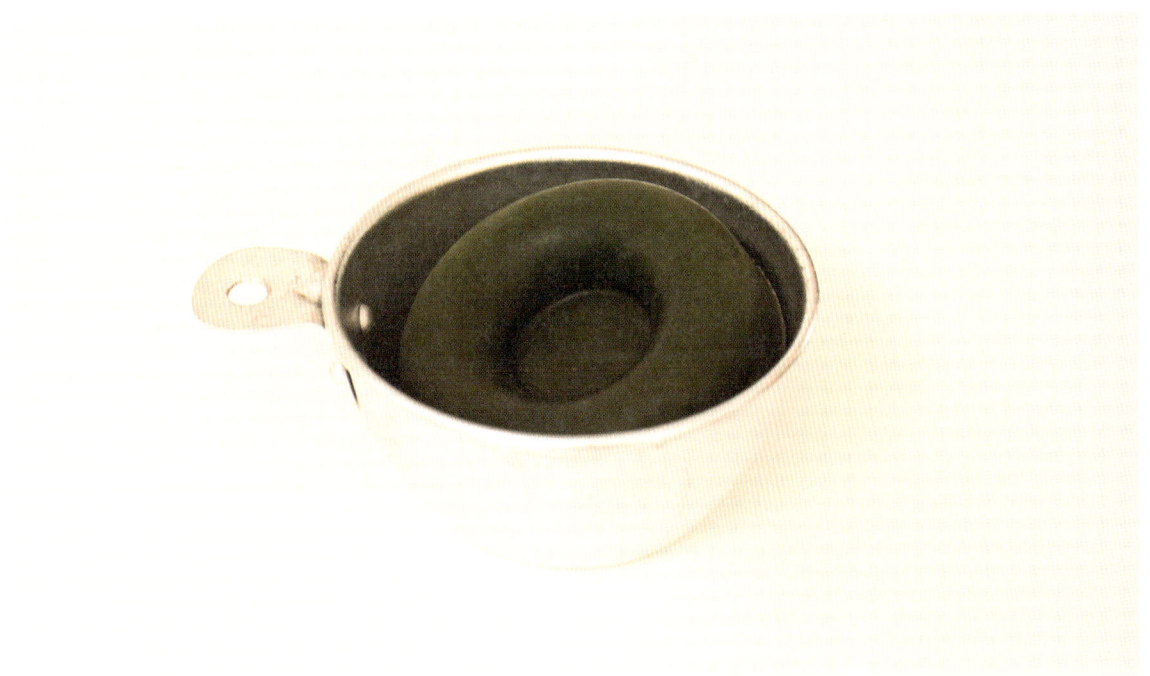

26 클로렐라 비누

링 모양의 틀을 이용해 만든 비누로 여러 가지 분말로 다양한 색을 낸 후 쌓아놓으면 보기만 해도 즐거워집니다. 모양과 색이 예뻐서 아이들이 좋아하고 선물용으로도 좋습니다. 비누에 사용할 수 있는 분말의 종류는 다양한데, 과일이나 야채 등을 직접 이용해도 되지만 산패가 빨라질 수 있다는 점을 고려해야 합니다.

✣ Recipe(60g)

- 솝베이스 60g
- 글리세린 소량
- 클로렐라분말 소량
- 라벤더에센셜오일 2dr
- 페퍼민트에센셜오일 2dr

✳ How to make

01 비커에 글리세린과 분말을 넣고 갠다.
02 다른 비커에 솝베이스를 잘게 썰어 핫플레이트 위에서 가열하며 녹인다.
03 베이스가 녹으면 1에 적당량을 붓고 저어준다.
04 에센셜오일을 넣고 다시 섞어준다.
05 원하는 틀에 붓고 에탄올을 뿌려 기포를 없앤다.
06 굳으면 틀에서 빼서 랩이나 비닐 등에 싸서 보관한다.

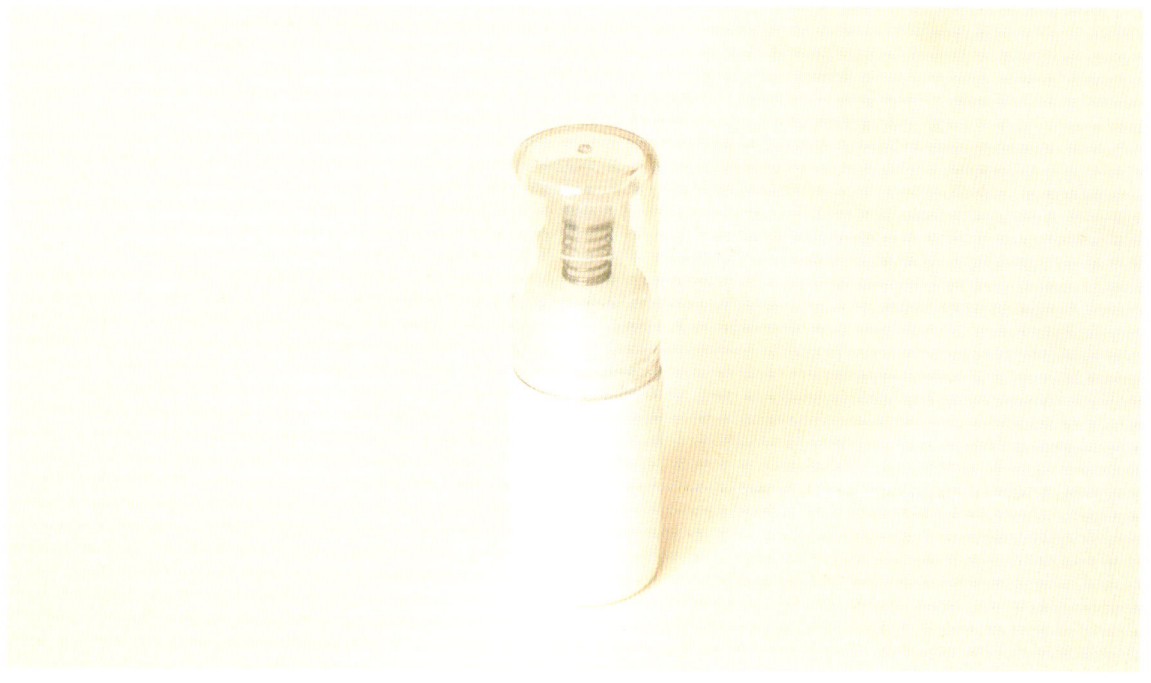

27 보습 미스트

안개라는 뜻을 가진 미스트는 휴대용으로 간편하게 가지고 다니며 사용할 수 있는 보습용 스프레이입니다. 얼굴이 건조하고 푸석하게 느껴질 때 15~20cm 정도 떨어진 거리에서 2, 3회 정도 뿌려주면 금방 촉촉해집니다. 은은한 로즈향이 배어나오는 가벼운 타입의 미스트라서 엄마도 함께 사용할 수 있습니다.

✿ Recipe(100g)

- 정제수 96g
- 올리브리퀴드 6dr
- 네추럴베타인 1g
- 로즈마리추출물 5dr
- 천연한방방부제 2g
- 네롤리에센셜오일 3dr

✱ How to make

01 소독한 비커에 에센셜오일과 올리브리퀴드를 계량하여 주걱으로 섞어준다.
02 정제수를 붓고 섞어준다.
03 첨가물을 넣고 섞은 후 용기에 담아 사용한다.

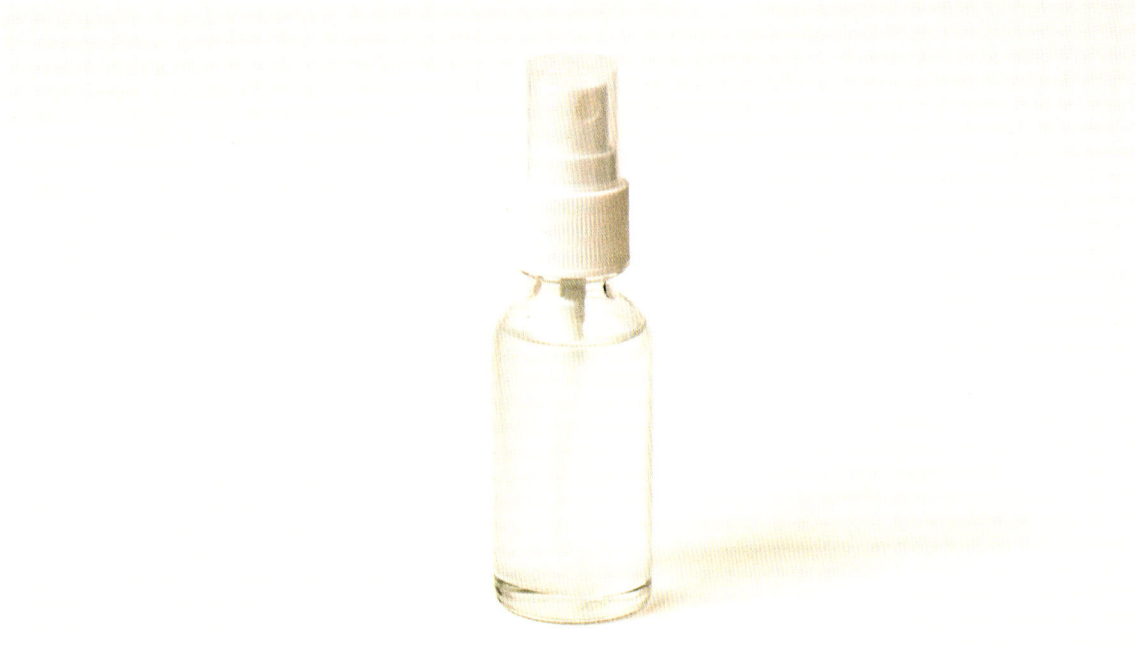

28

항균 스프레이

아이가 사용하는 방이나 장난감, 가구 등에 뿌려주면 좋은 항균스프레이입니다. 오스트레일리아가 원산지인 티트리오일은 박테리아나 바이러스성 균의 활동을 억제시켜 치약, 비누, 탈취제, 살균제에 많이 사용됩니다.

✤ Recipe (50g)

- 정제수 30g
- 무수에탄올 20g
- 티트리항균제 1g
- 티트리에센셜오일 5dr

✳ How to make

01 소독한 비커에 에탄올과 에센셜오일을 계량하여 섞어준다.
02 1을 정제수를 계량하여 섞어준다.
03 티트리항균제를 넣고 섞어준다.
04 스프레이 용기에 담아 사용한다.

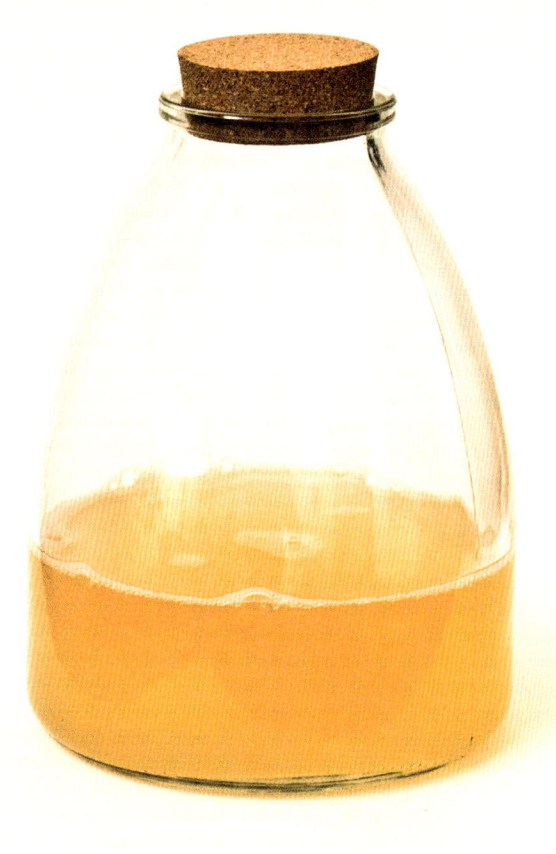

29 카렌듈라 바스워시

사포닌성분이 함유되어 항균, 항바이러스 효과가 있는 카렌듈라를 인퓨즈한 올리브오일과 올레인산이 함유되어 있는 동백오일로 만드는 바스워시입니다. 페이스트를 희석할 때 정제수 대신 허브 우려낸 물을 사용해도 됩니다.

✿ Recipe(1kg)

- 코코넛오일 130g
- 올리브오일(카렌듈라인퓨즈) 140g
- 피마자오일 100g
- 동백오일 100g
- 윗점오일 30g
- 가성가리 115g
- 정제수(가성가리와 동량) 115g
- 설탕 50g
- 설탕 녹일 물 300g

*희석 후 첨가물(250g 희석 시)

- 페이스트 125g
- 정제수 125g
- ROE(로즈마리오일추출물) 1g
- 녹차추출물 1g
- 라벤더에센셜오일 1g

✱ How to make

01 비커에 가성가리와 정제수를 각각 계량한다.
02 가성가리를 정제수에 부으면서 스푼으로 저어준다.
03 다른 비커에 오일을 계량하여 핫플레이트에서 가열한다.
04 2와 3의 온도를 70도에 맞춘다.
05 오일의 온도가 70도가 되면 핸드블렌더로 2, 3회 섞어준다.
06 가성가리 녹인 물을 오일에 부으면서 핸드블렌더로 저어준다.
07 핫플레이트 위에서 온도를 유지하며 계속해서 저어주면 과트레이스가 나면서 덩어리진다.
08 덩어리진 비누액이 몽글몽글 풀어졌다 다시 걸쭉해졌다를 반복한다.
09 밑에서부터 끓어오르면서 점점 부풀어 오른다.
10 비누액이 갈색으로 변하고 끈적끈적하게 점성이 생기면서 반응을 멈춘다.
11 다른 비커에 설탕과 정제수를 계량하고 80도로 가열하여 준비해둔다.
12 비누액을 핫플레이트에서 내려 설탕 녹인 물을 붓는다.
13 주걱 등을 이용해 물이 없어질 때까지 페이스트와 섞는다.
14 유리병 등에 넣어두고 2주 동안 보관한다.
15 정제수와 1:1로 희석한 다음 원하는 첨가물과 에센셜오일을 총량의 1% 내외로 넣고 사용한다.

Tip*

물비누를 만들 때 설탕을 사용하는 이유는 설탕이 세정력과 점도, 투명도에 영향을 주기 때문입니다. 페이스트 상태에서 설탕을 첨가하지 않아도 무방하며 흑설탕 등을 사용해도 됩니다. 희석한 물비누는 2~3개월 안에 사용하는 것이 좋습니다. 페이스트 상태로는 6개월~1년까지 보관할 수 있지만, 일단 희석하게 되면 유효기간이 짧아집니다. 오래 두었을 경우 이물질이 생기고 향이 변질되는 등 산패해버립니다.

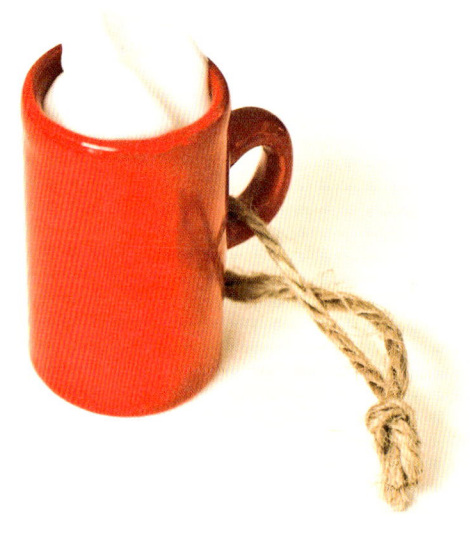

30 마카다미아 크림

건조하고 탄력 없는 피부에 좋은 마카다미아오일은 피지성분이기도 한 팔미트올레산을 함유하여 피부를 부드럽게 합니다. 판테놀은 항알러지에 유용한 첨가물로 항알러지 물질인 코티솔 생성을 돕습니다.

✼ Recipe(50g)

- 정제수 35g
- 호호바오일 3g
- 마카다미아오일 3g
- 달맞이꽃오일 2g
- 포도씨오일 1g
- 올리브유화왁스 2.5g
- 비타민E 0.5g
- 판테놀 1g
- 콜라겐50 2g
- 감초추출물 5dr
- 천연한방방부제 1g
- 팔마로사에센셜오일 3dr

✳ How to make

01 소독한 비커에 정제수를 계량하여 핫플레이트 위에서 가열한다.
02 다른 비커에 오일과 올리브유화왁스, 비타민E를 계량하여 가열한다.
03 1과 2의 온도를 70도에 맞춘다.
04 2를 1에 부으면서 주걱으로 저어준다.
05 화장품용 핸드블렌더나 주걱을 이용해 한 방향으로 저어준다.
06 크림처럼 걸쭉해지면 나머지 첨가물과 에센셜오일을 넣고 섞어준다.
07 용기에 담아 사용한다.

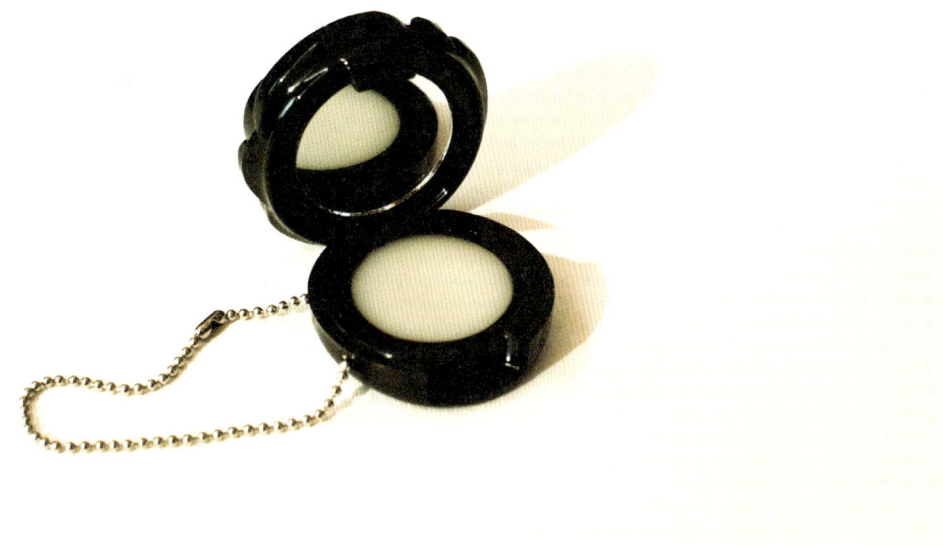

31 스윗아몬드 립밤

갈라지거나 트는 입술에 보습과 윤기를 더하는 천연립밤입니다. 오렌지버터와 레몬맛향을 첨가하여 옅은 노란색의 립밤이 완성됩니다. 버터류를 많이 넣을 경우 비즈왁스의 양을 줄여도 됩니다. 입술에 바르는 화장품에는 먹어도 되는 식향오일을 첨가합니다.

✿ Recipe(30g)

- 스윗아몬드오일 8g
- 살구씨오일 6g
- 레몬버터 10g
- 비즈왁스 6g
- 레몬맛향오일 3dr

✳ How to make

01 소독한 비커에 재료를 모두 계량하여 핫플레이트 위에서 가열한다.
02 비즈왁스가 녹으면 조금 식혔다가 레몬맛향오일을 넣고 섞어준다.
03 용기에 붓고 굳으면 사용한다.

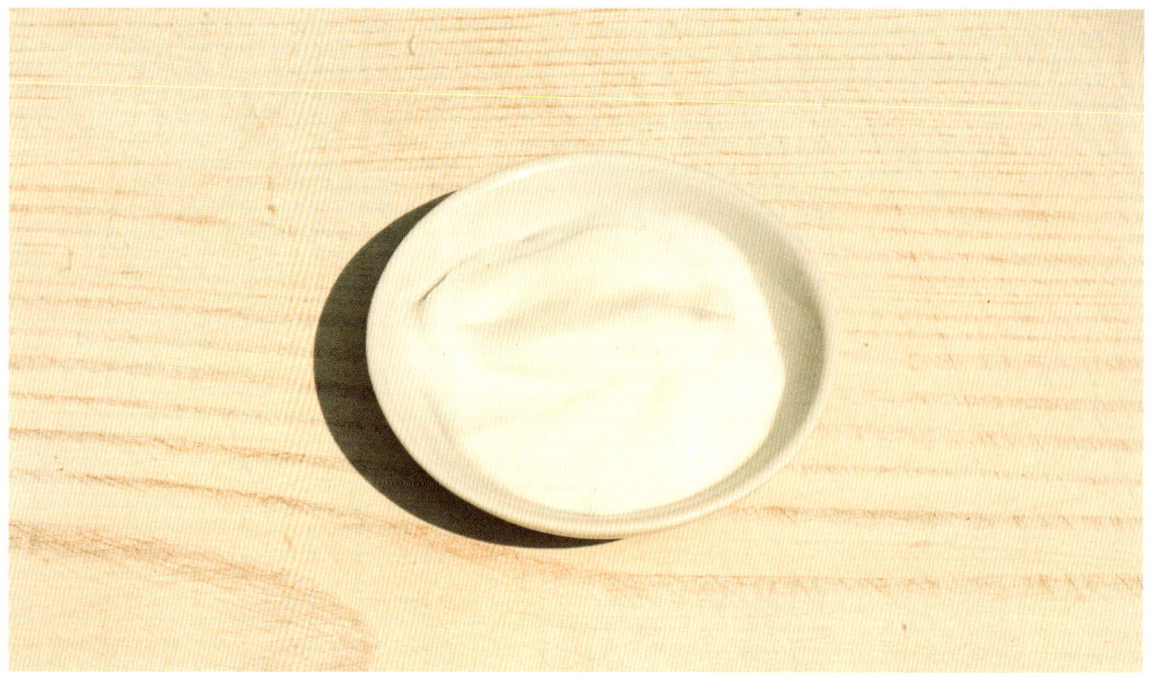

32 대마씨 로션

대마씨에서 얻는 햄프시드오일은 손상된 피부를 위한 최상의 효과를 가진 오일로 아토피 피부에 효과적이며 연고류에도 자주 애용됩니다. 수상층에 네롤리워터를 첨가하여 화사한 꽃향이 나는 로션입니다.

✼ Recipe(100g)

- 정제수 40g
- 네롤리워터 35g
- 호호바오일 5g
- 보리지오일 5g
- 햄프시드오일 3g
- 올리브유화왁스 4g
- 비타민E 1g
- 히알루론산 1g
- 녹차추출물 5dr
- 천연한방방부제 2g
- 캐모마일로먼에센셜오일 2dr

✲ How to make

01 소독한 비커에 정제수와 네롤리워터를 계량하여 핫플레이트 위에서 가열한다.
02 다른 비커에 오일과 올리브유화왁스, 비타민E를 계량하여 가열한다.
03 1과 2의 온도를 70도에 맞춘다.
04 2를 1에 부으면서 주걱으로 저어준다.
05 화장품용 핸드블렌더나 주걱을 이용해 한 방향으로 저어준다.
06 크림처럼 걸쭉해지면 나머지 첨가물과 에센셜오일을 넣고 섞어준다.
07 용기에 담아 사용한다.

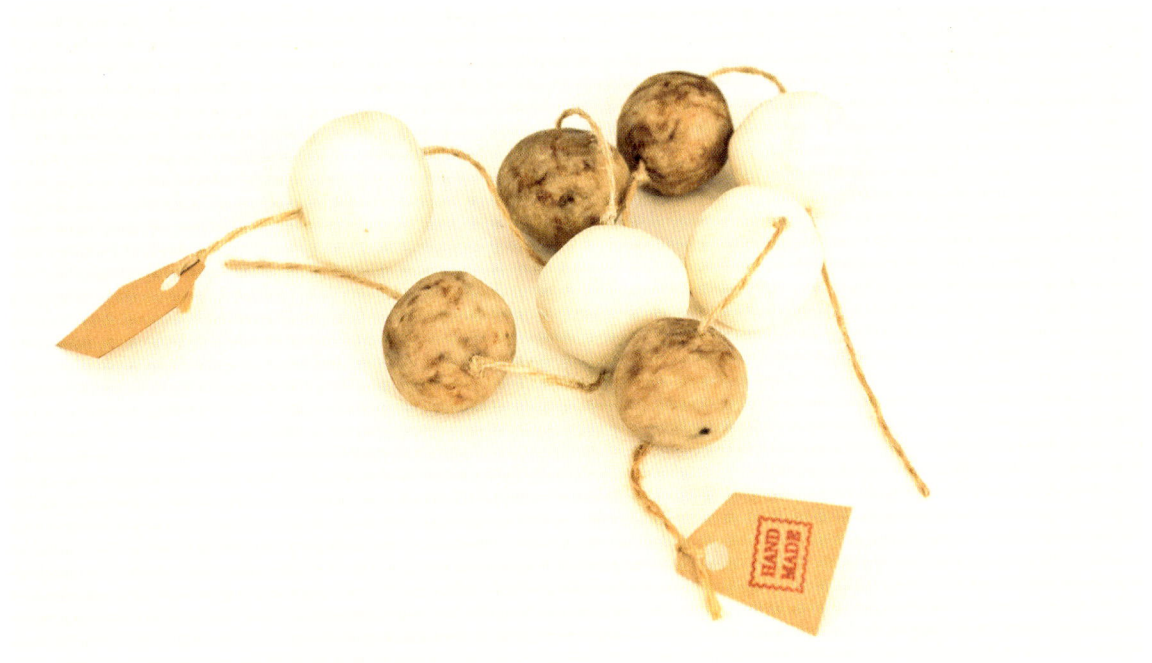

33 줄줄이 비누

솝파우더를 손으로 주물러 만드는 줄줄이 비누는 아이들과 함께 재미있게 만들 수 있는 비누로, 지끈 등에 여러 개를 연결해 매달아두고 하나씩 잘라서 사용합니다. 가열하거나 온도를 재야 하는 번거로운 과정이 없고 맨손의 촉감을 느낄 수 있어 오감 발달에도 좋습니다.

✿ Recipe(130g)

- 정제수 20g
- 솝파우더 100g
- 글리세린 5g
- 여러 가지 천연분말 소량
- 오렌지에센셜오일 5dr

✻ How to make

01 두 겹으로 싼 비닐봉지에 재료를 모두 계량한다.
02 입구를 봉하고 주물러서 반죽을 한다.
03 넓은 볼에 옮겨 분말이 골고루 섞이도록 다시 한 번 반죽을 한다.
04 손바닥을 이용해 둥글게 만든다.
05 끈에 줄줄이 매달아 마르면 사용한다.

Chapter 4　　12-24개월

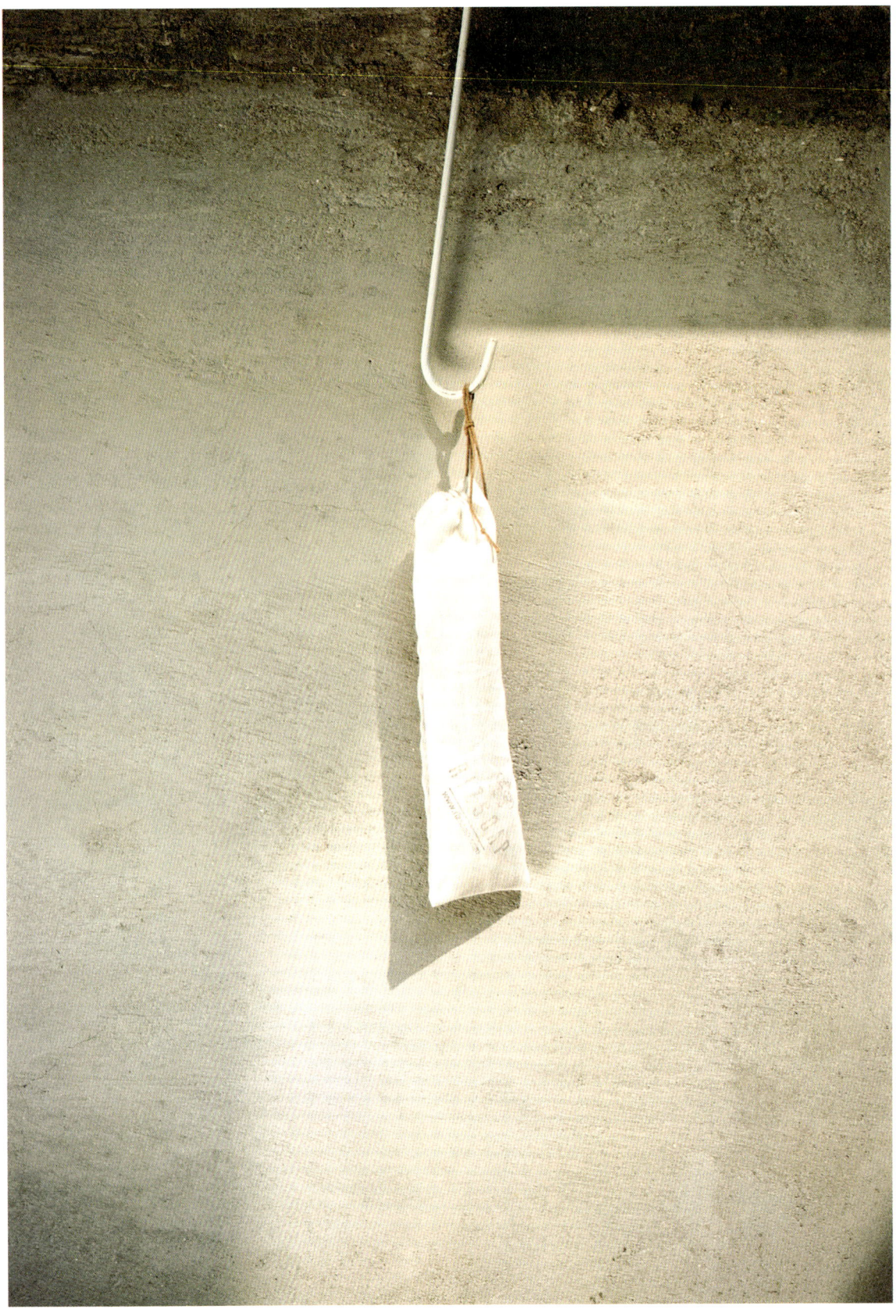

34 라벤더향 포푸리

각종 말린 허브 들을 가지고 만드는 포푸리는 쓰임새가 다양합니다. 거실의 공기정화용, 신발장의 방충용, 침실의 수면을 돕는 용도 등 원하는 에센셜오일을 첨가해서 향기를 더해 사용하면 됩니다. 라벤더에센셜오일은 심신을 안정시키고 깊은 수면을 돕기 때문에 잠을 잘 못자는 아이 방에 걸어두면 좋습니다.

✿ Recipe(100g)

- 라벤더 등 각종 허브 30g
- 라벤더에센셜오일 10dr

✱ How to make

01 각종허브를 섞는다.
02 에센셜오일을 넣고 섞어준다.
03 얇은 면주머니에 넣고 매달아둔다.

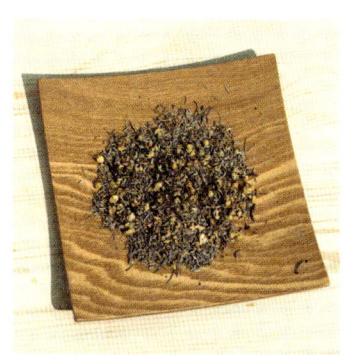

● 12~24개월 아이를 위한 베이비마사지

가슴 마사지는 아이의 폐와 심장을 튼튼하게 해주는 마사지로 기관지가 약한 아이, 잘 놀라고 심리적으로 안정이 필요한 아이, 감기예방에 좋습니다. 가슴 마사지는 폐활량을 키워 호흡기를 튼튼하게 하고 혈액순환을 도와주며 열감기에도 효과적입니다.

01

가슴 마사지의 방법 중 가장 쉬운 단계로 테크닉을 시작하기 전에 오일을 발라주며 마사지를 준비하는 동작입니다. 면역력을 높여 감기를 예방하는 티트리에센셜오일을 블렌딩했습니다. 아이에게 '○○야, 사랑해'라고 말하며 마사지를 해보세요.

어떤 마사지를 할까요?	뽕뽕 하트! (정서안정 및 심장강화 마사지)
마사지오일	살구씨오일 15ml+포도씨오일 15ml+티트리에센셜오일1dr
어떻게 할까요?	양손바닥으로 아이의 젖꼭지 가운데에서 시작하여 어깨와 겨드랑이를 지나 하트를 그리면서 마사지하세요.

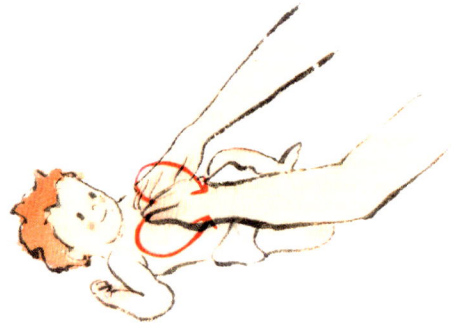

어디에 좋은가요?	가슴이 펴지게 하고 심리적인 안정을 줘서 잘 놀라는 아이에게 좋아요.
마사지 팁	젖꼭지의 가운데에 위치한 전중은 호흡기에 좋은 혈자리로 기관지를 확장시키고 호흡을 도와 감기예방에 좋아요.

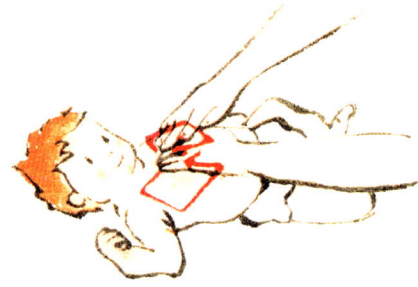

주의할 점이 있나요?	마사지하는 부위가 갈비뼈와 근접해 있기 때문에 다치지 않도록 조심해야 해요.

02

열감기에 좋은 마사지로 해열작용이 있습니다. 한 손씩 번갈아 마사지해주며 손이 움직이는 모습이 나비 모양 같다고 해서 나비 모양 마사지라고도 부릅니다. 해열작용을 하는 캐모마일 로먼을 사용해 마사지하면 효과가 배가됩니다.

어떤 마사지를 할까요? 나비가 훨훨! (심장강화 및 감기예방 마사지)

마사지오일 해바라기오일 30ml+캐모마일로먼에센셜오일 1dr

어떻게 할까요?

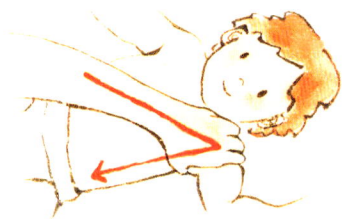

01 손바닥으로 오른쪽 옆구리부터 시작하여 아이의 젖꼭지 가운데서 어깨를 지나 팔로 내려오며 손끝으로 빼주세요.

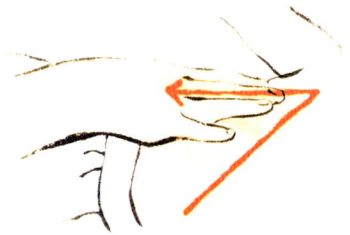

02 왼쪽 옆구리에서 시작하여 같은 방법으로 마사지해주세요.

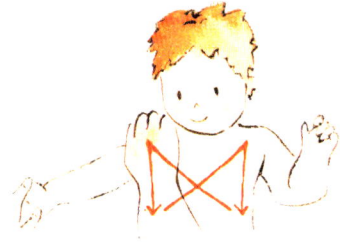

03 양쪽을 번갈아 서너번씩 해주세요.

어디에 좋은가요? 감기기운이 있고 열이 날 때 해열작용을 해요.

마사지 팁 몸에 좋지 않은 기운을 빼주는 마사지로 이런 마사지를 사법이라고 해요.

주의할 점이 있나요? 마사지하는 부위가 갈비뼈를 지나기 때문에 힘을 세게 주지 않아야 해요.

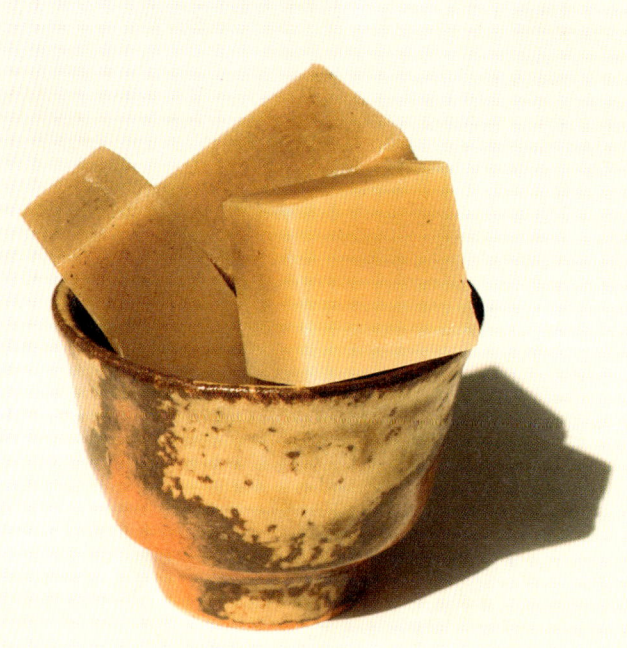

35 햄프시드 비누

아토피피부에 좋은 오일 중 한 가지인 햄프시드는 제가 즐겨 사용하는 오일이기도 합니다. 불포화지방산의 하나인 리놀레산이 풍부할 뿐만 아니라 산화방지에도 좋은 햄프시드는 대마씨오일로 불리기도 합니다.

24-48개월을 위한 천연비누와 천연화장품

외출이 잦아진 아이들의 필수 휴대품으로 손세정제를 사용하는 것이 좋고 음식을 가려먹기 시작하는 아이를 위해 변비를 완화하는 데 도움을 주는 제품들을 활용할 수 있습니다. 더운 여름철 가려워하는 아이에게 플로럴워터를 이용한 스킨이나 미스트를 만들어주는 것도 좋습니다.

✿ Recipe(1kg)

- 코코넛오일 150g
- 팜오일 140g
- 올리브오일 150g
- 해바라기오일 120g
- 햄프시드오일 80g
- 포도씨오일 60g
- 호호바오일 50g
- 가성소다 102g
- 정제수 248g
- 라벤더에센셜오일 10g

✱ How to make

01 비커에 가성소다와 정제수를 각각 계량한다.
02 가성소다를 정제수에 부으면서 스푼으로 저어준다.
03 다른 비커에 오일을 계량하여 핫플레이트에서 가열한다.
04 2와 3의 온도를 50도에 맞춘다.
05 오일을 핸드블렌더로 2, 3회 섞어준다.
06 가성소다 녹인 물을 오일에 부으면서 핸드블렌더로 저어준다.
07 핫플레이트에서 내리고 주걱을 사용해 한 방향으로 저어준다.
08 크림처럼 트레이스가 나면 에센셜오일을 넣고 저어준다.
09 몰드에 붓고 따뜻하게 담요로 감싸 하루 정도 보온한다.
10 비누가 굳으면 꺼내 잘라서 6주 이상 건조시킨 후 사용한다.

Tip*

트레이스가 난 비누액을 몰드에 붓고 바닥에서 두세 번 탕탕 쳐서 기포를 제거하면 훨씬 표면이 깨끗한 비누를 만들 수 있습니다. 초기에 가성소다 녹인 물과 섞어줄 때만 핸드블렌더를 사용하고, 이후에는 주걱으로 트레이스를 내면 기포가 거의 생기지 않습니다. 핸드블렌더를 자주 사용하거나 거품기로 젓게 되면 심할 경우 비누 표면과 내부에 구멍이 송송 보이는 기포가 생기게 됩니다.

● 엄마의 사랑이 담긴 베이비마사지 1

아토피가 있는 아이들은 몸에 열이 많아 평상시 체온이 높고 추위를 잘 타지 않는 경우가 많습니다. 아이의 몸속에 있는 열독을 빼주면 증상 완화에 도움이 됩니다.

어떤 마사지를 할까요? 쑥쑥쑥 밖으로! (아토피 아이를 위한 마사지)

마사지오일 스윗아몬드오일 30ml+캐모마일로먼에센셜오일 1dr+로즈우드에센셜오일 1dr

어떻게 할까요?

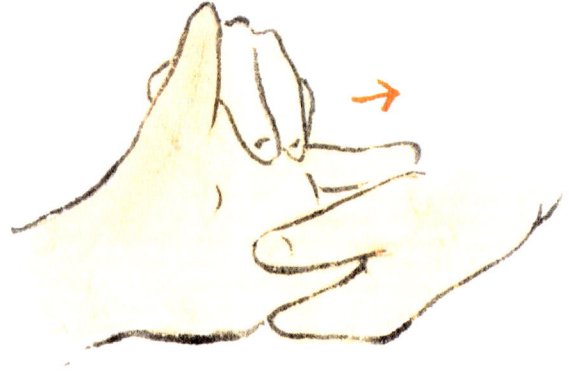

01 검지와 중지의 지문면을 이용해 검지손가락의 측면을 손목 방향에서 손가락 끝쪽으로 200회 이상 밖으로 쓸어주세요.

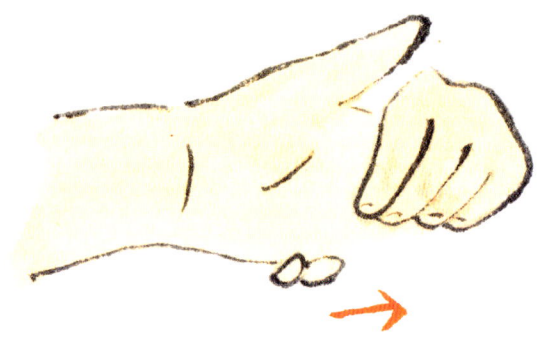

02 새끼손가락의 측면도 1과 같은 방법으로 마사지해주세요

어디에 좋은가요? 장과 하체에 쌓인 열독을 빼주고 막힌 기를 풀어 아토피에 좋아요.

마사지 팁 손의 지압점 중 검지손가락 측면은 대장, 새끼손가락 측면은 소장을 의미해요.
대장과 소장의 독을 밖으로 빼주는 마사지예요. 이 마사지는 열이 날때 해열효과가 있어요.

주의할 점이 있나요? 손에 상처가 나고 진물이 있는 경우에는 마사지를 하지 않아요.

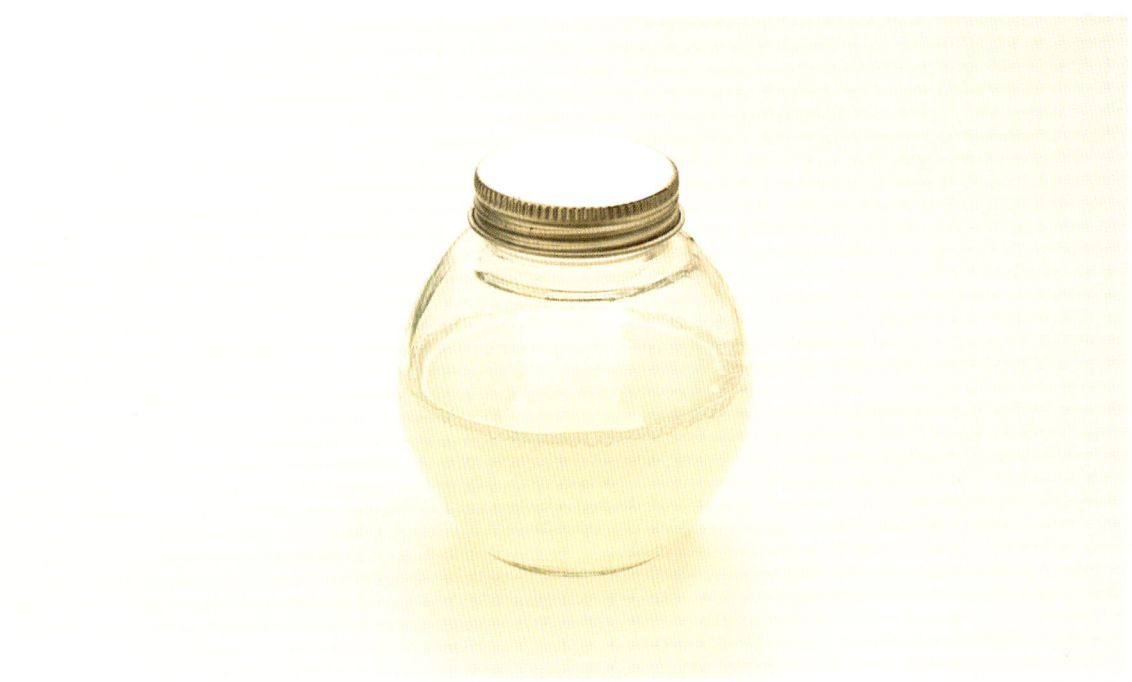

36 휴대용 손세정제

살균효과가 있는 티트리와 레몬에센셜오일을 첨가하여 만드는 가벼운 세정제로 휴대하며 사용할 수 있어 아이들과 외출 시 유용합니다.

✿ Recipe(50g)

- 정제수 35g
- 무수에탄올 15g
- 글리세린 1g
- 알란토인 1g
- 티트리에센셜오일 5dr
- 레몬에센셜오일 5dr

✱ How to make

01 소독한 비커에 에탄올과 에센셜오일을 넣고 섞어준다.
02 1에 정제수와 첨가물을 넣고 섞어준다.
03 용기에 담아 사용한다.

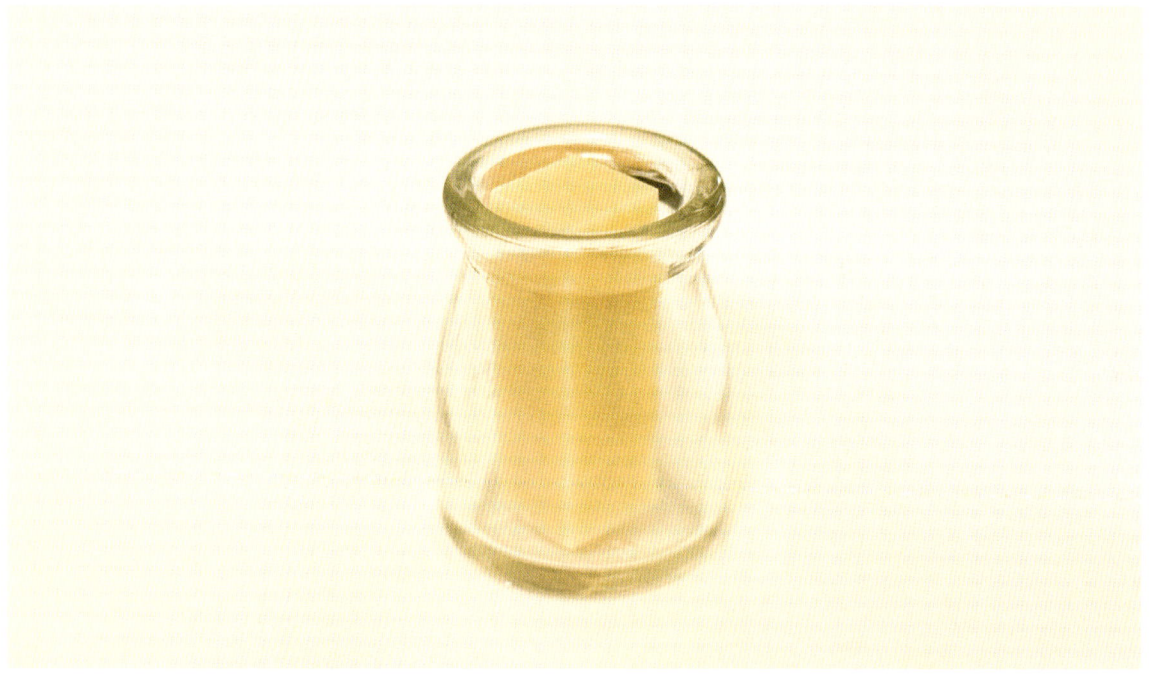

37 오트밀 비누

오트밀분말은 피부자극이 거의 없고 피부장벽을 튼튼하게 해주는 재료입니다. 비타민과 미네랄을 많이 함유하고 있으며 세정력도 좋은 오트밀비누는 보습과 영양이 필요한 아이 용 비누로 적합합니다.

✿ Recipe(1kg)

- 코코넛오일 170g
- 팜오일 180g
- 캐놀라오일 120g
- 홍화씨오일 100g
- 포도씨오일 80g
- 미강유 100g
- 가성소다 106g
- 정제수 248g
- 오트밀분말 10g
- 라벤더에센셜오일 5g
- 로즈우드에센셜오일 2g

✱ How to make

01 비커에 가성소다와 정제수를 각각 계량한다.
02 가성소다를 정제수에 부으면서 스푼으로 저어준다.
03 다른 비커에 오일을 계량하여 핫플레이트에서 가열한다.
04 2와 3의 온도를 50도에 맞춘다.
05 오일을 핸드블렌더로 2, 3회 섞어준다.
06 가성소다 녹인 물을 오일에 부으면서 핸드블렌더로 저어준다.
07 핫플레이트에서 내리고 주걱을 사용해 한 방향으로 저어준다.
08 크림처럼 트레이스가 나면 분말과 에센셜오일을 넣고 저어준다.
09 몰드에 붓고 따뜻하게 담요로 감싸 하루 정도 보온한다.
10 비누가 굳으면 꺼내 잘라서 6주 이상 건조시킨 후 사용한다.

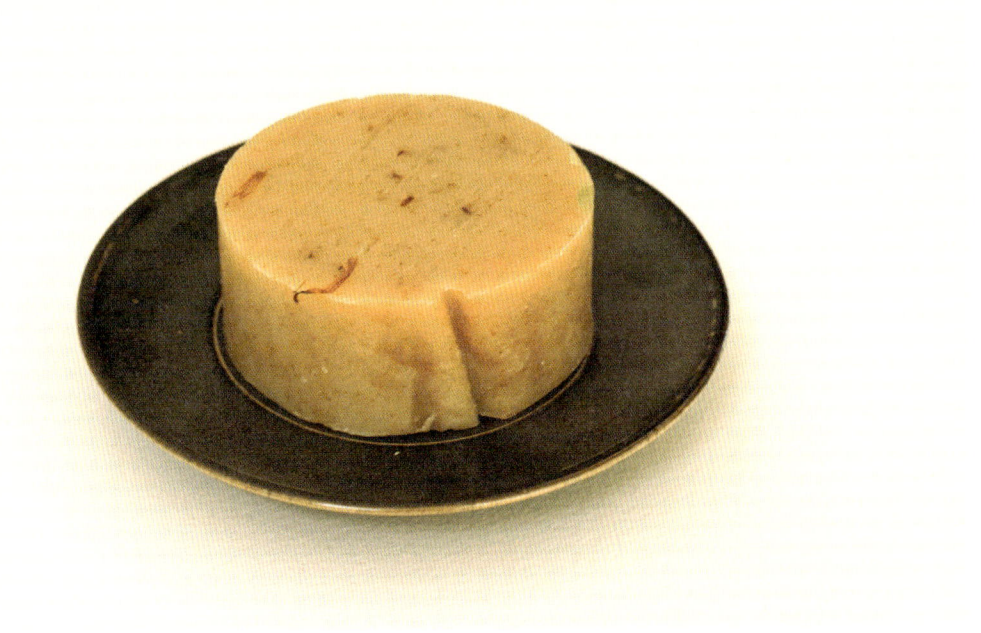

38

진피 비누

귤 껍질을 말린 진피분말은 아토피 등 염증성 피부질환에 즐겨 사용되는 재료로 트러블이 빈번하게 일어나는 민감한 피부에 사용하면 좋습니다. 건조한 카렌듈라 허브를 넣어 변화를 준 비누로 여드름이 막 나기 시작하는 사춘기 아이에게도 좋습니다.

❋ Recipe(1kg)

- 코코넛오일 170g
- 팜오일 160g
- 올리브오일 130g
- 살구씨오일 120g
- 포도씨오일 70g
- 달맞이오일 50g
- 시어버터 50g
- 가성소다 106g
- 정제수 248g
- 진피분말 6g
- 카렌듈라 허브 소량
- 티트리에센셜오일 6ml
- 라벤더에센셜오일 1ml

❋ How to make

01 비커에 가성소다와 정제수를 각각 계량한다.
02 가성소다를 정제수에 부으면서 스푼으로 저어준다.
03 다른 비커에 오일을 계량하여 핫플레이트에서 가열한다.
04 2와 3의 온도를 50도에 맞춘다.
05 오일을 핸드블렌더로 2, 3회 섞어준다.
06 가성소다 녹인 물을 오일에 부으면서 핸드블렌더로 저어준다.
07 핫플레이트에서 내리고 주걱을 사용해 한 방향으로 저어준다.
08 크림처럼 트레이스가 나면 분말과 허브, 에센셜오일을 넣고 저어준다.
09 몰드에 붓고 따뜻하게 담요로 감싸 하루 정도 보온한다.
10 비누가 굳으면 꺼내 잘라서 6주 이상 건조시킨 후 사용한다.

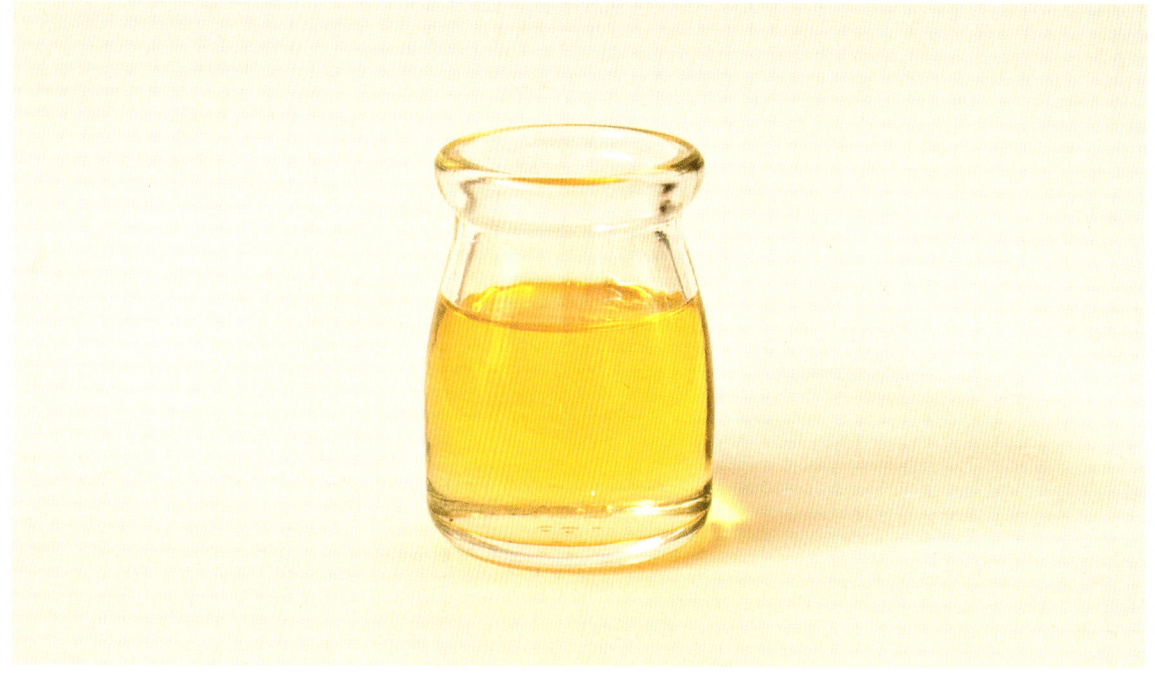

39 변비완화 마사지오일

뛰어다니며 활동량이 많아지기 시작하면 아이들이 변비와 설사를 자주 겪습니다. 편식을 하거나 소화기계통이 약하고 원활하지 않을 때도 변비가 오기 쉽습니다. 이런 경우 마사지오일을 이용해 아이의 배를 손으로 시계방향으로 쓰다듬어주기만 해도 도움이 됩니다.

✿ Recipe(50g)

- 해바라기오일 30g
- 호호바오일 20g
- 캐모마일로먼에센셜오일 1dr
- 만다린에센셜오일 1dr

✳ How to make

01 소독한 비커에 오일을 계량한다.
02 에센셜오일을 넣고 유리막대로 섞어준다.
03 차광병에 담고 사용한다.

● 엄마의 사랑이 담긴 베이비마사지 2

아이들은 장기능이 약해 소화가 안 되거나 설사를 하는 등 소화기관에 문제가 잘 생깁니다.
이 마사지는 변이 차 있는 대장을 자극하여 배변을 돕는 마사지입니다.

어떤 마사지를 할까요?   아이 러브 유! (소화와 원활한 배변기능을 돕는 마사지)

마사지오일   스윗아몬드오일 30ml+캐모마일로먼에센셜오일 1dr+로즈우드에센셜오일 1dr

어떻게 할까요?

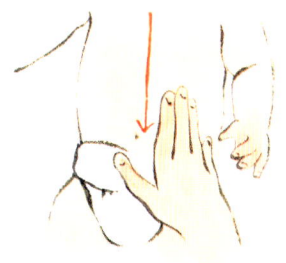

01 손바닥을 이용하여 아이의 왼쪽 옆구리를 위에서 아래로 쓸어서 영어 알파벳 'I'를 만들어 주세요.

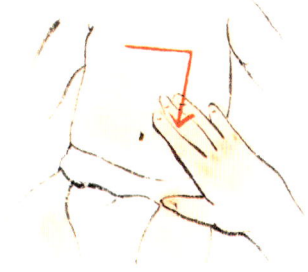

02 아이의 배꼽을 중심으로 크게 영어 알파벳 'L'을 거꾸로 그리면서 마사지해주세요.

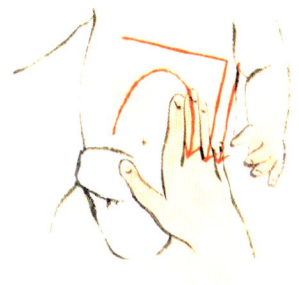

03 아이의 오른쪽 배 아래부터 왼쪽 배 아래까지 시계방향으로 영어 알파벳 'U'를
   거꾸로 그리면서 마사지해주세요.

04 1~3을 반복해주세요.(각 동작마다 왼쪽 허벅지까지 내려오면서 마사지해줘도 좋아요.)

어디에 좋은가요?	소화기계통을 강화시켜 변비에 효과적이에요.
마사지 팁	피아노 치기 마사지는 'I Love You'와 같은 효과를 주는 마사지입니다. 배꼽 주변을 양손가락으로 피아노 치듯이 가볍게 눌러 마사지하면 됩니다.

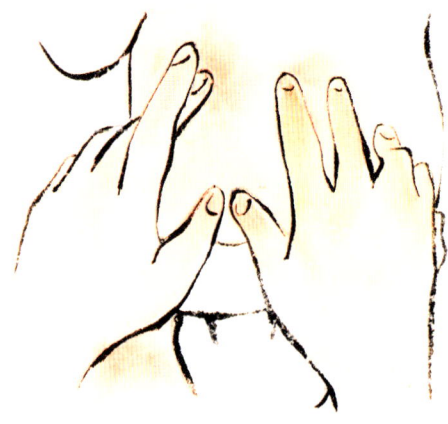

주의할 점이 있나요?	설사를 할 때는 시계반대방향으로 마사지해줘야 해요. 마사지의 방향은 매우 중요해요.

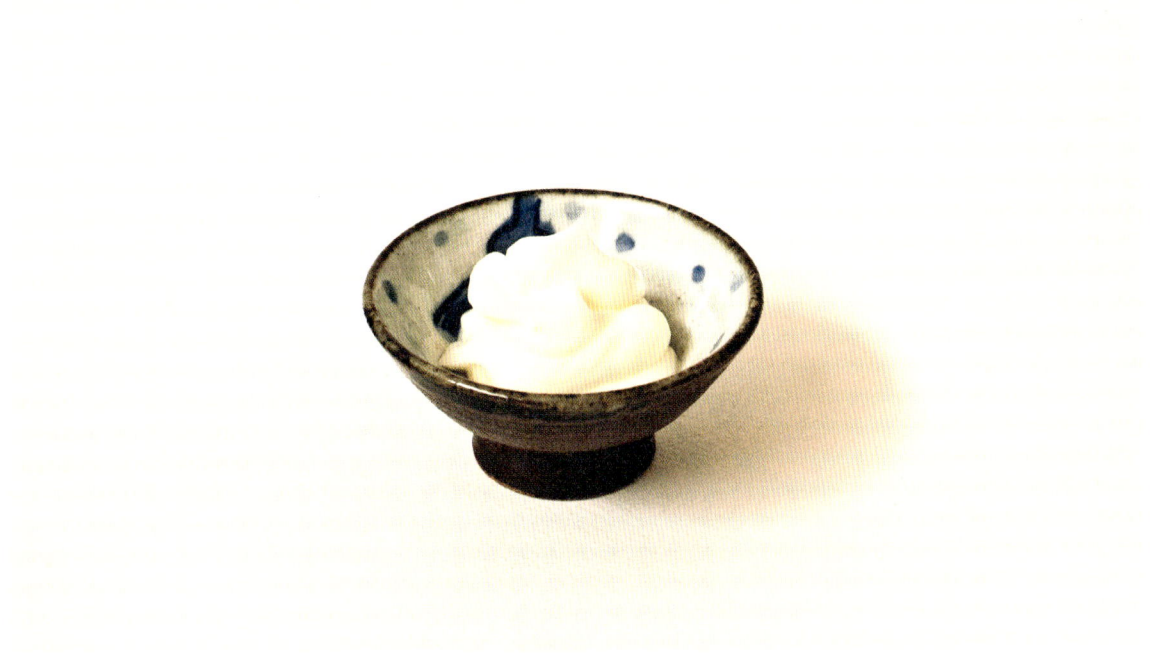

40 이브닝프라임로즈 크림

달맞이꽃은 밤에만 꽃이 피는 식물로 인도의 의사들이 상처치료용으로 사용했습니다. 달맞이꽃오일은 염증을 예방하고 피부상태를 개선시키는 데 효과적인 오일로 마사지용으로도 많이 사용됩니다.

✿ Recipe(50g)

- 정제수 35g
- 호호바오일 4g
- 해바라기오일 3g
- 달맞이꽃오일 1g
- 윗점오일 2g
- 올리브유화왁스 2.5g
- 비타민E 0.5g
- 베타글루칸 0.5g
- 프로폴리스 0.5g
- 식물성콜라겐 1g
- 천연한방방부제 1g
- 로즈에센셜오일 3dr

✸ How to make

01 소독한 비커에 정제수를 계량하여 핫플레이트 위에서 가열한다.
02 다른 비커에 오일과 올리브유화왁스, 비타민E를 계량하여 가열한다.
03 1과 2의 온도를 70도에 맞춘다.
04 2를 1에 부으면서 주걱으로 저어준다.
05 화장품용 핸드블렌더나 주걱을 이용해 한 방향으로 저어준다.
06 크림처럼 걸쭉해지면 나머지 첨가물과 에센셜오일을 넣고 섞어준다.
07 용기에 담아 사용한다.

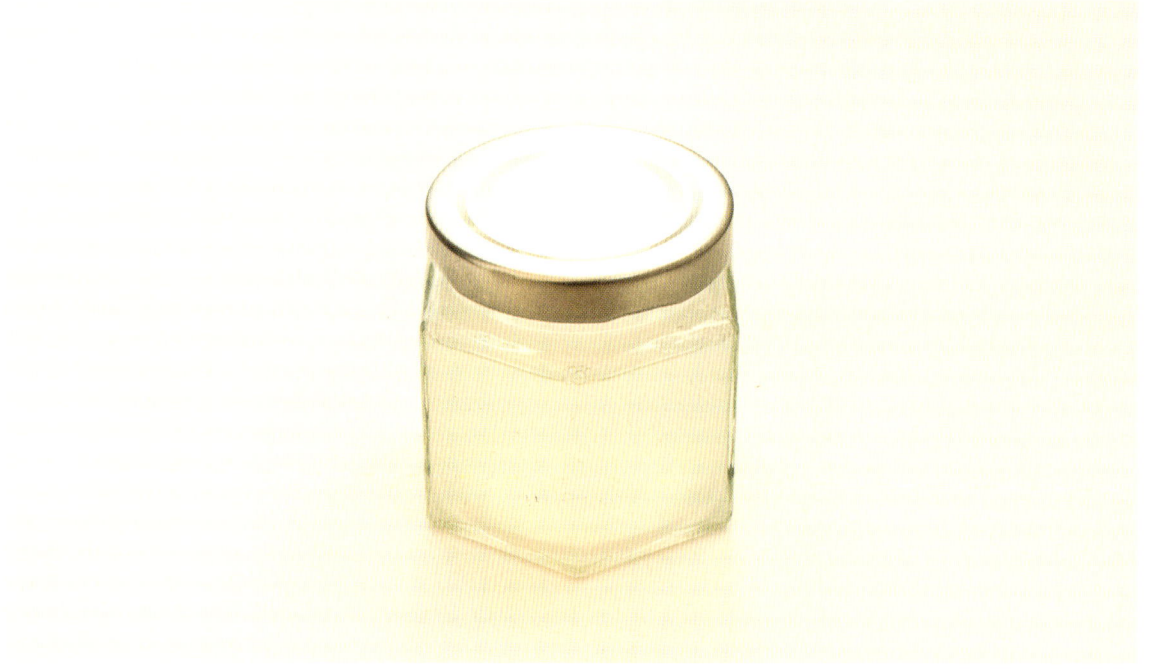

41 캐모마일 스킨

유럽에서 널리 재배되는 캐모마일저먼은 캐모마일로먼과 같은 국화과 식물이지만 화학성분, 학명이 다릅니다. 캐모마일저먼에 함유되어 있는 카마줄렌이라는 성분은 항염, 항알러지 기능을 하며 이 성분은 식물을 증류하는 과정에서 생성됩니다.

✿ Recipe(100g)

- 정제수 45g
- 캐모마일저먼워터 50g
- 올리브리퀴드 1g
- 녹차추출물 1g
- 병풀추출물 10dr
- 천연한방방부제 2g
- 만다린 에센셜오일 1dr

✱ How to make

01 소독한 비커에 에센셜오일과 올리브리퀴드를 계량하여 주걱으로 섞어준다.
02 정제수와 캐모마일저먼워터를 붓고 섞어준다.
03 첨가물을 넣고 섞은 후 용기에 담아 사용한다.

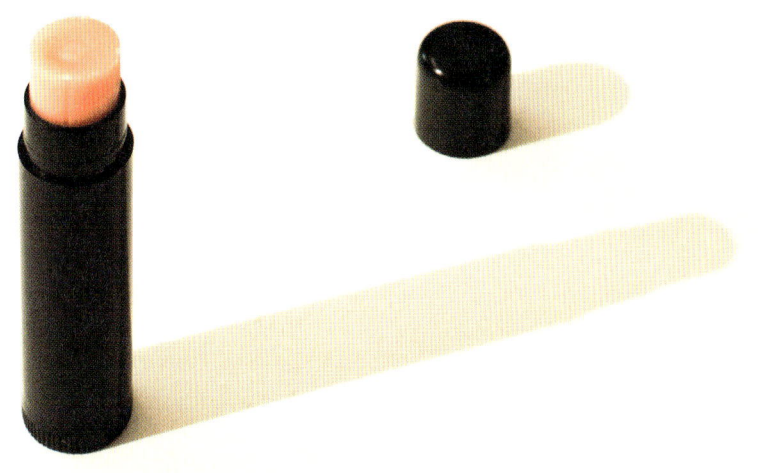

42 딸기맛 립밤

아토피피부염 등 염증성 피부질환에 좋은 자초는 자초근으로 불리는 약재입니다. 붉은 색을 띠고 있어 오일에 담그면 오일을 붉게 물들입니다. 상처치료에 좋은 카렌듈라오일과 딸기맛향을 넣어 만든 입술보습용 립밤입니다.

✿ Recipe(30g)

- 유기농호호바골드오일 15g
- 스윗아몬드오일 5g
- 카렌듈라오일 4g
- 비즈왁스 6g
- 딸기맛향오일 4dr

✽ How to make

01 소독한 비커에 재료를 모두 계량하여 핫플레이트 위에서 가열한다.
02 비즈왁스가 녹으면 조금 식혔다가 딸기맛향오일을 넣고 섞어준다.
03 용기에 붓고 굳으면 사용한다.

Chapter 5 24 — 48 개월

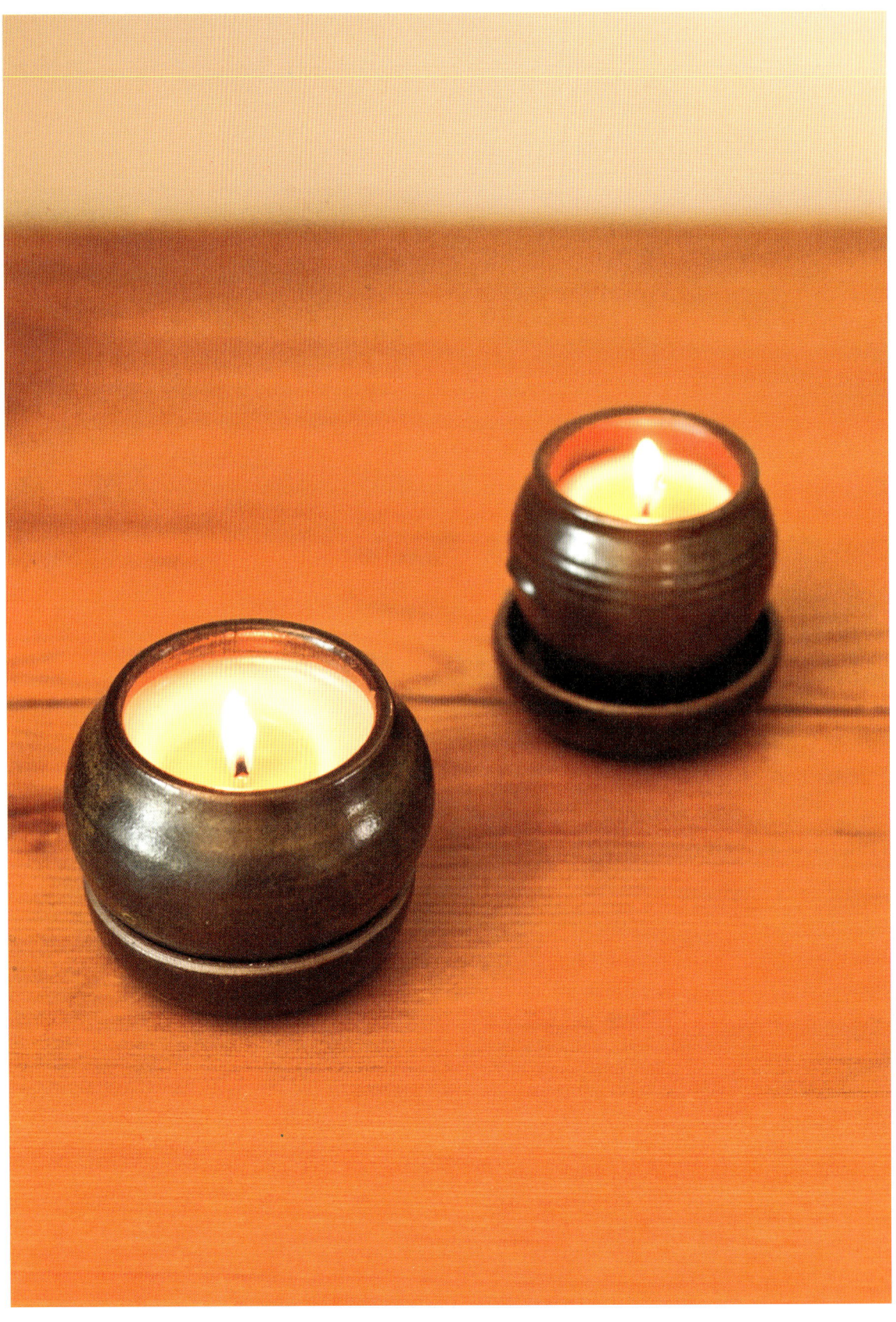

43 천연밀랍 캔들

벌꿀집에서 채취한 천연밀랍을 이용해서 만드는 밀랍캔들은 밀랍 고유의 향이 나기 때문에 굳이 향을 첨가하지 않고 만들어도 됩니다. 밀랍은 용기에 굳혀 만들며 항아리 등을 사용하여 정감 있는 분위기를 연출할 수 있습니다.

✽ Recipe(90g)

- 비즈왁스 90g
- 심지
- 심지탭
- 글루건
- 캔들 담을 용기
- 비누자투리

✽ How to make

01 심지에 심지탭을 끼워 고정시킨다.
02 용기 안쪽에 비누칠을 한다.
03 용기 중앙에 글루건으로 심지를 부착한다.
04 나무젓가락으로 심지를 세운다.
05 비즈왁스를 핫플레이트 위에서 가열하여 녹인다.
06 왁스의 온도가 80도가 되면 용기에 붓는다.
07 굳으면 나무젓가락을 빼고 심지를 0.5~1cm 정도로 잘라 사용한다.

Tip*
심지를 세울 때 나무젓가락 사이에 심지를 끼우고 용기 위에 걸쳐놓으면 높은 온도의 왁스를 부어도 심지가 휘지 않고 바르게 고정됩니다.

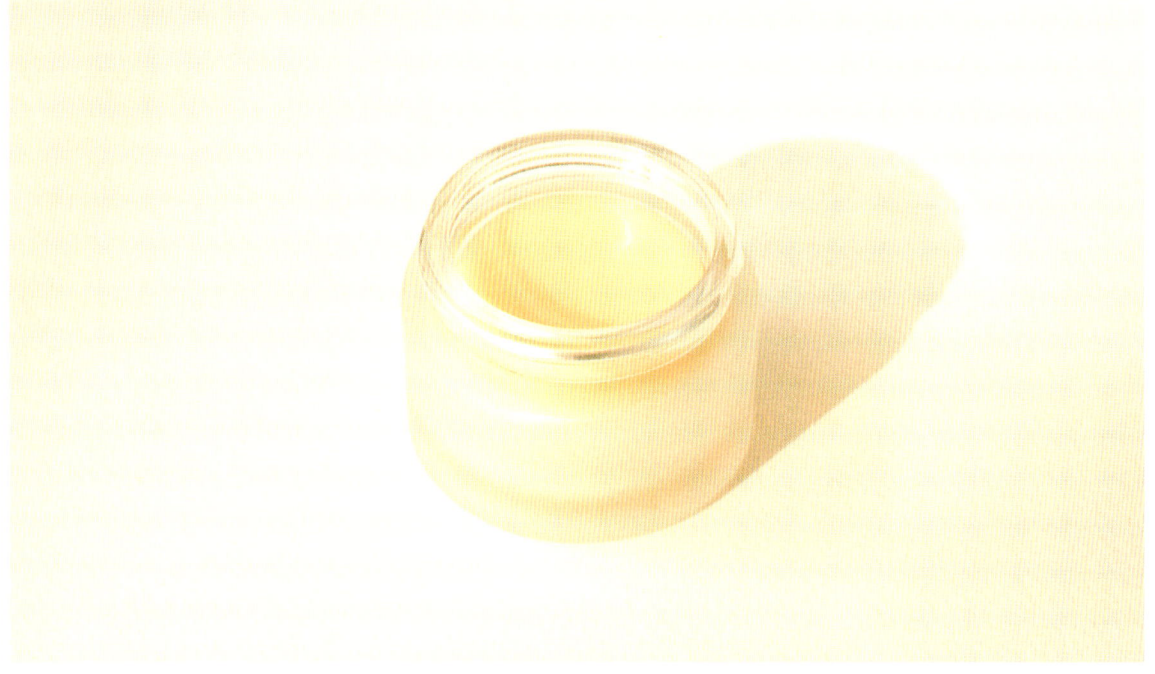

44 시어버터 바디젤

아프리카 지역의 시어버터 열매에서 얻는 이 오일은 뛰어난 보습효과를 가지고 있어 건조한 피부에 특히 좋습니다. 갈라지고 튼 피부나 손, 팔꿈치, 발뒤꿈치 등 건조한 부위에 사용하면 효과적입니다.

✿ Recipe(30g)

- 시어버터 15g
- 스윗아몬드오일 5g
- 리퀴드크리스탈 3g
- 칸델리나왁스 6g
- 라벤더에센셜오일 6dr

✱ How to make

01 소독한 비커에 재료를 모두 계량하여 핫플레이트 위에서 가열한다.
02 리퀴드크리스탈과 칸델리나왁스가 녹을때까지 유리막대로 저어준다.
03 왁스가 녹으면 에센셜오일을 넣고 섞어준다.
04 용기에 붓고 굳으면 사용한다.

● 24~48개월 아이를 위한 베이비마사지

자유롭게 몸을 움직이고 호기심이 많아지는 시기입니다. 자아의식이 생기고 대근육 운동과 더불어 더욱 섬세한 소근육 운동을 할 수 있습니다. 타인을 모방하는 것을 좋아하는 시기이므로 엄마가 얼굴에 로션을 바르고 따라하게 하며 자연스럽게 얼굴 마사지를 유도할 수 있습니다. 동요를 부르면서 마사지해주면 아이가 더 즐거워합니다.

어떤 마사지를 할까요? 꼬옥 꼬옥 톡톡 화장해요! (건강하고 예쁜 얼굴을 만드는 마사지)

마사지오일 달맞이꽃오일 10ml 혹은 아이용 로션

어떻게 할까요?

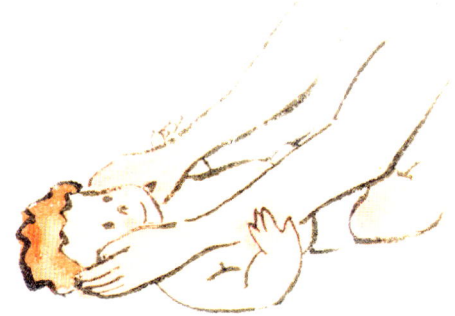

01 양 손바닥으로 얼굴전체를 '아이, 예뻐라' 하며 쓰다듬어주세요.

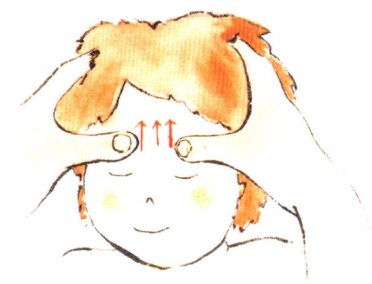

02 양쪽 엄지손가락으로 눈썹 위에서 이마 끝까지 세로로 문질러주세요.

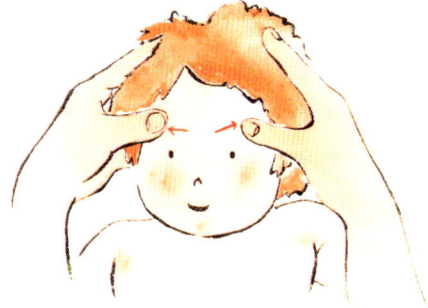

03 눈썹을 안쪽에서 바깥쪽으로 쓸어주세요.

Chapter 5 24 — 48 개월

어떻게 할까요?

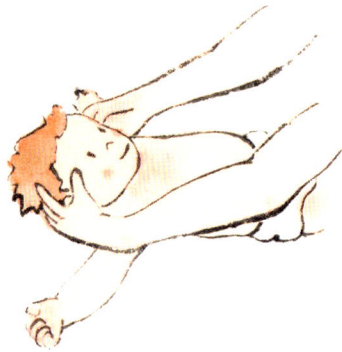

04 눈썹과 눈꼬리가 만나는 곳에 위치한 관자놀이를 안에서 밖으로 살살 돌려주며 마사지해주세요.

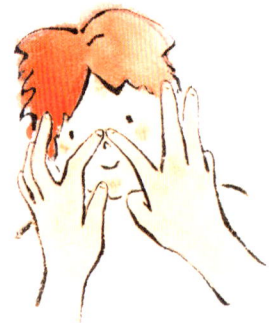

05 검지손가락으로 콧망울 양 끝을 살살 돌려주세요.

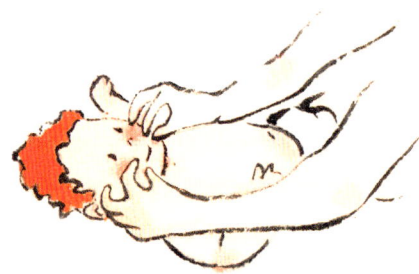

06 입술의 위아래를 스마일하고 입꼬리를 올려주세요.

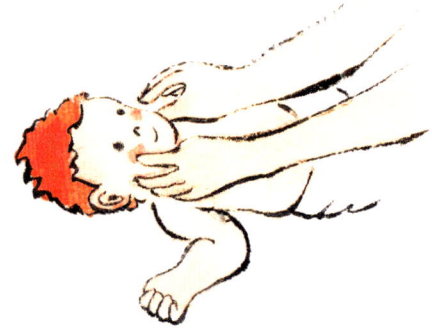

07 손 끝으로 살살 볼을 토닥여주고 1번으로 마무리 하세요.

어디에 좋은가요? 얼굴을 마사지해주면 질병에 잘 걸리지 않고 얼굴형이 예뻐져요.
자존감이 높아지고 해열작용, 비염, 두뇌발달에 좋아요.

마사지 팁 비염에 좋은 혈자리-영향혈, 산근
비염이 있는 아이에게 유칼립투스스미디에센셜오일을 발향하거나 연고타입으로 만들어 코밑에 발라주면 좋아요. 혹 민감한 피부를 가진 아이라면 아이의 베갯속에 에센셜오일을 한 방울 떨어뜨려 베고 자게 해도 좋아요.

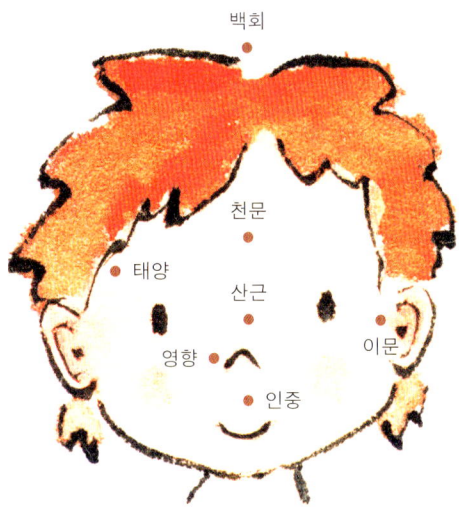

주의할 점이 있나요? 엄마의 손과 손톱의 관리, 청결이 매우 중요합니다.
피부가 약한 아이의 얼굴에 상처를 낼 수 있기 때문입니다.

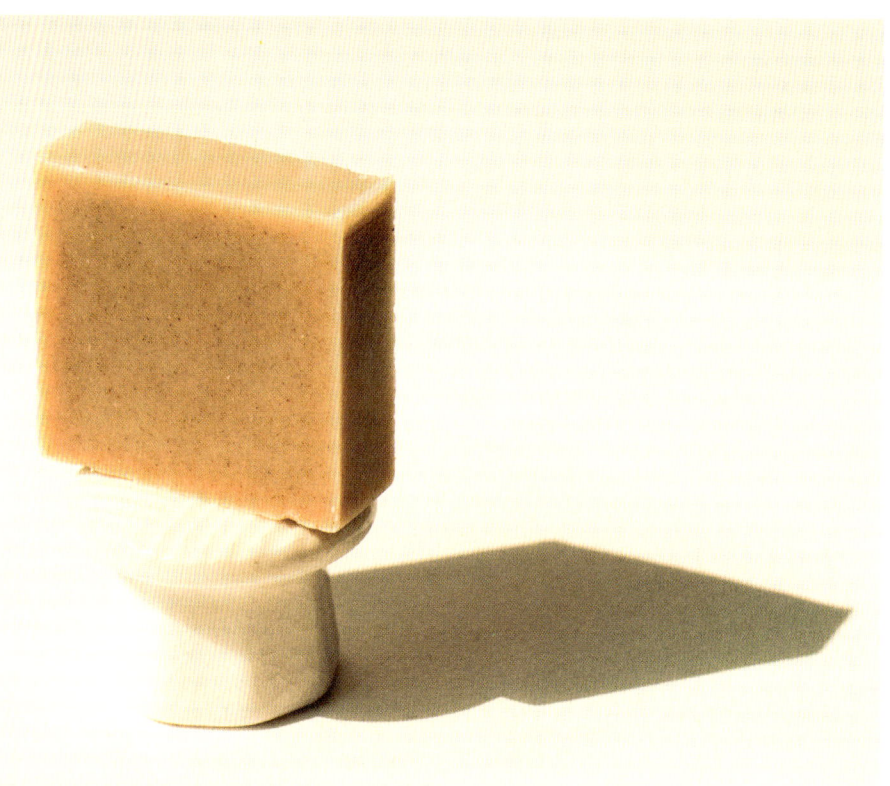

45 어성초 비누

항염작용을 하는 어성초분말과 피부를 맑게 해주는 녹차씨오일로 만든 비누로 피부를 정돈해주는 비누입니다. 소아 여드름에도 좋습니다.

48개월-7세를 위한 천연비누와 천연화장품

다양한 재료를 이용한 비누나 화장품 등의 사용이 조금 자유로워지는 시기입니다. 자외선으로부터 아이의 약한 피부를 보호하기 위한 어린이용 선크림이나 천연샴푸와 린스를 만들어줘도 좋습니다. 그 밖에도 천연왁스로 만든 아로마캔들로 공기를 정화하고 모기나 파리 등의 해충을 쫓는 스프레이를 사용할 수도 있습니다.

✿ Recipe(1kg)

- 코코넛오일 200g
- 팜오일 200g
- 올리브오일 100g
- 녹차씨오일 150g
- 살구씨오일 100g
- 가성소다 109g
- 정제수 248g
- 어성초분말 6g
- 티트리에센셜오일 3g

✽ How to make

01 비커에 가성소다와 정제수를 각각 계량한다.
02 가성소다를 정제수에 부으면서 스푼으로 저어준다.
03 다른 비커에 오일을 계량하여 핫플레이트에서 가열한다.
04 2와 3의 온도를 50도에 맞춘다.
05 오일을 핸드블렌더로 2, 3회 섞어준다.
06 가성소다 녹인 물을 오일에 부으면서 핸드블렌더로 저어준다.
07 핫플레이트에서 내리고 주걱을 사용해 한 방향으로 저어준다.
08 크림처럼 트레이스가 나면 분말과 에센셜오일을 넣고 저어준다.
09 몰드에 붓고 따뜻하게 담요로 감싸 하루 정도 보온한다.
10 비누가 굳으면 꺼내 잘라서 6주 이상 건조시킨 후 사용한다.

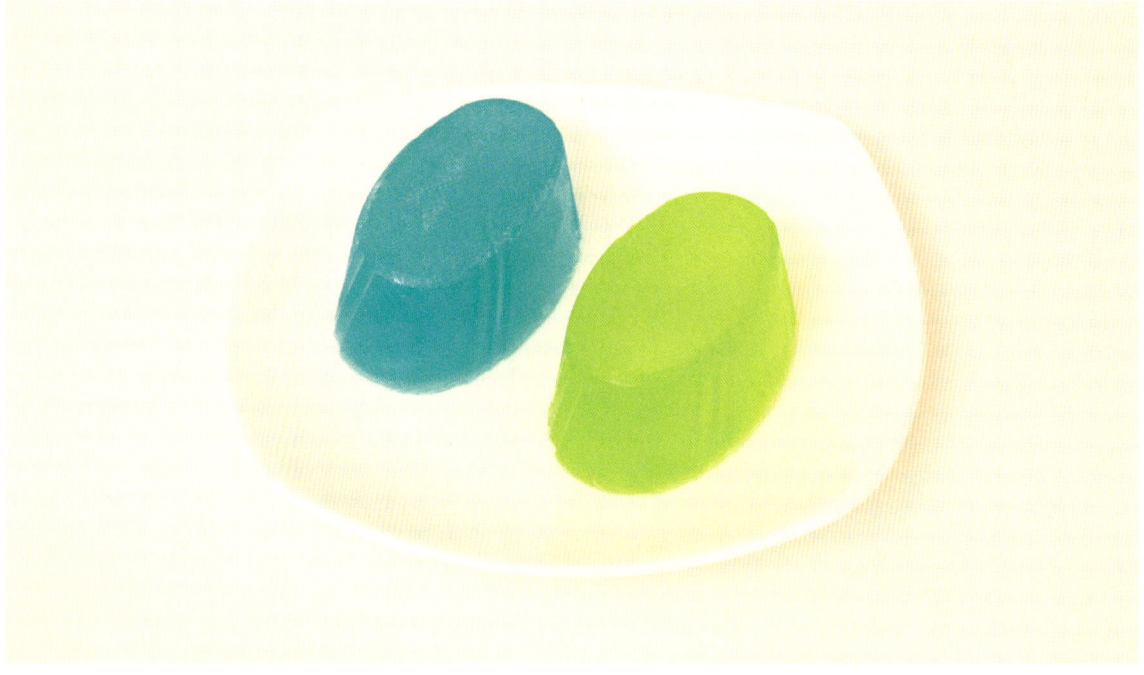

46 푸딩 비누

솝베이스에 색색깔의 분말을 넣고 은박지 컵에 부어 손쉽게 만드는 푸딩비누입니다. 색색으로 만들어 쌓아두면 장식효과도 볼 수 있습니다. 재활용 용기를 버리지 않고 모아두었다가 아이들과 비누를 만들 때 사용하면 좋습니다.

✿ Recipe(50g)

- 솝베이스 50g
- 글리세린 소량
- 유노하나분말 소량
- 오렌지스윗에센셜오일 4dr
- 은박지 컵

✱ How to make

01 비커에 글리세린과 분말을 넣고 갠다.
02 다른 비커에 솝베이스를 잘게 썰어 핫플레이트 위에서 가열하며 녹인다.
03 베이스가 녹으면 1에 적당량을 붓고 저어준다.
04 에센셜오일을 넣고 다시 섞어준다.
05 은박지 컵에 부어주고 에탄올을 뿌려 기포를 없앤다.
06 굳으면 컵을 벗겨내고 랩이나 비닐 등에 싸서 보관한다.

Tip*

플라스틱 용기를 사용할 경우 비누가 잘 빠지지 않는데, 냉동실에 잠깐 넣었다가 꺼내면 훨씬 수월하게 비누를 뺄 수 있습니다.

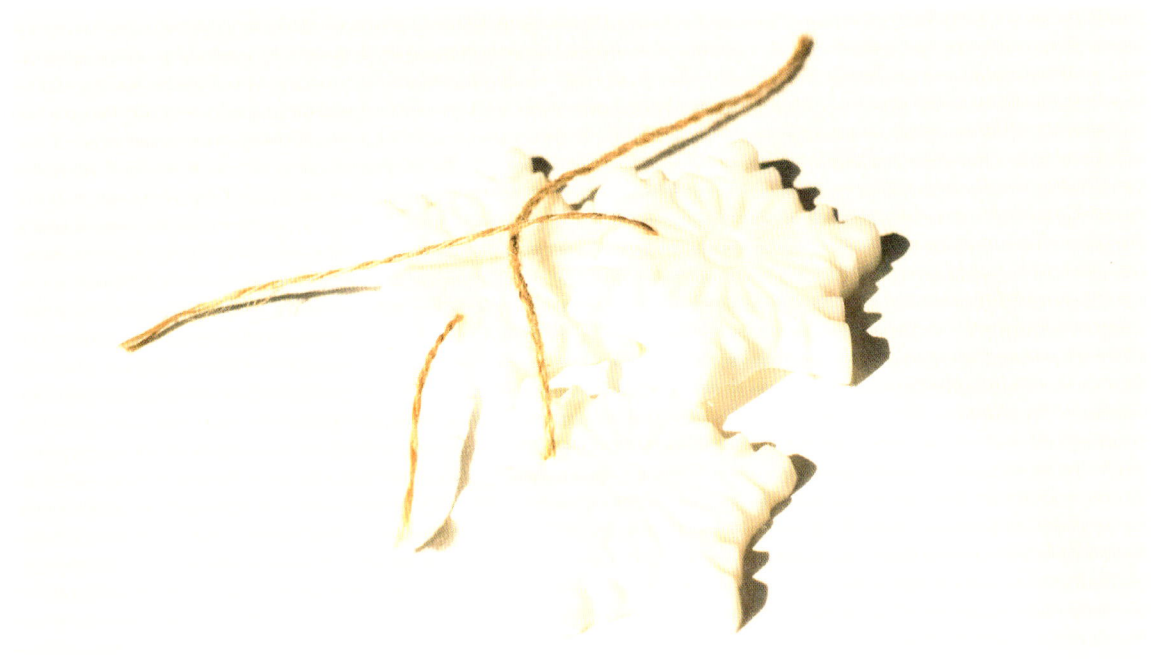

47 크리스마스장식 비누

겨울철 크리스마스트리나 적당한 장소에 매달아둘 수 있는 장식용 비누입니다. 눈꽃송이 모양 등 여러 가지 시즌용 몰드를 이용하여 재미있게 구성할 수 있습니다. 방향효과를 더하기 위해 에센셜오일의 양을 조금 많이 첨가해도 됩니다.

✿ Recipe(40g)

- 솝베이스 40g
- 글리세린 소량
- 페퍼민트에센셜오일 1g

✷ How to make

01 비커에 솝베이스를 잘게 썰어 핫플레이트 위에서 가열하며 녹인다.
02 베이스가 녹으면 용기에 덜고 글리세린을 섞어준다.
03 에센셜오일을 넣고 다시 섞어준다.
04 몰드에 1/5만 부어주고 에탄올을 뿌려 기포를 없앤다.
05 굳으면 틀에서 빼서 줄로 매달아 장식한다.

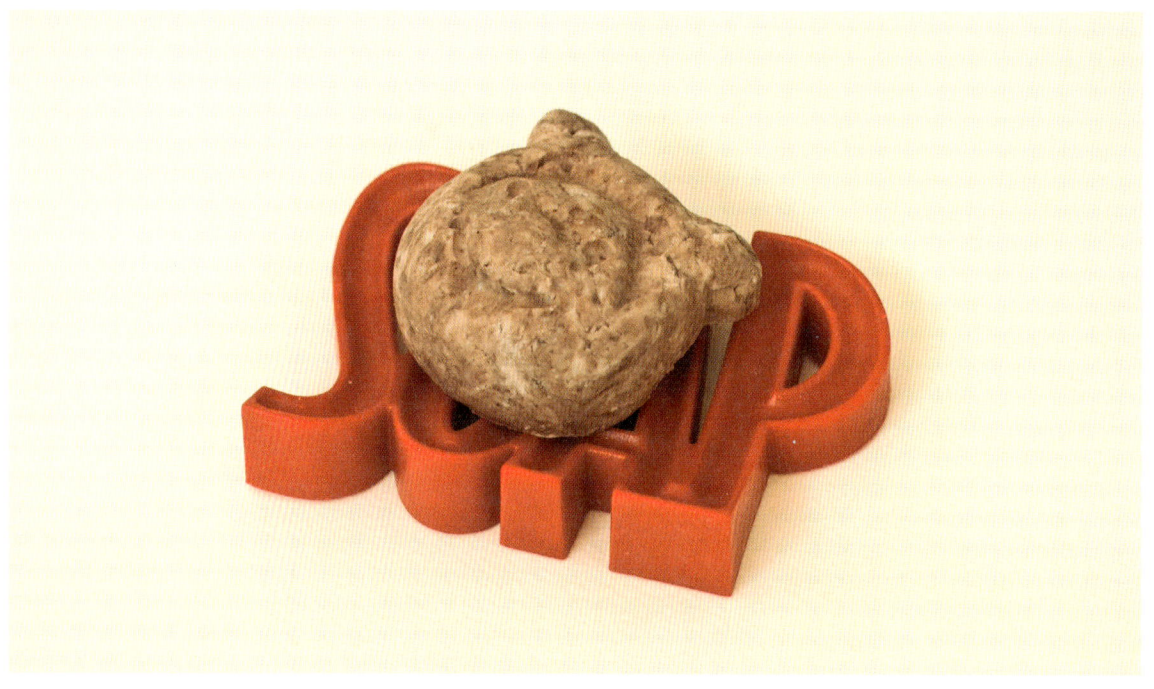

48 캐릭터 비누

캐릭터 모양의 몰드로 만드는 비누로 솝파우더가 너무 무르지 않게 반죽해야 모양이 예쁘게 나옵니다. 여러 가지 캐릭터 모양으로 만들어주면 아이들이 무척 좋아하고 선물용으로도 좋습니다.

✿ Recipe(130g)

- 솝파우더 100g
- 살구씨오일 6g
- 정제수 20g
- 글리세린 5g
- 카카오분말 소량

✳ How to make

01 두 겹으로 싼 비닐봉지에 재료를 모두 계량한다.
02 입구를 봉하고 주물러서 반죽을 한다.
03 넓은 볼에 옮겨 분말이 골고루 섞이도록 다시 한 번 반죽을 한다.
04 준비한 모양틀에 꾹꾹 눌러 담았다 뺀다.
05 조금 굳힌 후 꺼내서 건조시킨 후 사용한다.

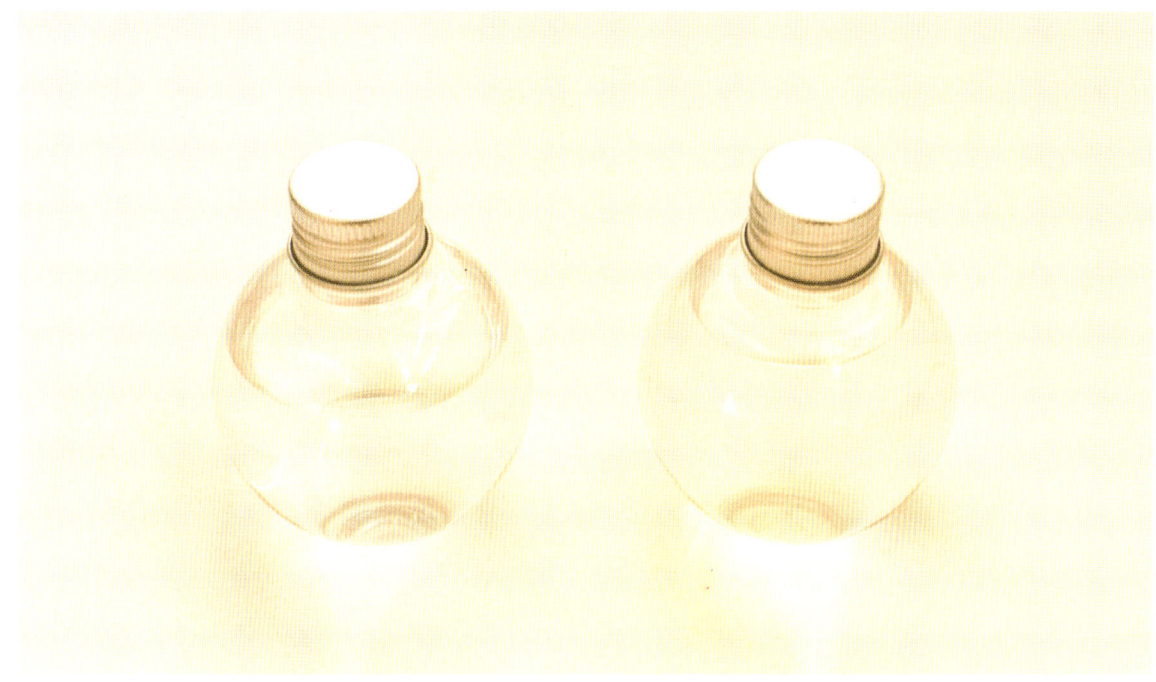

49   로즈 미스트

여성에게 가장 좋고 품질도 우수한 유기농로즈워터를 넣은 미스트는 끈적거리지 않으면서 피부를 촉촉하게 해줍니다. 황금은 항염, 항알레르기에 효과적인 약재로 아토피피부에 사용해도 좋습니다.

✤ Recipe(100g)

- 유기농로즈워터 95g
- 올리브리퀴드 6dr
- 이펙틴 1g
- 황금추출물 10dr
- 천연한방방부제 2g
- 로즈에센셜오일 3dr

✻ How to make

01 소독한 비커에 에센셜오일과 올리브리퀴드를 계량하여 주걱으로 섞어준다.
02 정제수와 로즈워터를 붓고 섞어준다.
03 첨가물을 넣고 섞은 후 용기에 담아 사용한다.

Tip*

로즈는 아랍인 의사 아비세나가 최초로 증류를 통해 에센스를 얻은 식물로 좋은 품질의 에센스를 얻으려면 새벽녘에 따야 하며 수천 톤의 꽃으로 단지 몇 kg의 적은 양만 추출할 수 있기 때문에 매우 고가입니다.

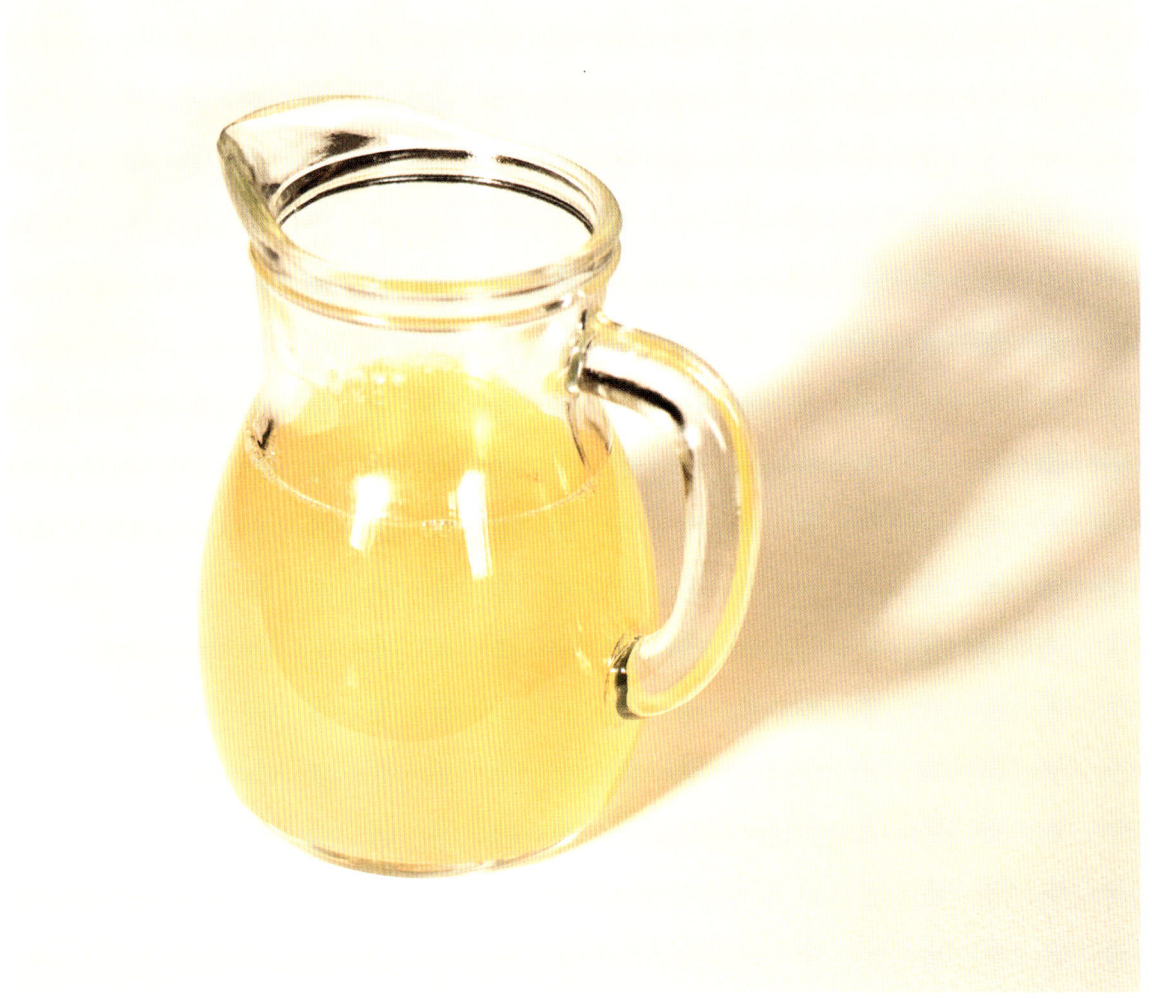

50 베이비 샴푸

일반 샴푸는 합성계면활성제와 인공적인 향이 첨가되어 깨끗이 씻어내지 않으면 두피에 남아 트러블을 일으킵니다. 식물성 오일로 만드는 천연샴푸는 두피가 약한 아이들도 안전하게 사용할 수 있습니다. 민감한 아이라면 pH를 맞춰 사용하는 것이 좋습니다.

✣ Recipe(1kg)

- 코코넛오일 200g
- 피마자오일 100g
- 해바라기오일 100g
- 포도씨오일 70g
- 호호바오일 30g
- 가성가리 117g
- 정제수 117g
- 설탕 50g
- 설탕 녹일 물 300g

✳ How to make

01 비커에 가성가리와 정제수를 각각 계량한다.
02 가성가리를 정제수에 부으면서 스푼으로 저어준다.
03 다른 비커에 오일을 계량하여 핫플레이트에서 가열한다.
04 2와 3의 온도를 70도에 맞춘다.
05 오일의 온도가 70도가 되면 핸드블렌더로 2, 3회 섞어준다.
06 가성가리 녹인 물을 오일에 부으면서 핸드블렌더로 저어준다.
07 핫플레이트 위에서 온도를 유지하며 계속해서 저어주면 과트레이스가 나면서 덩어리진다.
08 덩어리진 비누액이 몽글몽글 풀어졌다 다시 걸쭉해졌다를 반복한다.
09 밑에서부터 끓어오르면서 점점 부풀어 오른다.
10 비누액이 갈색으로 변하고 끈적끈적하게 점성이 생기면서 반응을 멈춘다.
11 다른 비커에 설탕과 정제수를 계량하고 80도로 가열하여 준비해둔다.
12 비누액을 핫플레이트에서 내려 설탕 녹인 물을 붓는다.
13 주걱 등을 이용해 물이 없어질 때까지 페이스트와 섞는다.
14 유리병 등에 넣어두고 2주 동안 보관한다.
15 정제수와 1:1로 희석한 다음 원하는 첨가물과 에센셜오일을 총량의 1% 내외로 넣고 사용한다.

Tip*

물비누를 만들 때는 반응이 매우 빠르게 오기 때문에 비누액을 가열하는 내내 계속해서 핸드블렌더나 주걱 등으로 저어주어야 합니다. 페이스트 상태로 변하면서 부풀어올라 넘칠 수도 있으니 주의해야 하며, 더 이상 반응하지 않을 때까지 저은 후 설탕 녹인 물을 부어주어야 합니다.

pH는 물이 7(중성), 피부는 4.5~5.5(약산성), 샴푸나 비누는 8~9(약알칼리)입니다. 페이스트를 희석한 후 pH 테스트에서 9 이상 나오면 미지근한 물에 구연산을 풀고 조금씩 섞어가며 pH를 조정하면 됩니다. 8 이하로 떨어뜨리면 오히려 세정력이 약해집니다.

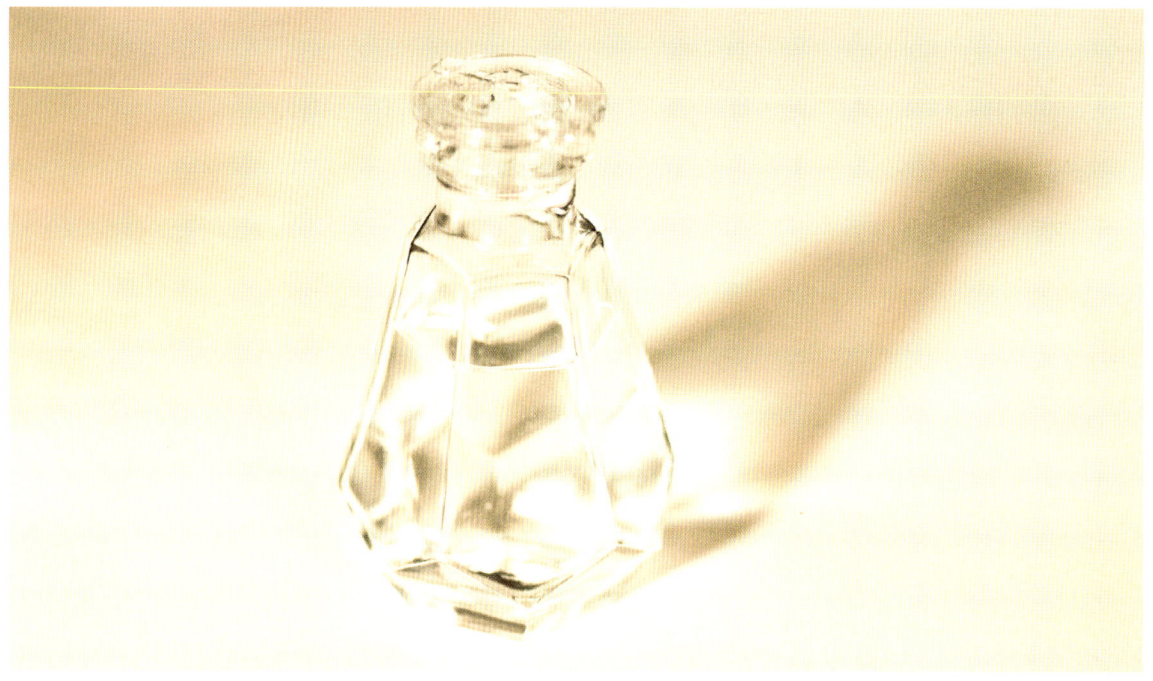

51 천연 린스

합성 첨가물 없이 천연재료만으로 만든 린스는 머릿결을 보호해주고 샴푸 후 알칼리화된 두피와 모발을 중화시켜 약산성의 상태로 만들어줍니다. 천연 린스는 천연 샴푸의 사용감을 개선시켜주며 아이도 자극 없이 안전하게 사용할 수 있습니다.

✿ Recipe(250g)

- 정제수 220g
- 구연산 25g
- 글리세린 5g
- 레몬에센셜오일 5dr

✱ How to make

01 정제수에 구연산을 녹인다.
02 글리세린을 넣고 섞어준다.
03 에센셜오일을 넣고 섞어준다.
04 용기에 담아 사용한다.

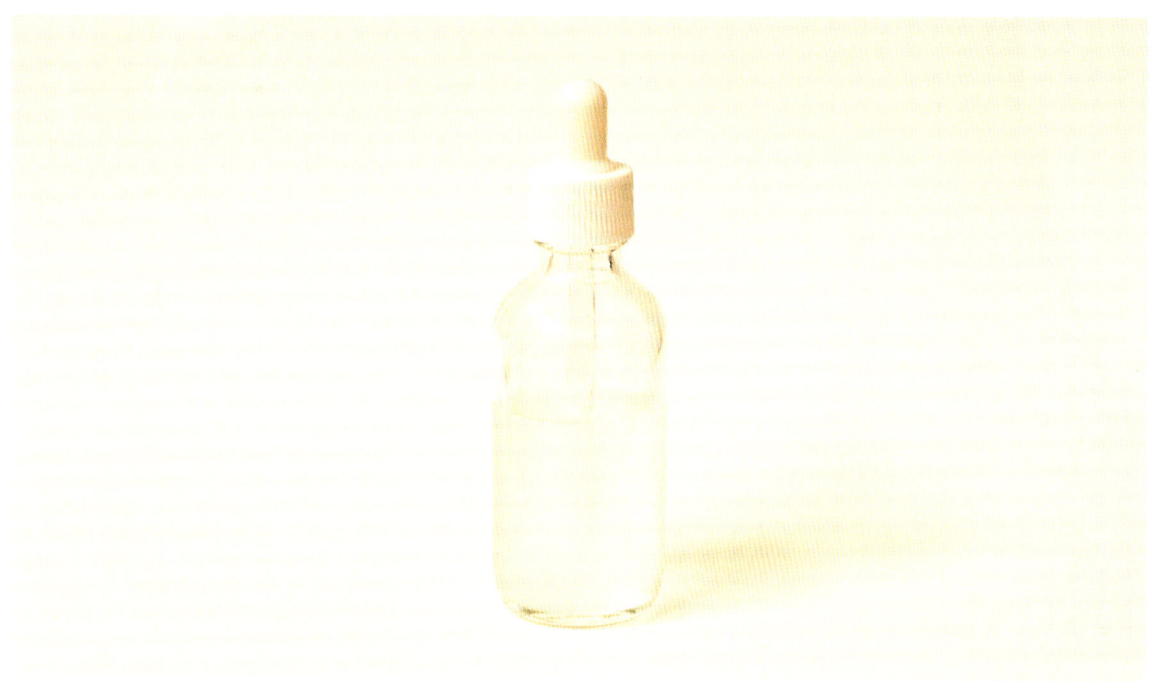

52 티트리 스프레이

티트리는 예로부터 세균, 바이러스 등의 감염을 예방하는 데 사용되었을 만큼 저항력이 강한 오일입니다. 아이들의 사마귀에도 사용했으며 면역력을 증강시켜줍니다. 땀이 많이 나는 여름철 로션이나 크림을 바르기 싫어하는 아이에게 뿌려주면 됩니다.

✿ Recipe(100g)

- 정제수 55g
- 티트리워터 40g
- 올리브리퀴드 6dr
- 네추럴베타인 1g
- 캐비어추출물 1g
- 천연한방방부제 2g
- 티트리에센셜오일 3dr

✱ How to make

01 소독한 비커에 에센셜오일과 올리브리퀴드를 계량하여 주걱으로 섞어준다.
02 정제수와 티트리워터를 붓고 섞어준다.
03 첨가물을 넣고 섞은 후 용기에 담아 사용한다.

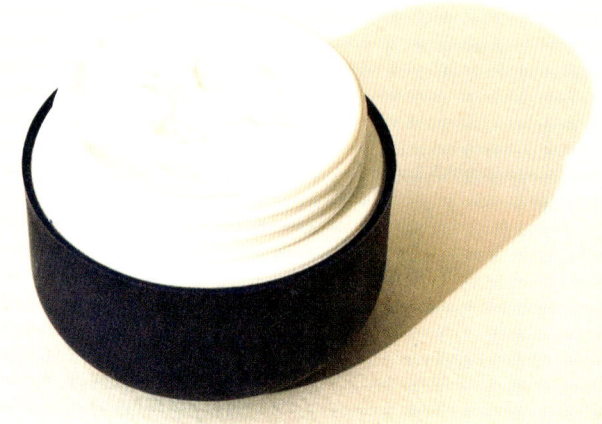

53 베이비 선크림

자외선은 피부에 트러블을 일으키고 수분을 빼앗아 노화를 일으키는 가장 큰 요인입니다. 자외선 차단에 좋은 재료로는 블랙세서미오일, 호호바오일, 알로에 등이 있습니다. 티타늄디옥사이드, 산화아연 외에도 자외선 흡수제로 시너메이트가 있으나 자극이 있어 아이들용으로는 사용하지 않는 것이 좋습니다.

✿ Recipe(50g)

- 정제수 36g
- 블랙쎄서미오일 3g
- 아보카도오일 1g
- 호호바오일 2g
- 올리브선케어왁스 2.5g
- 티타늄디옥사이드(유상) 2g
- 산화아연(유상) 1g
- 녹차추출물 10dr
- 비타민E 10dr
- NP3방부제 0.5g
- 캐모마일로먼에센셜오일 1dr

✳ How to make

01 비커에 수상층을 계량하여 가열한다.
02 다른 비커에 유상층과 유화제, 비타민E, 티타늄디옥사이드, 산화아연을 계량하여 핫플레이트 위에서 녹인다.
03 유상층과 수상층의 온도를 70도에 맞춘다.
04 수상층을 유상층에 천천히 부어 교반한다.
05 핸드블렌더로 3~5분 정도 돌려준다.
06 어느 정도 점도가 나면 첨가물을 넣고 다시 블렌더로 1~2분 정도 돌려준다.
07 주걱으로 3~5분 정도 잘 저어준다.
08 에센셜오일을 넣고 섞어준다.
09 소독한 용기에 담는다.

Tip*

선크림을 만드는 방법은 일반적인 에멀전 형태인 로션이나 크림(대개는 O/W(oil in water) 제형)과는 다른 W/O(water in oil)형이나 W/S(water in silicon) 제형으로 만들어집니다. 이 제형의 차이는 유화제의 다양함에 있으며 RPM이 큰 핸드블렌더로 유화를 시켜야 하는 단점이 있고 방부제 등 첨가물의 선택에도 주의해야 제형이 깨지지 않습니다. SPF(Sun Protection Factor)는 UVA, UVB, UVC 중 자외선인 UVB를 나타내는 지수로 성인의 경우 SPF 20 정도를 사용하면 됩니다. 어린이인 경우 SPF 10~15 정도만 사용해도 일반적인 자외선을 막을 수 있습니다. 장파장인 UVA를 막는 PA(Protect A)지수가 함께 표기된 제품도 있습니다. PA는 +, ++로 표기합니다.

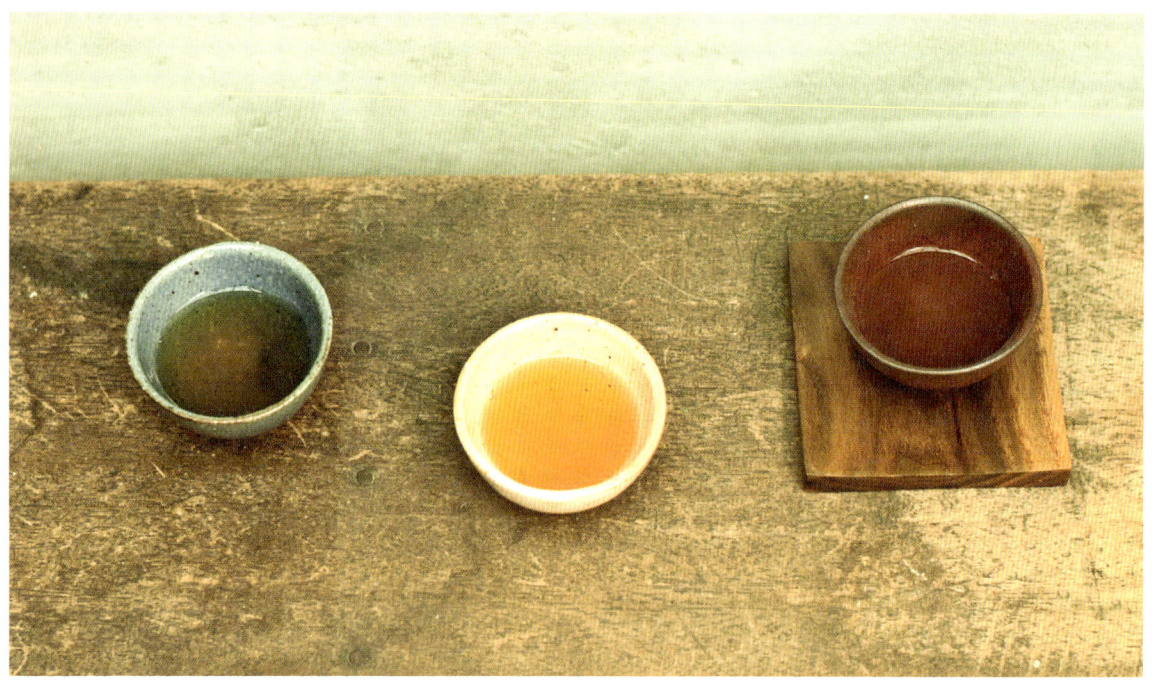

54 감기예방 허브티

아이들은 겨울철이 되면 크고 작은 감기를 달고 삽니다. 손이나 발을 청결하게 하는 것도 중요하지만 잠들기 전 면역력을 높여주는 따뜻한 허브차로 감기를 예방하는 것도 좋습니다.

✿ Recipe

- 유기농페퍼민트허브 소량
- 유기농로즈마리허브 소량
- 유기농로즈힙허브 소량

✳ How to make

01 용기에 허브를 1/5 정도 담는다.
02 물을 팔팔 끓였다 식혀서 붓는다.
03 3분 정도 기다린 후 허브를 걸러서 마신다.

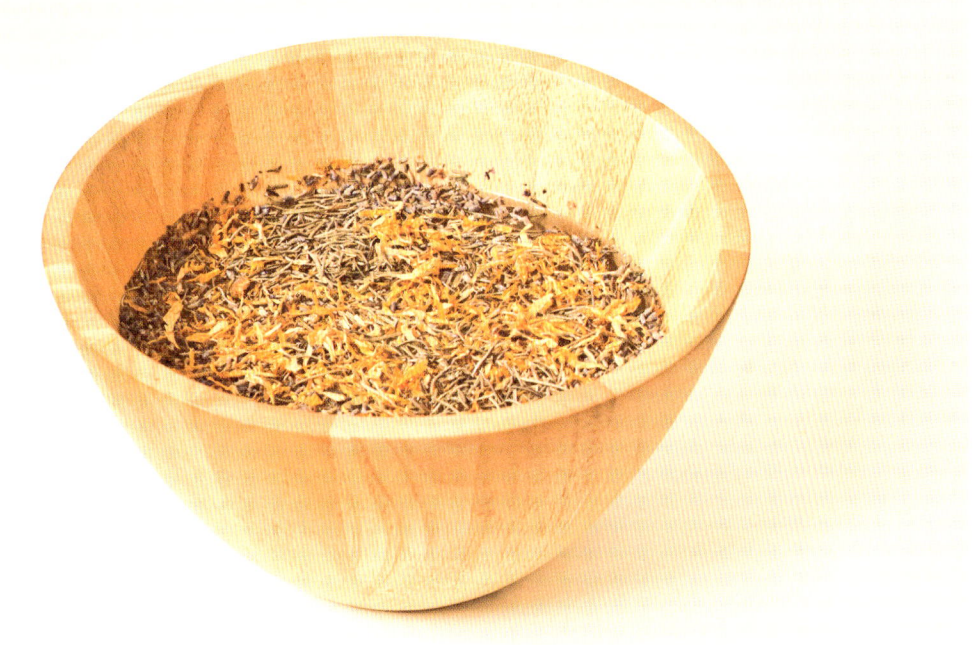

55 감기예방 스팀

감기로 인해 코가 막히고 답답할 때 해주면 좋은 스팀법입니다. 목이 아플 때는 티트리를 한 방울 첨가해 사용해도 됩니다.

✿ Recipe

- 정제수
- 유기농캐모마일허브 소량
- 유기농페퍼민트허브 소량
- 유칼립투스스미디에센셜오일 1dr

✽ How to make

01 정제수를 펄펄 끓였다가 약간 식혀 볼에 담는다.
02 허브를 넣는다.
03 수건으로 주위를 감싸고 얼굴과 볼이 20cm 정도 떨어진 상태에서 증기를 쐰다.
04 5~10분 정도 쐬고 나서 그대로 말린다.

Tip*
너무 가까이 대면 화상을 입을 수도 있으니 주의해야 하며 어린아이일수록 시간을 짧게 해야 합니다.

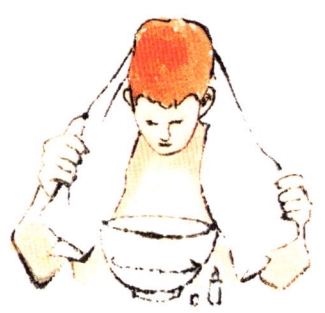

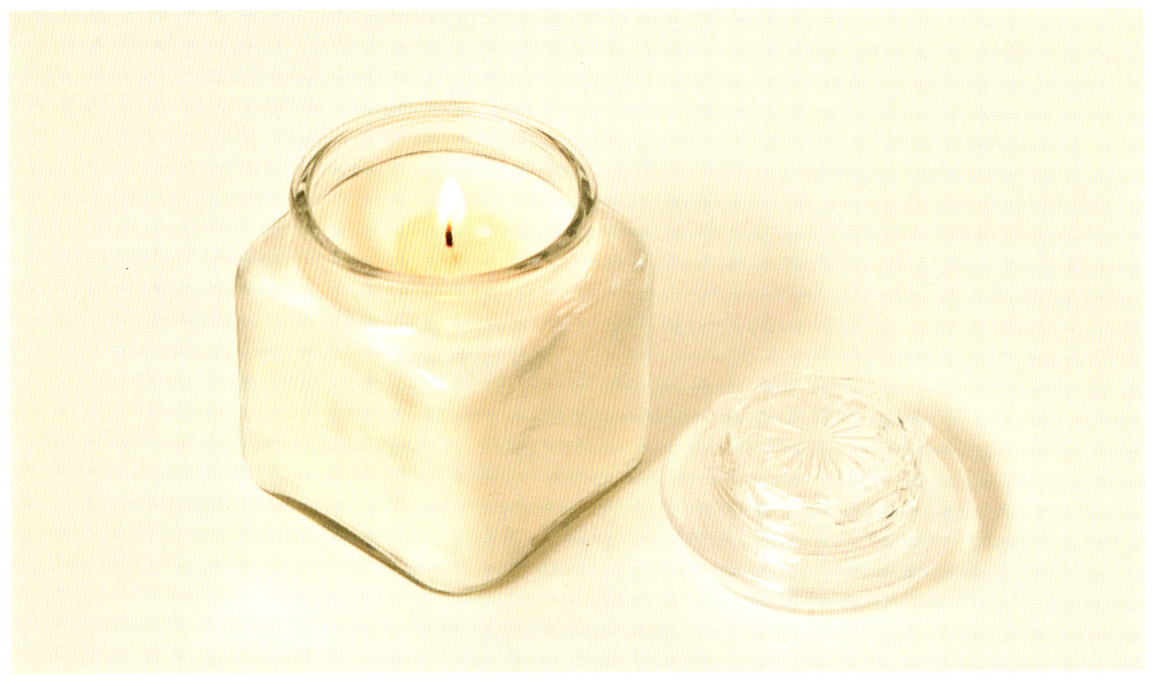

56 콩왁스 아로마캔들

콩왁스는 천연왁스 중 하나로 소이왁스라고도 합니다. 석유계인 파라핀보다 불꽃이 천천히 작게 타고 안전하며 그을음이 없는 것이 장점입니다. 연소점이 낮아 에센셜오일을 첨가할 수 있습니다.

✽ Recipe(250g)

- 콩왁스 250g
- 심지
- 심지탭
- 글루건
- 유리용기
- 라벤더에센셜오일 10g

✽ How to make

01 심지에 심지탭을 끼워 고정시킨다.
02 유리용기 중앙에 글루건으로 심지를 부착한다.
03 나무젓가락으로 심지를 세운다.
04 콩왁스를 핫플레이트 위에서 가열하여 녹인다.
05 왁스의 온도가 60도가 되면 종이컵에 따른다.
06 원하는 향을 넣고 섞어주되 에센셜오일은 5~7% 정도가 적당하다.
07 굳으면 나무젓가락을 빼고 심지를 0.5~1cm 정도로 잘라 사용한다.

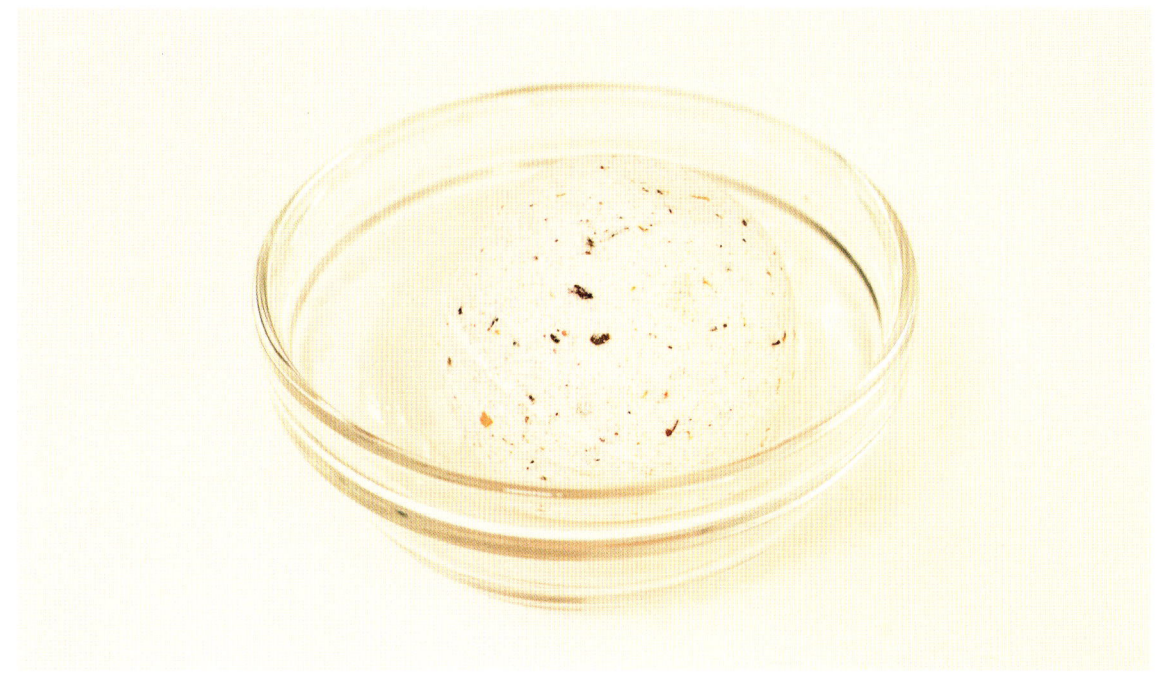

57 라벤더 바스붐

피부를 매끄럽고 하고 건조를 막아 주는 바스붐은 목욕폭탄이라 불리며 여러 가지 형태로 만들 수 있습니다. 사용한 허브의 찌꺼기들을 모아 분말과 함께 섞은 후 틀에 넣어 만들면 빠지기도 수월하며 분위기 있는 바스붐이 완성됩니다.

✿ Recipe(400g)

- 중조 200g
- 콘스탄치 100g
- 구연산 100g
- 글리세린 5g
- 유노하나분말 소량
- 정제수(또는 플로럴워터) 소량
- 라벤더에센셜오일 10dr
- 건조허브 찌꺼기 소량

✽ How to make

01 넓은 볼에 중조, 콘스탄치, 구연산을 계량하여 섞어준다.
02 유노하나와 글리세린, 에센셜오일을 넣고 잘 섞어준다.
03 허브 찌꺼기를 넣어 섞어준다.
04 정제수를 넣으면서 촉촉해질 정도로 점도를 맞춘다.
05 손에 뭉쳐질 정도가 되면 모양용기에 허브를 조금 담고 반죽된 분말을 꾹꾹 눌러 담는다.
06 뒤집어서 살살 뺀다.
07 건조 후 랩으로 싸서 보관하여 사용한다.

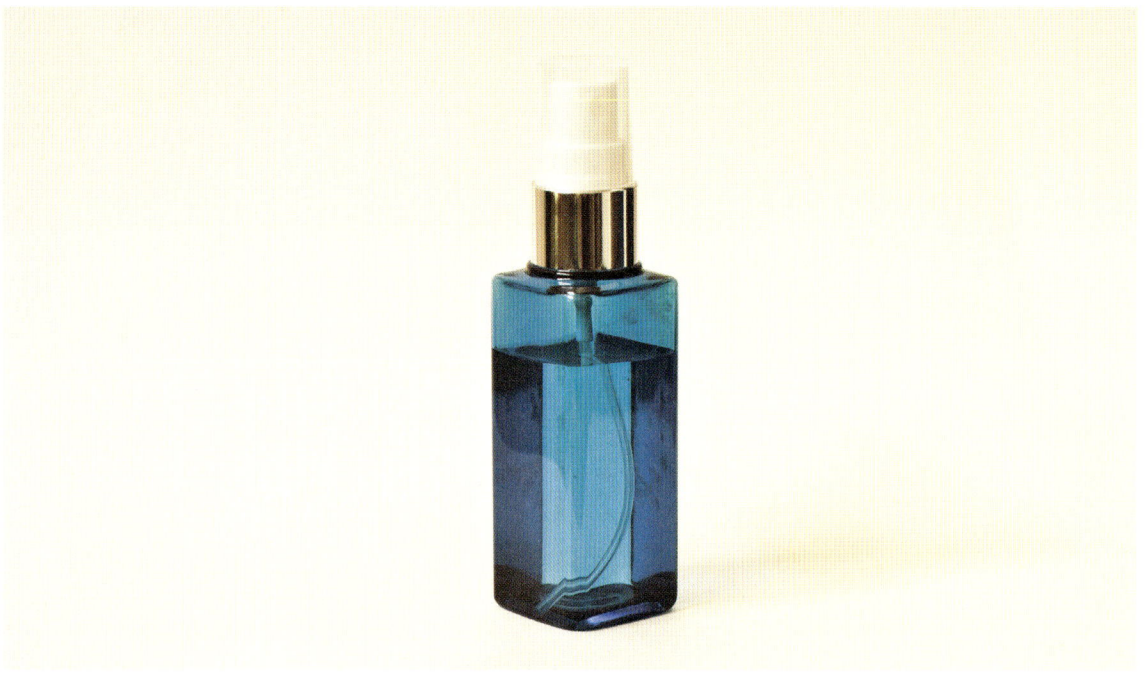

58 시트로넬라 스프레이

해충이 싫어하는 시트로넬라에센셜오일을 이용해서 만드는 천연모기퇴치제로 모기가 극성인 여름부터 초가을까지 사용하는 필수품입니다. 아이 몸에 직접 뿌리는 것보다 창틀이나 옷가지, 침구 등에 뿌리는 것이 더욱 안전합니다.

✿ Recipe(100g)

- 정제수 50g
- 무수에탄올 50g
- 시트로넬라에센셜오일 10dr
- 티트리에센셜오일 5dr

✱ How to make

01 소독한 비커에 에탄올과 에센셜오일을 계량하여 유리막대로 섞어준다.
02 1에 정제수를 넣고 섞어준다.
03 용기에 담아 사용한다.

● 48개월 이후 아이를 위한 베이비마사지

아이들은 TV나 책을 보면서 자세가 나빠지기 쉬운데 척추를 비롯한 뼈가 휘면 장기도 영향을 받아 몸 전체에 문제가 생기게 됩니다. 활동력이 가장 많은 팔과 다리의 마사지를 통해 바른 성장을 돕고 아름다운 몸매로 가꿀 수 있습니다. 다리와 팔 마사지는 신생아 시기부터 시행해도 좋습니다.

01

다리를 전체적으로 문질러주고 비틀어주고 잡아당기는 동작으로 허리와 골반을 바르게 하고 다리 모양을 곧게 해줍니다. 다리에 있는 혈자리를 골고루 만져 잘못된 자세를 바로잡아줄 수 있습니다.

어떤 마사지를 할까요? 길쭉 길쭉 쑤욱 (길고 건강한 다리를 위한 마사지)

마사지오일 호호바오일 30ml + 캐모마일로먼에센셜오일 2dr

어떻게 할까요?

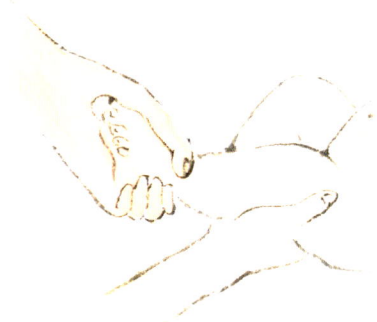

01 한 손으로 아이의 발목을 잡아주고 다른 쪽 손바닥을 이용해 발목 바깥쪽에서 허벅지까지 올라갔다 내려오며 마사지해주세요. 안쪽도 마찬가지로 해주세요.

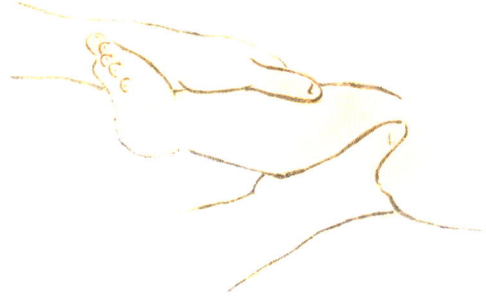

02 허벅지 위에서부터 발목까지 양손으로 쥐었다 폈다 하며 돌리면서 마사지해주세요.

어떻게 할까요?

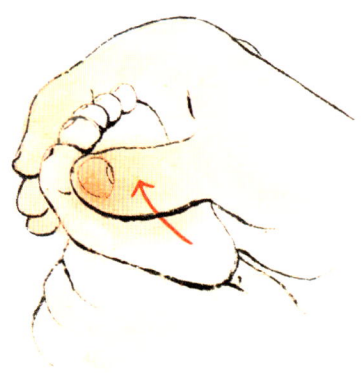

03 한 손으로 발목을 잡고 엄지손을 이용해 발뒷꿈치에서 발가락 방향으로 쓸어주세요.

04 가능하다면 발가락 마사지를 함께 해주세요.

05 1~3(4)를 반복해주세요.

어디에 좋은가요? 성장판을 자극하여 성장통을 예방하고 대근육을 움직이는 고관절을 튼튼하게 해줘요. 캐모마일로먼 에센셜오일은 근육을 부드럽게 해주는 오일로 성장통이 있을 때 오일을 적신 따뜻한 수건으로 다리에 찜질해도 좋아요.

마사지 팁 이 시기에도 성장통이 있는 아이들이 많아요. 이럴때는 무릎 바로 아래 움푹 들어간 부위(족삼리)를 눌러주면 성장통 완화에 도움이 되요.

주의할 점이 있나요? 오일을 충분히 발라 아이의 피부가 상하지 않게 주의해야 해요.

02

팔을 유연하게 해주는 마사지로 눕지 않으려는 아이는 앉아서 해주면 됩니다.
오일을 발라주는 기본 동작부터 손가락 마사지까지 이어서 하면 좋습니다.

어떤 마사지를 할까요? 샐쭉 샐쭉 쑤욱 (길쭉하고 유연한 팔을 위한 마사지)

마사지오일 스윗아몬드오일 10ml+해바라기오일 10ml

어떻게 할까요?

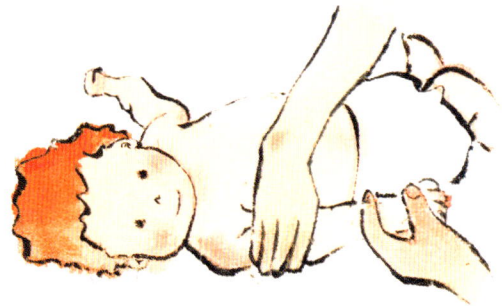

01 한 손으로 아이의 손목을 잡아주고 다른 손 손바닥을 이용해 바깥쪽 손목에서 어깨까지 올라갔다 내려오며 마사지해주세요. 안쪽도 마찬가지로 해주세요.

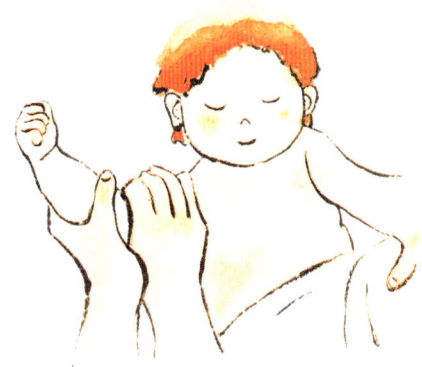

02 어깨 위에서부터 손목까지 양손으로 쥐었다 폈다 하며 돌리면서 마사지해주세요.

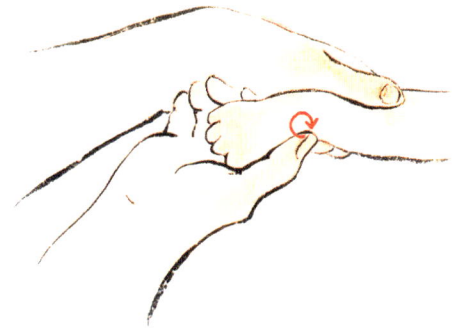

03 양 손으로 손목을 잡고 엄지를 이용해 부드럽게 원을 그려주세요.

04 가능하다면 손가락 마사지를 함께 해주세요.

05 1~3(4)을 반복해주세요.

어디에 좋은가요?   활동량이 많은 시기의 아이에게 유연함을 길러주고 팔이 가늘고 길어지게 도와줘요.

마사지 팁   겨드랑이 부위는 액와 임파가 있는 자리로 몸 안의 나쁜 기운을 빼주면 좋아요.
어깨에서 겨드랑이까지 손바닥으로 밀듯이 쓸어주세요.

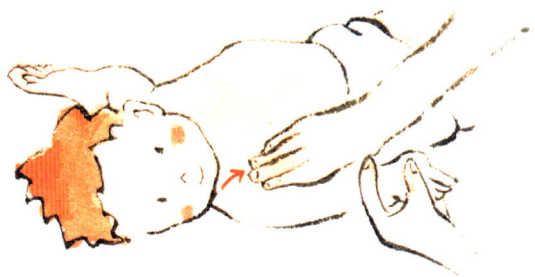

주의할 점이 있나요?   팔이 빠지지 않게 너무 세게 잡아당기지 않아야 해요.

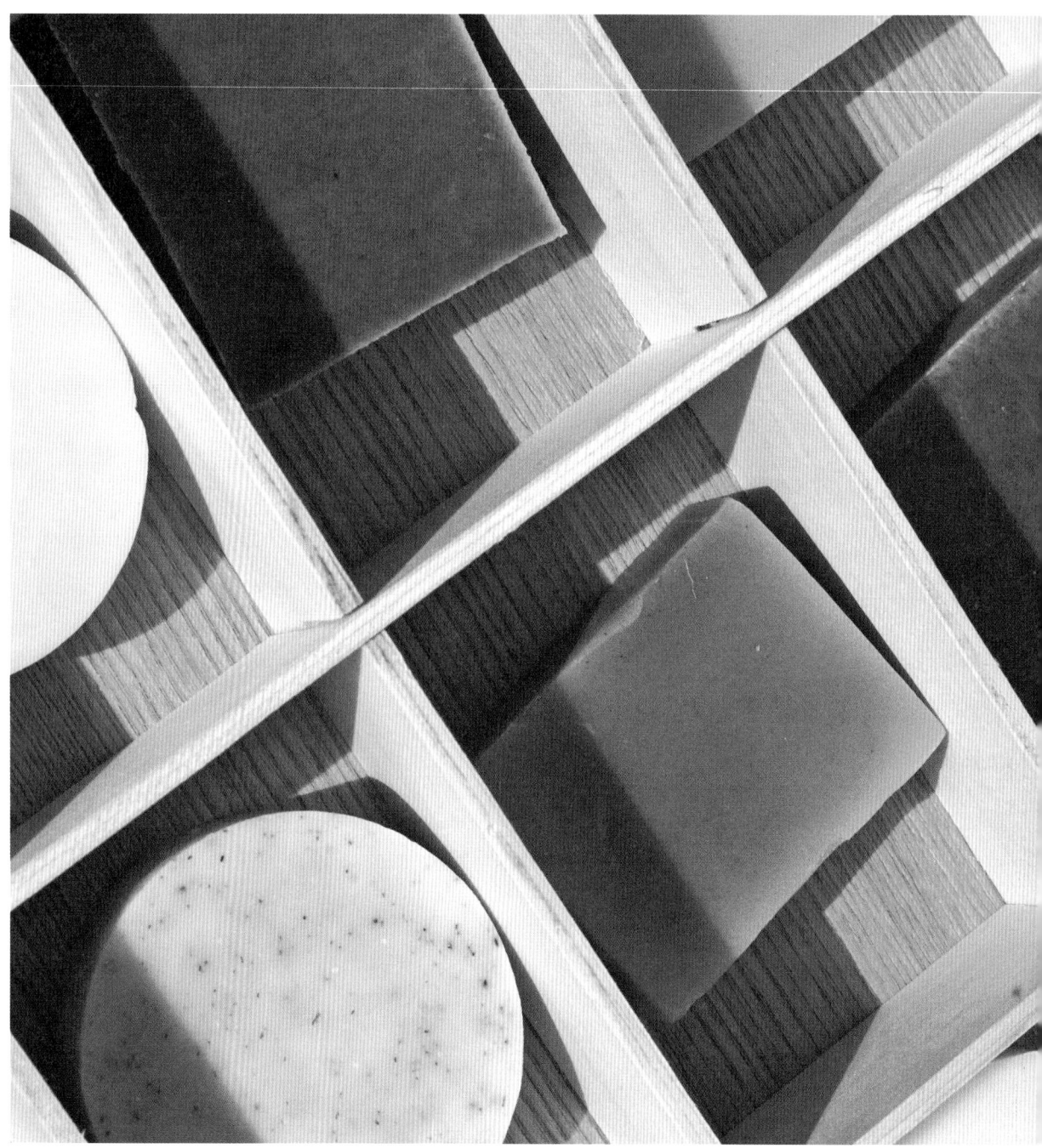

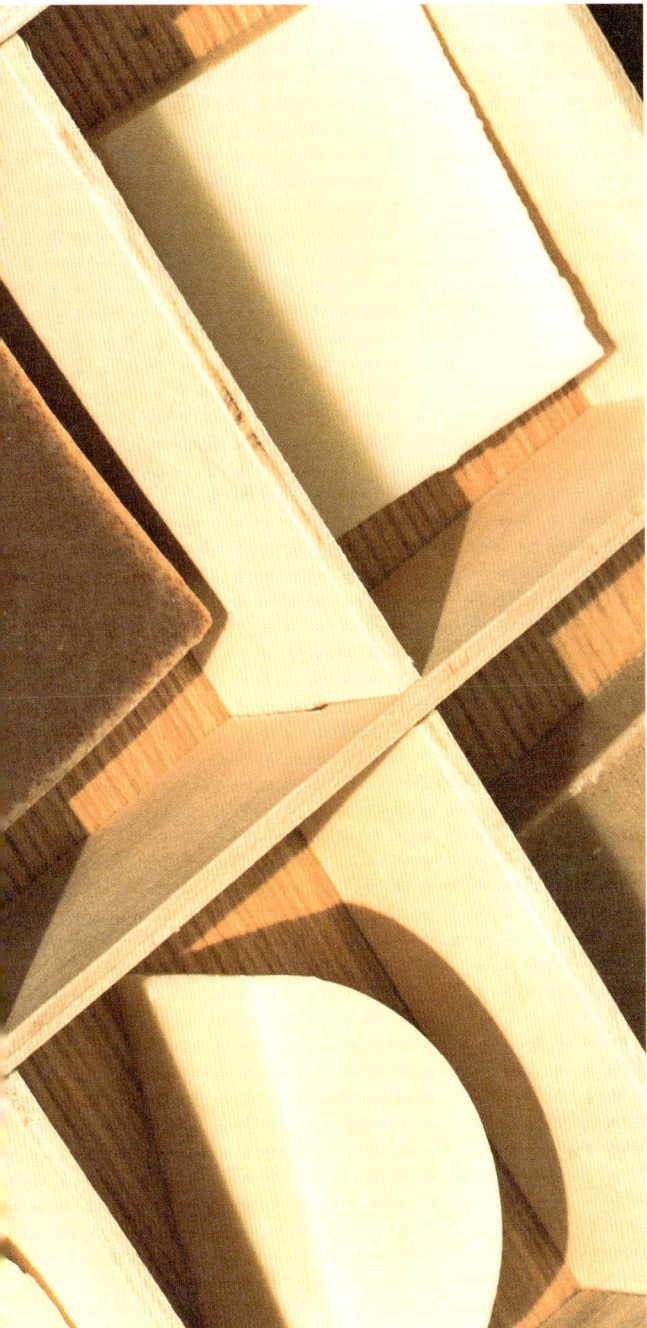

Section 3

엄마를 위한 천연비누와 천연화장품

Chapter 01
민감성피부 **162**

Chapter 02
건성, 아토피피부 **172**

Chapter 03
지성, 여드름피부 **196**

Chapter 04
노화피부 **216**

Chapter 05
그 밖에 만들어두면 좋은 것들 **228**

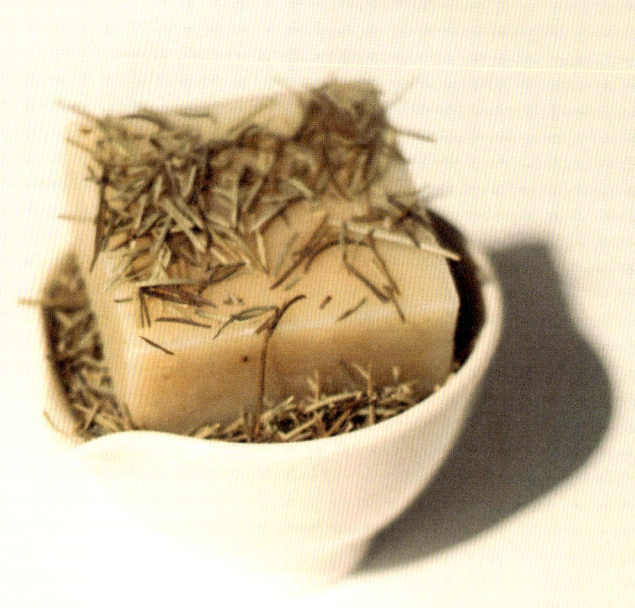

01 로즈마리 헤어바

비듬을 억제하고 모발성장에 도움을 주는 로즈마리는 라벤더에센셜오일과 함께 두피용 제품에 많이 사용되는 오일입니다. 풍부한 거품과 세정력이 있어 민감한 피부에도 샴푸 대용으로 얼마든지 사용할 수 있는 헤어바입니다.

민감성피부를 위한 천연비누와 천연화장품

민감성피부는 트러블이 자주 나고 찬바람이나 자외선 등 외부의 요인에 민감하게 반응하는 피부로 표피가 얇고 투명한 것이 특징입니다. 이런 경우 주름 등 피부노화가 빨리 올 수 있어 적정한 수분 조절이 필요합니다.

✿ Recipe(1kg)

- 코코넛오일 200g
- 팜오일 180g
- 피마자오일 100g
- 동백오일 120g
- 살구씨오일 100g
- 올리브오일 50g
- 가성소다 108g
- 정제수 248g
- 로즈마리에센셜오일 3g
- 라벤더에센셜오일 5g

✽ How to make

01 비커에 가성소다와 정제수를 각각 계량한다.
02 가성소다를 정제수에 부으면서 스푼으로 저어준다.
03 다른 비커에 오일을 계량하여 핫플레이트에서 가열한다.
04 2와 3의 온도를 50도에 맞춘다.
05 오일을 핸드블렌더로 2, 3회 섞어준다.
06 가성소다 녹인 물을 오일에 부으면서 핸드블렌더로 저어준다.
07 핫플레이트에서 내리고 주걱을 사용해 한 방향으로 저어준다.
08 크림처럼 트레이스가 나면 에센셜오일을 넣고 저어준다.
09 몰드에 붓고 따뜻하게 담요로 감싸 하루 정도 보온한다.
10 비누가 굳으면 꺼내 잘라서 6주 이상 건조시킨 후 사용한다.

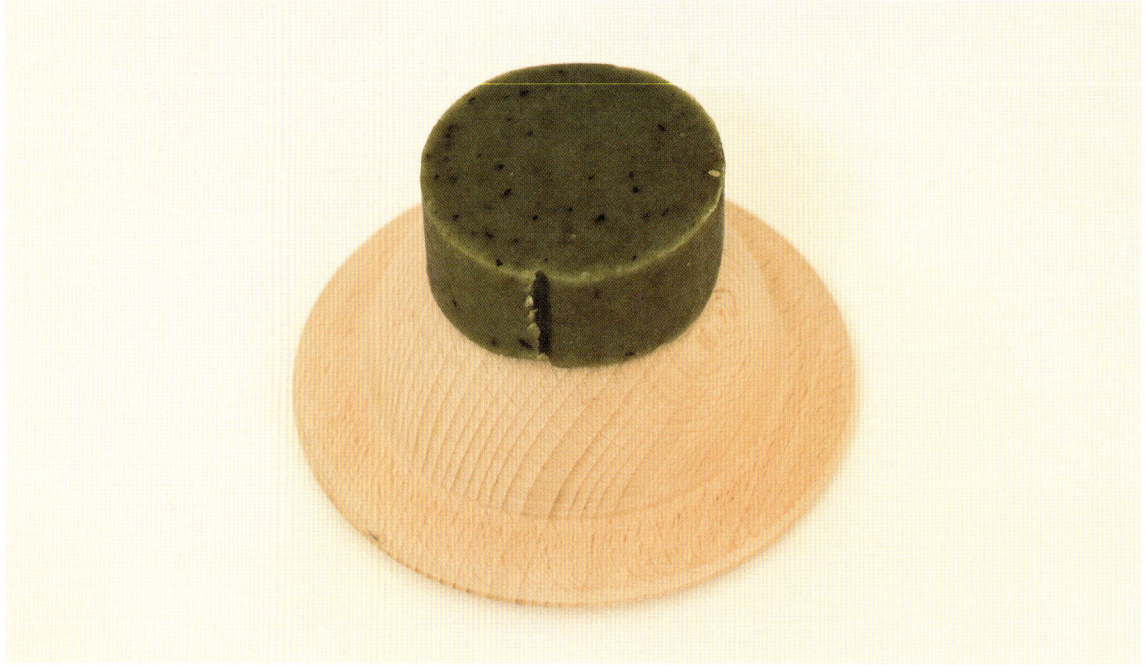

02 소이빈 비누

불포화지방산을 함유하여 보습에 좋은 콩오일로 만드는 소이빈비누는 비타민E가 풍부할 뿐만 아니라 천연항산화 성분을 함유하여 피부를 건강하게 지켜줍니다. 어떤 피부에도 무난한 녹차분말이 첨가되었습니다.

✿ Recipe(1kg)

- 코코넛오일 170g
- 팜오일 180g
- 올리브오일 150g
- 콩유 150g
- 포도씨오일 100g
- 가성소다 106g
- 정제수 248g
- 녹차분말 7g
- 페퍼민트허브 소량
- 팔마로사에센셜오일 8g

✳ How to make

01 비커에 가성소다와 정제수를 각각 계량한다.
02 가성소다를 정제수에 부으면서 스푼으로 저어준다.
03 다른 비커에 오일을 계량하여 핫플레이트에서 가열한다.
04 2와 3의 온도를 50도에 맞춘다.
05 오일을 핸드블렌더로 2, 3회 섞어준다.
06 가성소다 녹인 물을 오일에 부으면서 핸드블렌더로 저어준다.
07 핫플레이트에서 내리고 주걱을 사용해 한 방향으로 저어준다.
08 크림처럼 트레이스가 나면 분말과 에센셜오일을 넣고 저어준다.
10 몰드에 붓고 따뜻하게 담요로 감싸 하루 정도 보온한다.
11 비누가 굳으면 꺼내 잘라서 6주 이상 건조시킨 후 사용한다.

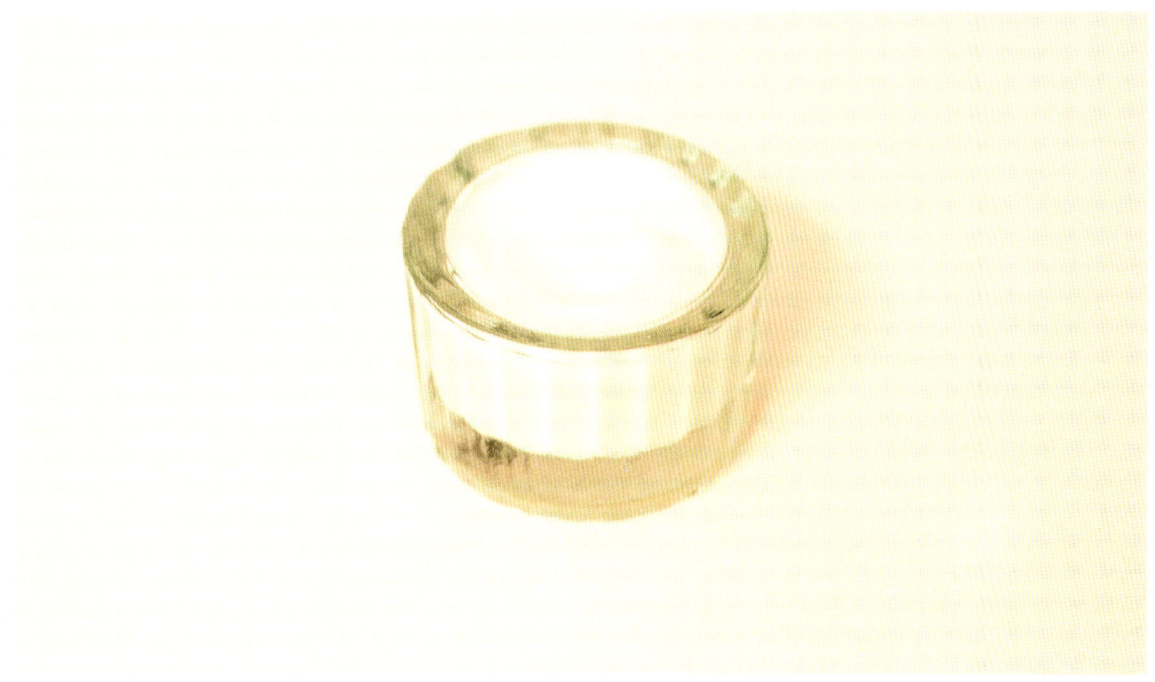

03 백련초 크림

선인장의 열매인 백련초에서 얻는 모이스틴은 피부친화적인 보습제로 자극이 없어 민감한 피부에 사용하기 적당합니다. 수렴작용이 있는 녹차추출물과 건성피부에 좋은 파출리에센셜오일을 첨가한 크림입니다.

✿ Recipe(50g)

- 정제수 35g
- 호호바오일 3g
- 달맞이꽃오일 3g
- 로즈힙오일 4g
- 올리브유화왁스 2g
- 비타민E 0.5g
- 모이스틴 1g
- 녹차추출물 0.5g
- 천연한방방부제 1g
- 파출리에센셜오일 1dr
- 라벤더에센셜오일 2dr

✱ How to make

01 소독한 비커에 정제수를 계량하여 핫플레이트 위에서 가열한다.
02 다른 비커에 오일과 올리브유화왁스, 비타민E를 계량하여 가열한다.
03 1과 2의 온도를 70도에 맞춘다.
04 2를 1에 부으면서 주걱으로 저어준다.
05 화장품용 핸드블렌더나 주걱을 이용해 한 방향으로 저어준다.
06 크림처럼 걸쭉해지면 나머지 첨가물과 에센셜오일을 넣고 섞어준다.
07 용기에 담아 사용한다.

Chapter 1 　　　　　민감성피부

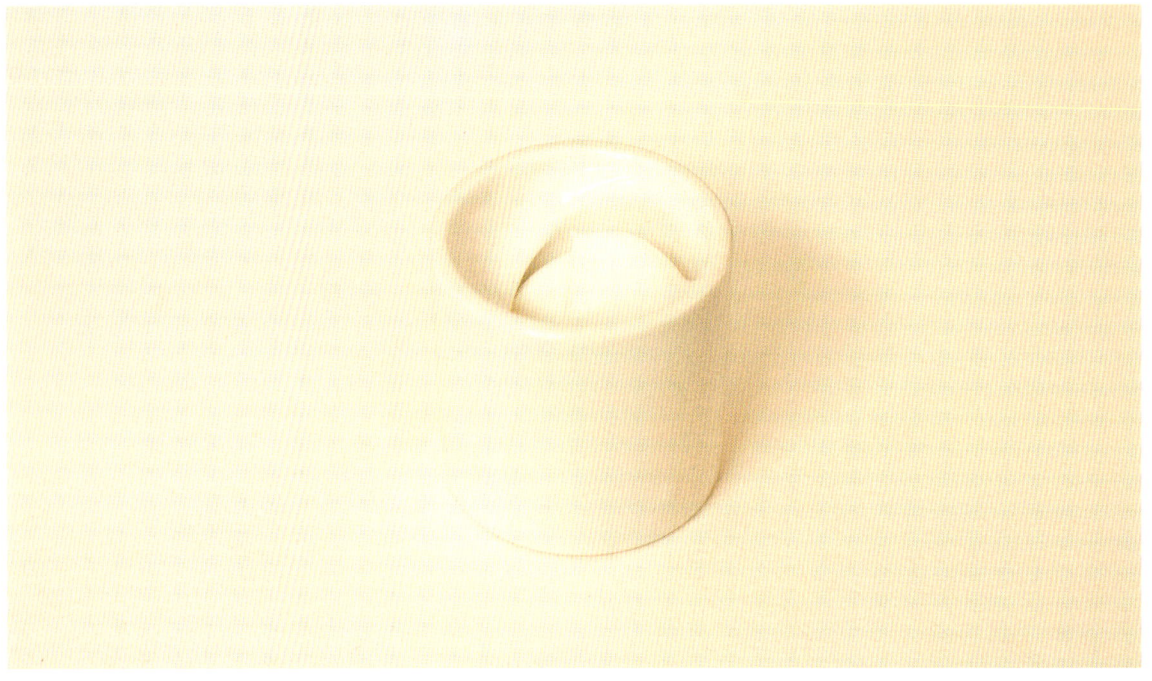

04 아이 크림

얼굴 피부 중 가장 민감하고 약한 눈가를 위해 자극 없고 순한 로즈힙, 호호바오일만으로 만든 아이크림입니다. 에센셜오일은 생략해도 됩니다. 눈가의 잔주름을 완화하는 데 효과적인 프랑킨센스에센셜오일은 건조하고 민감한 피부에 자주 사용됩니다.

✿ Recipe(30g)

- 정제수 22g
- 호호바오일 2g
- 로즈힙오일 2.5g
- 올리브유화왁스 1.2g
- 레티놀 0.5g
- 천연한방방부제 0.5g
- 프랑킨센스에센셜오일 1dr

✽ How to make

01 소독한 비커에 정제수를 계량하여 핫플레이트 위에서 가열한다.
02 다른 비커에 오일과 올리브유화왁스를 계량하여 가열한다.
03 1과 2의 온도를 70도에 맞춘다.
04 2를 1에 부으면서 주걱으로 저어준다.
05 화장품용 핸드블렌더나 주걱을 이용해 한 방향으로 저어준다.
06 크림처럼 걸쭉해지면 나머지 첨가물과 에센셜오일을 넣고 섞어준다.
07 용기에 담아 사용한다.

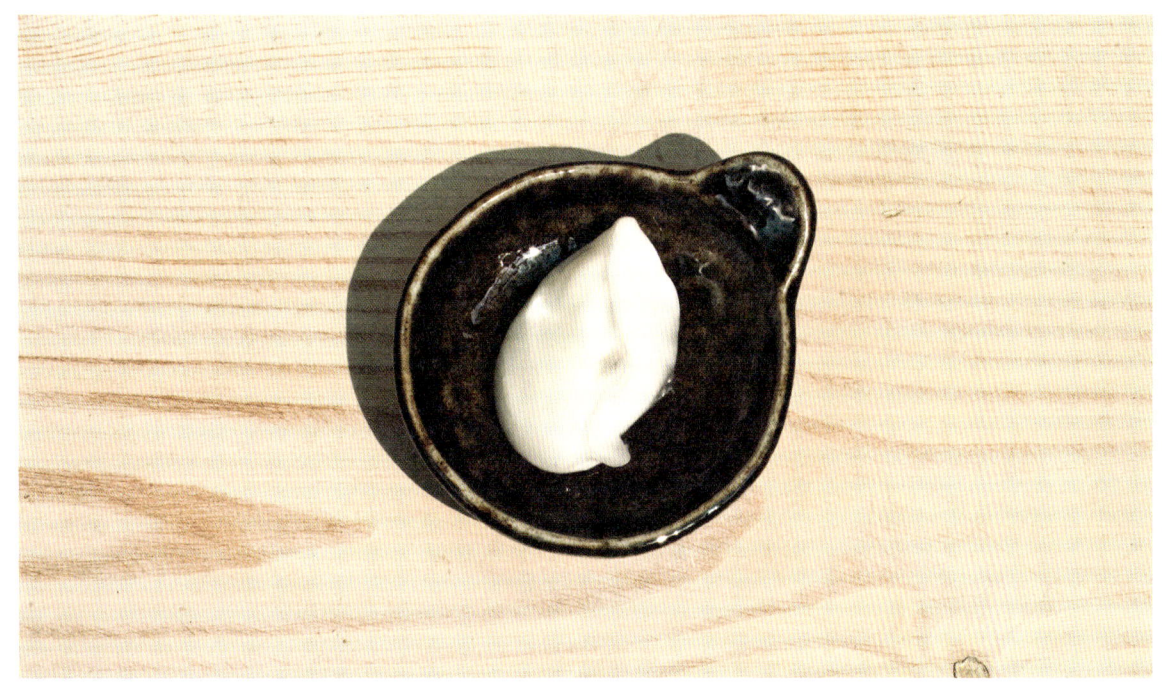

05 나이트 크림

피부의 새로운 배아세포는 밤 동안 활동합니다. 잠들기 전 영양과 보습성분이 함유된 나이트크림을 바르는 것이 낮 동안 좋은 화장품을 바르는 것보다 더 효과적입니다. 알부틴과 비타민C는 대표적인 미백용 첨가물로 낮에는 사용하지 않습니다.

✤ Recipe(50g)

- 정제수 32g
- 살구씨오일 5g
- 아보카도오일 4g
- 마카다미아오일 3g
- 포도씨오일 3g
- 올리브유화왁스 2g
- 몬타왁스 0.5g
- 비타민E 0.5g
- 알부틴 1g
- 상백피추출물 10dr
- 감초추출물 5dr
- 천연한방방부제 1g
- 로즈에센셜오일 2dr

✲ How to make

01 소독한 비커에 정제수를 계량하여 핫플레이트 위에서 가열한다.
02 다른 비커에 오일과 올리브유화왁스, 몬타왁스, 비타민E를 계량하여 가열한다.
03 1과 2의 온도를 70도에 맞춘다.
04 2를 1에 부으면서 주걱으로 저어준다.
05 화장품용 핸드블렌더나 주걱을 이용해 한 방향으로 저어준다.
06 크림처럼 걸쭉해지면 나머지 첨가물과 에센셜오일을 넣고 섞어준다.
07 용기에 담아 사용한다.

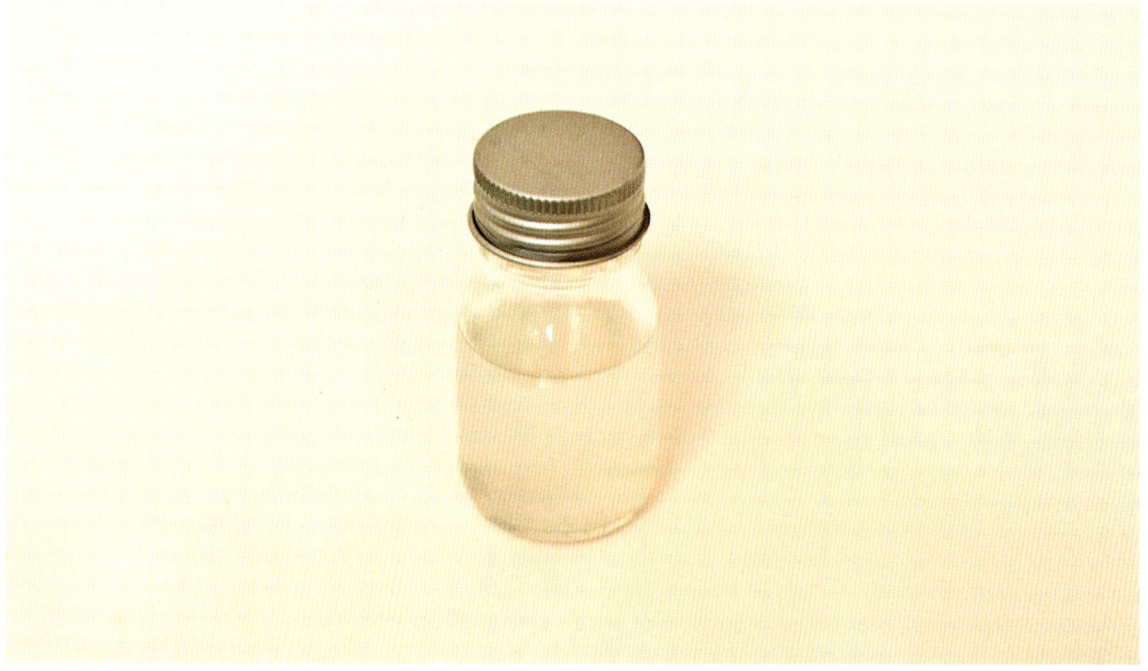

06 민감성 스킨

민감한 피부는 쉽게 트러블이 납니다. 스트레스로 인한 트러블은 자극을 최소화하고 진정시키는 것이 최우선입니다. 마데카솔의 원료로 쓰이고 있는 병풀추출물은 상처치료와 피부진정에 효과적입니다.

✿ Recipe(100g)

- 정제수 96g
- 올리브리퀴드 6dr
- 히알루론산 1g
- 병풀추출물 5dr
- 감초추출물 5dr
- 천연한방방부제 2g
- 로먼캐모마일에센셜오일 2dr
- 팔마로사에센셜오일 1dr

✳ How to make

01 소독한 비커에 에센셜오일과 올리브리퀴드를 계량하여 주걱으로 섞어준다.
02 정제수를 붓고 섞어준다.
03 첨가물을 넣고 섞은 후 용기에 담아 사용한다.

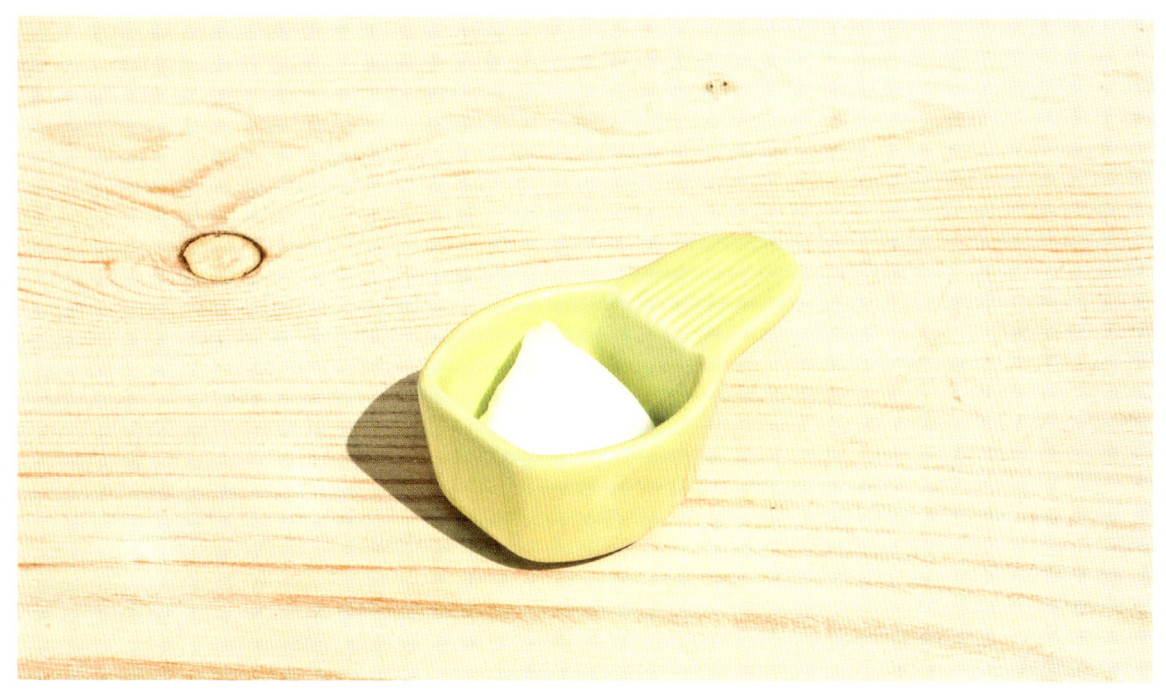

07 수분 크림

끈적임이 적고 피부를 촉촉하게 하는 알로에를 베이스로 염증을 가라앉히고 피부 표면을 부드럽게 하는 알란토인을 첨가한 수분크림입니다. 알로에는 수분 밸런스를 돕고 선번 등 햇빛에 의해 자극 받은 피부를 진정시켜줍니다.

✿ Recipe(50g)

- 정제수 20g
- 알로에모이스트 15g
- 호호바오일 5g
- 해바라기오일 4g
- 올리브유화왁스 2g
- 비타민E 0.5g
- 감초추출물 10dr
- 알란토인 1g
- NP3방부제 1g
- 팔마로사에센셜오일 2dr
- 제라늄에센셜오일 1dr

✱ How to make

01 소독한 비커에 정제수와 알로에모이스트를 계량하여 핫플레이트 위에서 가열한다.
02 다른 비커에 오일과 올리브유화왁스, 비타민E를 계량하여 가열한다.
03 1과 2의 온도를 70도에 맞춘다.
04 2를 1에 부으면서 주걱으로 저어준다.
05 화장품용 핸드블렌더나 주걱을 이용해 한 방향으로 저어준다.
06 크림처럼 걸쭉해지면 나머지 첨가물과 에센셜오일을 넣고 섞어준다.
07 용기에 담아 사용한다.

Chapter 1　　　민감성피부

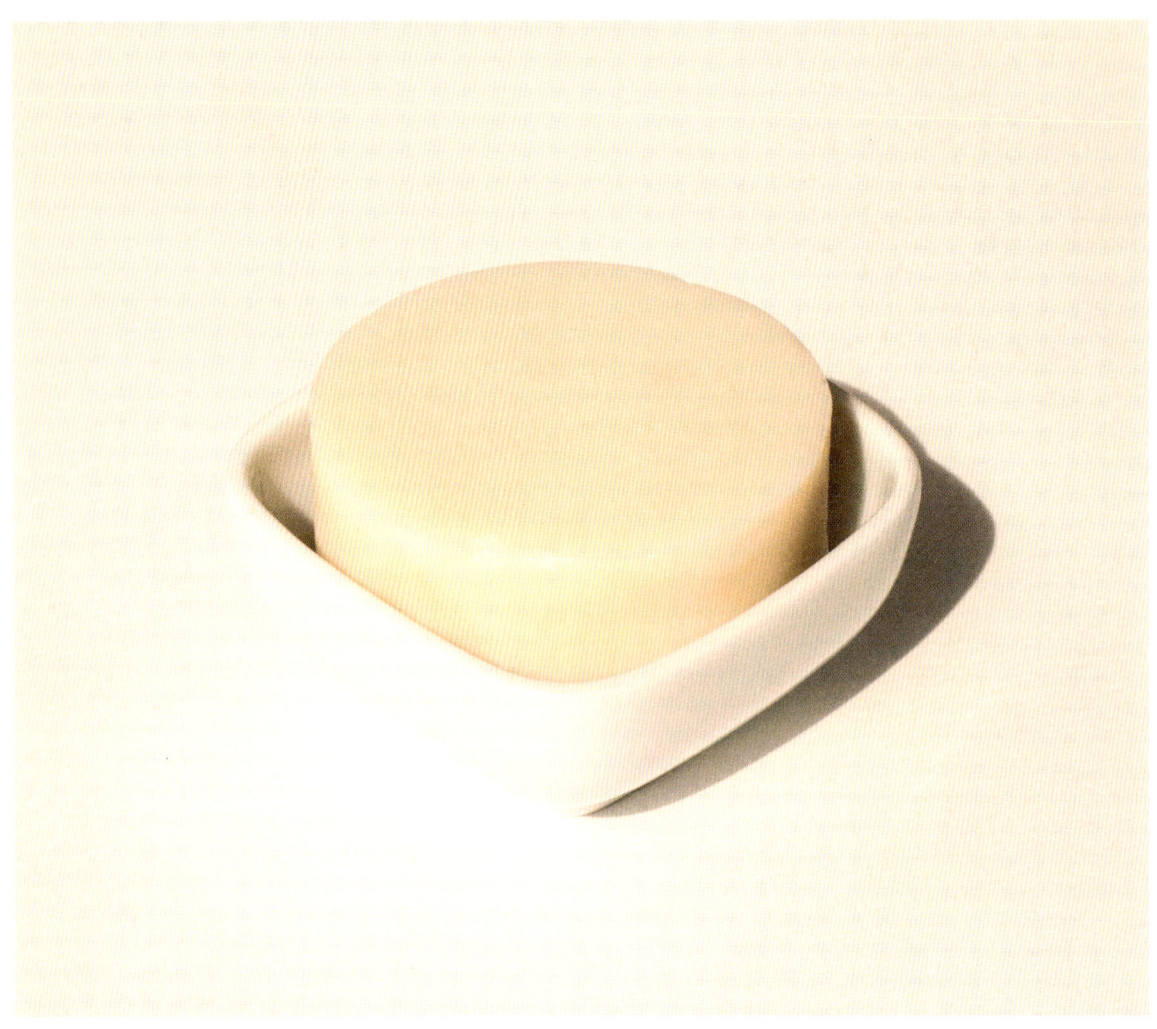

08　모유비누

모유에는 필수지방산인 감마리놀렌산의 함량이 달맞이꽃오일보다 많습니다. 감마리놀렌산은 피부노화를 방지하고 항염작용을 합니다. 모유가 없는 경우 산양유를 대신하여 만들어도 됩니다. 모유가 들어간 비누는 부드럽고 마일드한 거품이 납니다.

✿ Recipe(1kg)

- 코코넛오일 170g
- 팜오일 180g
- 올리브오일 200g
- 아보카도오일 150g
- 윗점오일 50g
- 가성소다 106g
- 정제수 100g
- 모유 148g
- 라벤더에센셜오일 4g
- 프랑킨센스에센셜오일 2g

✷ How to make

01 비커에 가성소다와 정제수를 각각 계량한다.
02 가성소다를 정제수에 부으면서 스푼으로 저어준다.
03 모유를 부으면서 섞어준다.
04 다른 비커에 오일을 계량하여 핫플레이트에서 가열한다.
05 2와 3의 온도를 50도에 맞춘다.
06 오일을 핸드블렌더로 2, 3회 섞어준다.
07 가성소다 녹인 물을 오일에 부으면서 핸드블렌더로 저어준다.
08 핫플레이트에서 내리고 주걱을 사용해 한 방향으로 저어준다.
09 크림처럼 트레이스가 나면 에센셜오일을 넣고 저어준다.
10 몰드에 붓고 따뜻하게 담요로 감싸 하루 정도 보온한다.
11 비누가 굳으면 꺼내 잘라서 6주 이상 건조시킨 후 사용한다.

Tip*

모유는 차가운 상태로 넣는 것이 단백질의 변성을 막는 데 도움이 됩니다. 일반적으로 모유는 냉동 보관했다가 사용하게 되므로 상온에서 자연 해동하여 사용하면 됩니다.
가성소다를 전량 모유로 사용하는 경우에는 가성소다와 모유의 단백질성분이 반응해 끓어오르기 때문에 소량씩 부어가며 섞어주어야 합니다. 미리 정제수에 가성소다를 갠 후 모유를 섞어주면 편리합니다.

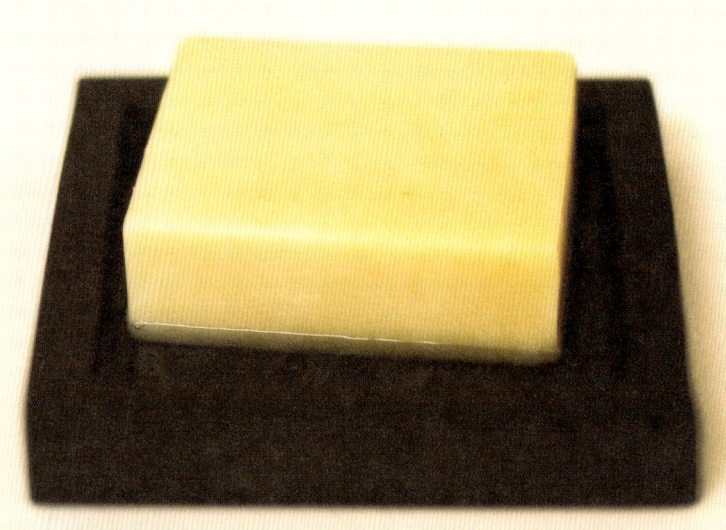

09 호박 비누

베타카로틴과 비타민을 함유한 노란 빛깔의 호박분말을 넣어 만든 비누로 건성피부에 좋은 햄프시드오일과 저자극의 스윗아몬드오일을 넣었습니다. 호박분말은 잘 뭉치기 때문에 미리 소량의 비누액에 섞은 후 첨가하는 것이 좋으며, 트레이스가 나려고 할 때 미리 넣어 덩어리가 지지 않게 합니다.

건성, 아토피피부를 위한 천연비누와 천연화장품

세안 후 얼굴이 당기는 특징을 가진 건성피부는 계절에 민감할 뿐 아니라 아토피피부로 발전하는 경우가 많습니다. 악건성이 대부분인 아토피피부가 환절기마다 가려움과 수분부족 현상을 심하게 겪는 것도 이런 이유입니다. 이런 피부에는 보습과 영양을 줄 수 있고 면역력을 강화하는 레시피를 선택하는 것이 좋습니다.

✲ Recipe(1kg)

- 코코넛오일 180g
- 팜오일 180g
- 올리브오일 120g
- 스윗아몬드오일 150g
- 햄프시드오일 80g
- 호호바오일 40g
- 가성소다 105g
- 정제수 248g
- 호박분말 8g
- 로즈마리에센셜오일 6g

✷ How to make

01 비커에 가성소다와 정제수를 각각 계량한다.

02 가성소다를 정제수에 부으면서 스푼으로 저어준다.

03 다른 비커에 오일을 계량하여 핫플레이트에서 가열한다.

04 2와 3의 온도를 50도에 맞춘다.

05 오일을 핸드블렌더로 2, 3회 섞어준다.

06 가성소다 녹인 물을 오일에 부으면서 핸드블렌더로 저어준다.

07 핫플레이트에서 내리고 주걱을 사용해 한 방향으로 저어준다.

08 크림처럼 트레이스가 나면 분말과 에센셜오일을 넣고 저어준다.

09 몰드에 붓고 따뜻하게 담요로 감싸 하루 정도 보온한다.

10 비누가 굳으면 꺼내 잘라서 6주 이상 건조시킨 후 사용한다.

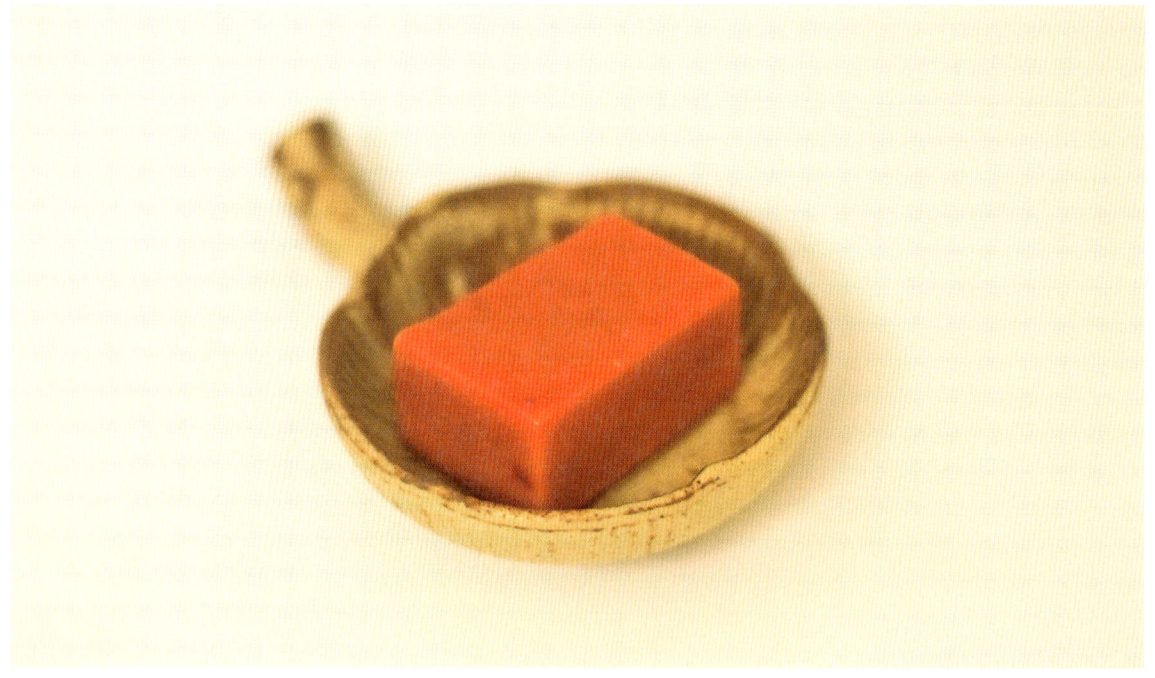

10 파프리카 비누

아토피피부와 건성피부에 좋은 파프리카분말로 만든 붉은 빛깔의 비누입니다. 숙성비누는 가성소다의 강한 염으로 인해 대부분의 분말이 제 컬러를 구현하지 못하고 갈변하는데 파프리카는 제 색을 내는 몇 안 되는 숙성비누 중 하나입니다.

✿ Recipe(1kg)

- 코코넛오일 180g
- 팜오일 160g
- 올리브오일 170g
- 마카다미아오일 100g
- 미강유 100g
- 포도씨오일 40g
- 가성소다 107g
- 정제수 248g
- 파프리카분말 8g
- 라벤더에센셜오일 5g
- 제라늄에센셜오일 2g

✻ How to make

01 비커에 가성소다와 정제수를 각각 계량한다.
02 가성소다를 정제수에 부으면서 스푼으로 저어준다.
03 다른 비커에 오일을 계량하여 핫플레이트에서 가열한다.
04 2와 3의 온도를 50도에 맞춘다.
05 오일을 핸드블렌더로 2, 3회 섞어준다.
06 가성소다 녹인 물을 오일에 부으면서 핸드블렌더로 저어준다.
07 핫플레이트에서 내리고 주걱을 사용해 한 방향으로 저어준다.
08 크림처럼 트레이스가 나면 분말과 에센셜오일을 넣고 저어준다.
10 몰드에 붓고 따뜻하게 담요로 감싸 하루 정도 보온한다.
11 비누가 굳으면 꺼내 잘라서 6주 이상 건조시킨 후 사용한다.

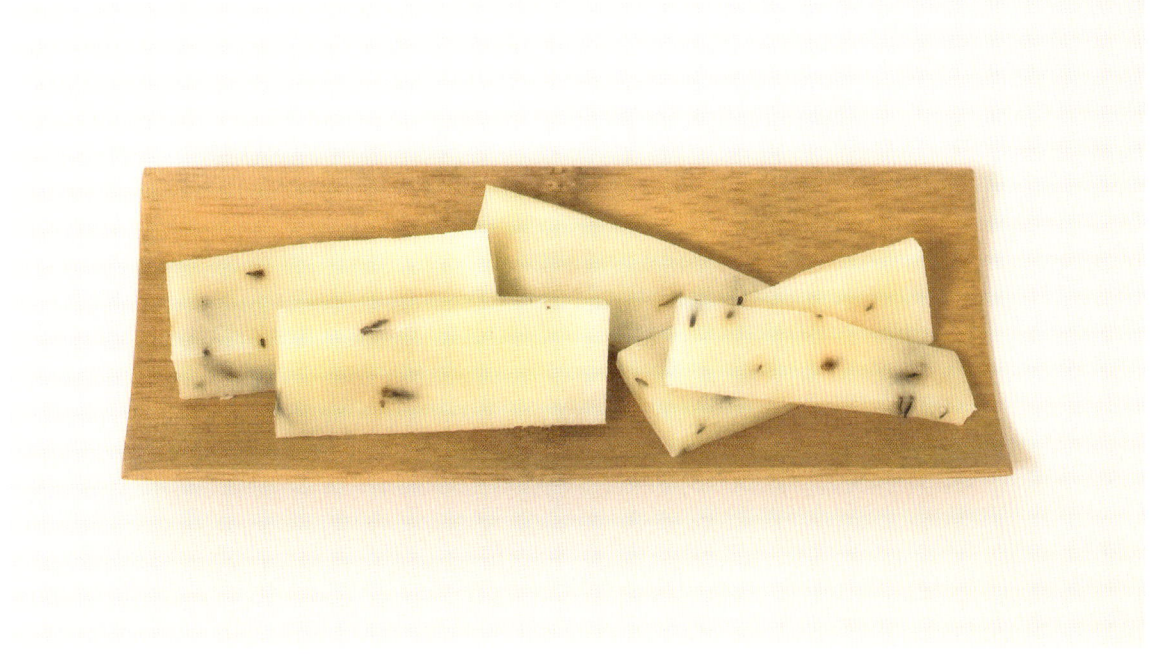

11 로즈마리 비누

머리를 맑게 하고 집중력 강화에 좋은 로즈마리는 지친 일상에 활기를 찾아주는 허브로 비누에 첨가하면 장식적인 효과도 낼 수 있습니다. 로즈마리는 로즈와는 다른 식물군으로 장미 꽃잎에서 추출하는 로즈오일과 달리 꽃이 피는 길고 가느다란 잎에서 추출합니다.

✿ Recipe(1kg)

- 코코넛오일 180g
- 팜오일 170g
- 올리브오일 120g
- 해바라기오일 120g
- 녹차씨오일 100g
- 포도씨오일 60g
- 가성소다 107g
- 정제수 248g
- 로즈마리허브 소량
- 라벤더에센셜오일 6g
- 로즈마리에센셜오일 4g

✲ How to make

01 비커에 가성소다와 정제수를 각각 계량한다.
02 가성소다를 정제수에 부으면서 스푼으로 저어준다.
03 다른 비커에 오일을 계량하여 핫플레이트에서 가열한다.
04 2와 3의 온도를 50도에 맞춘다.
05 오일을 핸드블렌더로 2, 3회 섞어준다.
06 가성소다 녹인 물을 오일에 부으면서 핸드블렌더로 저어준다.
07 핫플레이트에서 내리고 주걱을 사용해 한 방향으로 저어준다.
08 크림처럼 트레이스가 나면 허브와 에센셜오일을 넣고 저어준다.
09 몰드에 붓고 따뜻하게 담요로 감싸 하루 정도 보온한다.
10 비누가 굳으면 꺼내 잘라서 6주 이상 건조시킨 후 사용한다.

Tip*
비누에 건조된 허브를 첨가하는 방법으로는 몰드에 붓기 전 비누액에 섞어주거나 비누액 윗면에만 장식용으로 뿌리는 방법이 있습니다.

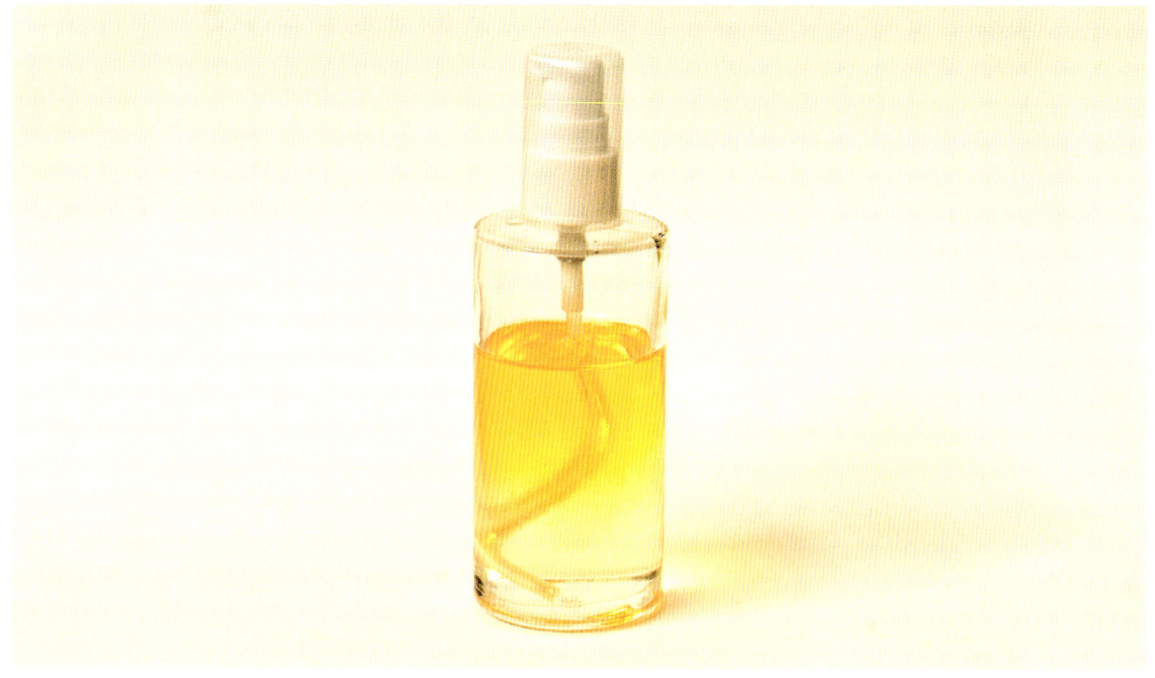

12   클렌징 오일

자외선차단제나 BB크림 등 색조화장을 하고 난 후의 클렌징은 매우 중요합니다. 비누 세안만으로는 씻기지 않는 성분들이 있기 때문에 같은 유상 성분인 오일을 사용해 클렌징하면 피부자극 없이 부드럽고 깨끗하게 닦입니다.

✿ Recipe(50g)

- 호호바골드오일 15g
- 포도씨오일 10g
- 살구씨오일 10g
- 올리브리퀴드 15g
- 레몬에센셜오일 3dr

✲ How to make

01 소독된 비커에 재료를 모두 계량한다.
02 잘 섞어준다.
03 용기에 담아 사용한다.

Tip*
클렌징오일을 사용할 때는 손바닥에 소량을 덜어 얼굴에 문지른 뒤 휴지나 손수건 등으로 닦아낸 후 비누로 세안을 마무리해야 합니다.

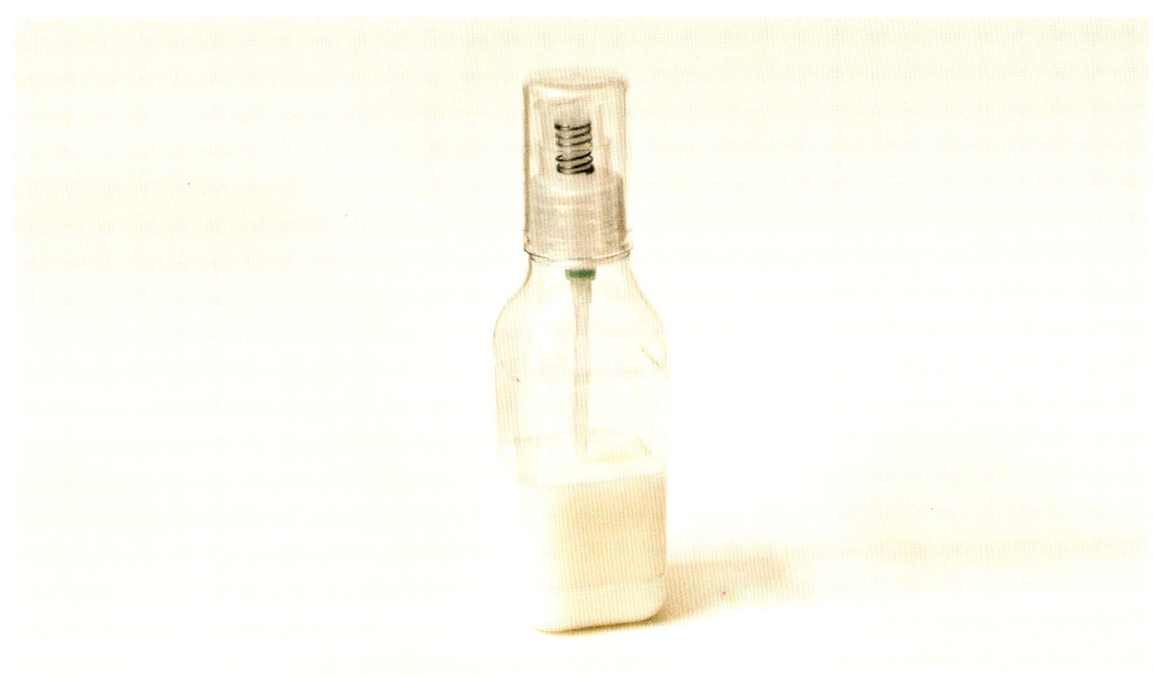

13 로즈힙 로션

로즈힙은 비타민C의 함량이 레몬의 수십 배이며 콜라겐 형성에도 영향을 주어 피부탄력을 찾아주고 건강한 피부를 만들어줍니다. 리놀레산, 리놀렌산을 다량 함유하고 있으며 피부재생에도 효과적이어서 화상이나 주름 등 흉터치료에도 쓰입니다.

✿ Recipe(100g)

- 정제수 75g
- 유기농로즈힙오일 7g
- 블랙쎄서미오일 5g
- 포도씨오일 3g
- 올리브유화왁스 4g
- 비타민E 1g
- 천연한방방부제 2g
- 감초추출물 5dr
- 상백피추출물 5dr
- 녹차추출물 10dr
- 네롤리에센셜오일 1dr
- 샌달우드에센셜오일 1dr

✻ How to make

01 소독한 비커에 정제수를 계량하여 핫플레이트 위에서 가열한다.
02 다른 비커에 오일과 올리브유화왁스, 비타민E를 계량하여 가열한다.
03 1과 2의 온도를 70도에 맞춘다.
04 2를 1에 부으면서 주걱으로 저어준다.
05 화장품용 핸드블렌더나 주걱을 이용해 한 방향으로 저어준다.
06 크림처럼 걸쭉해지면 나머지 첨가물과 에센셜오일을 넣고 섞어준다.
07 용기에 담아 사용한다.

🌿 몸에 좋은 허브티

허브티는 농약을 치지 않고 유기농으로 재배된 허브를 사용하는 것이 좋습니다. 대부분 건조된 상태로 되어 있는 허브는 건조되지 않은 상태보다 효과면에서 우수하다고 합니다. 특히 아로마를 이용한 마사지를 하고 난 후 마시는 허브티 한잔은 더없이 좋습니다. 여름철에는 끓는 물에 허브를 우려낸 후 얼음을 타서 시원하게 마셔도 좋습니다. 단 허브의 양을 2배 이상 넣어 줍니다. 작은 공간을 이용해서 허브를 직접 키워도 좋은데, 민트류는 다른 허브에 비해 추위를 잘 견뎌 집에서 기르기에 적합합니다.

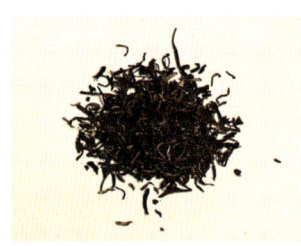

✽ 자스민
자스민차는 중국 요리 등을 먹기 전에 마시는 차로 향긋한 향이 입맛을 돋우고 기분을 고양시킨다. 자스민 잎과 꽃, 녹차 등과 섞어서 마시면 여성에게 특히 좋다.

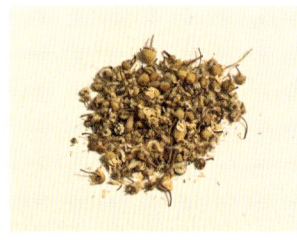

✽ 캐모마일
항염, 항알러지에 좋은 캐모마일은 차로 마시면 면역력을 높이고 피로한 심신을 편안하게 한다. 노란 빛깔의 차로 사과향이 나며 몸을 따뜻하게 하여 생리통이 심할 때 마셔도 좋다.

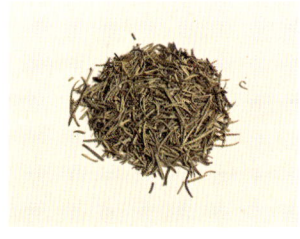

✽ 로즈마리
집중력이 필요할 때, 공부하는 학생에게 두뇌를 명석하게 도와주는 차로 노화방지에도 좋다. 단, 혈압이 높은 경우 지속적으로 마시지 않는다.

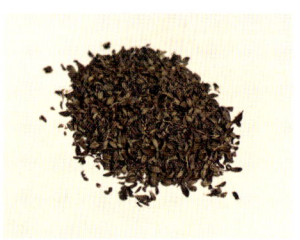

✽ 타임
방부력이 강한 식물로 근육의 피로를 풀어주며 기침, 목이 아플 때 마시면 증상을 완화시키고 면역력을 강화시키는 데 도움이 된다.

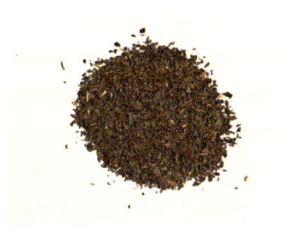

✳ **페퍼민트**

박하향이 나는 페퍼민트는 소화불량에 도움을 주어 식후에 마시면 좋으며, 감기를 예방한다.

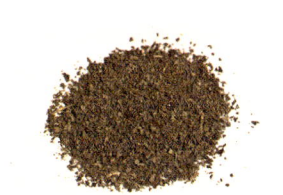

✳ **애플민트**

페퍼민트, 스피아민트와 같이 블렌딩해 마시는 차로 요리에도 많이 쓰이며 소화를 돕는다.

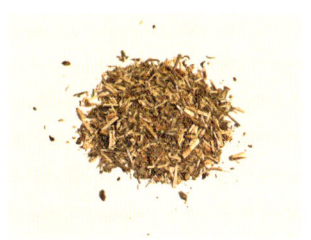

✳ **세인트존스워트**

예로부터 불면증에 좋은 차로 알려진 세인트존스워트는 히페리신, 타닌, 후라보노이드 등을 함유하고 있으며 스트레스 해소와 우울증에도 효과적이다. 아이스티로 마셔도 좋은 차다.

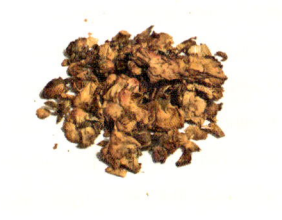

✳ **로즈**

비타민이 풍부한 로즈는 꽃봉오리 채로 우려서 마시는 차로 여성에게 좋다.

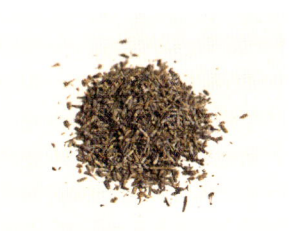

✳ **라벤더**

허브의 여왕인 라벤더는 어린이나 노약자, 성인에게 가장 일반적인 차로 불안하고 산만한 마음을 안정시킨다. 라벤더는 혈압을 낮추는 기능이 있기 때문에 저혈압인 경우 마시지 않는다.

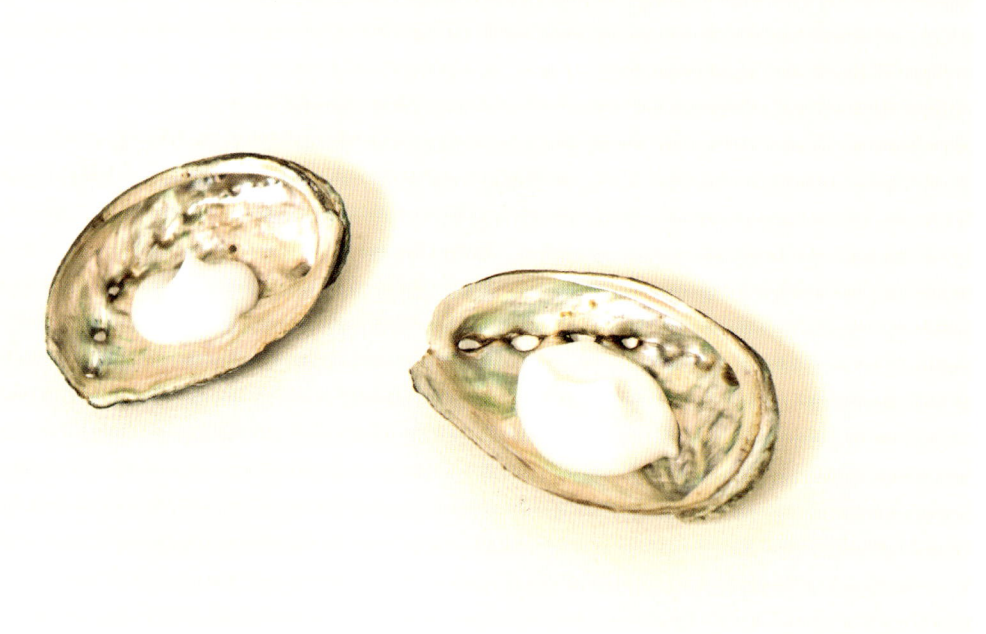

14 아르간 크림

모로코 여인들이 즐겨 사용하는 아르간오일은 아르간나무 열매에서 나오는 귀한 오일로 고급 화장품의 원료로 사용됩니다. 불포화지방산을 다량 함유하고 있으며 비타민E는 올리브오일의 4배나 됩니다. 아르간 크림은 뛰어난 항산화작용으로 피부노화를 방지하고 탄력 있는 피부를 만들어줍니다.

✿ Recipe(50g)

- 정제수 30g
- 호호바오일 5g
- 아르간오일 7g
- 에뮤오일 3g
- 올리브유화왁스 2.5g
- 비타민E 0.5g
- 세라마이드(지용성) 0.5g
- 레티놀 0.5g
- 천연한방방부제 1g
- 프랑킨센스에센셜오일 2dr
- 네롤리에센셜오일 1dr

✳ How to make

01 소독한 비커에 정제수를 계량하여 핫플레이트 위에서 가열한다.
02 다른 비커에 오일과 올리브유화왁스, 비타민E, 세라마이드를 계량하여 가열한다.
03 1과 2의 온도를 70도에 맞춘다.
04 2를 1에 부으면서 주걱으로 저어준다.
05 화장품용 핸드블렌더나 주걱을 이용해 한 방향으로 저어준다.
06 크림처럼 걸쭉해지면 나머지 첨가물과 에센셜오일을 넣고 섞어준다.
07 용기에 담아 사용한다.

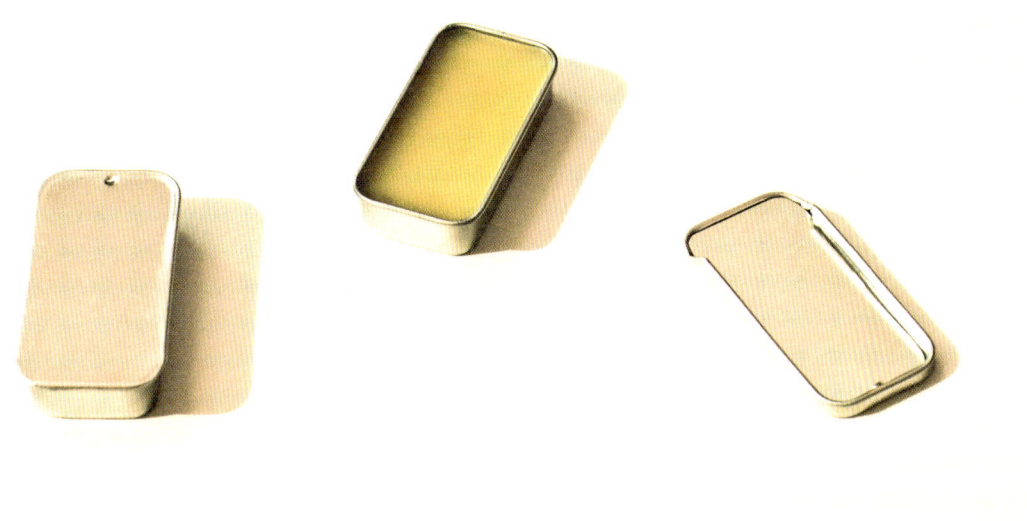

15 햄프시드 연고

필수 지방산, 비타민, 미네랄, 오메가 3, 오메가 6를 포함하고 있는 햄프시드는 건성피부용 오일로 사용되며, 북한산 소나무에서 얻는 적송유는 아토피에 좋은 오일입니다. 가려움이 심할 때는 따뜻한 물로 샤워 후 물기가 남아 있을 때 오일을 몸에 직접 발라주면 효과적입니다.

✿ Recipe(30g)

- 호호바오일 5g
- 올리브오일 5g
- 적송유 10g
- 햄프시드버터 4g
- 비즈왁스 6g
- 캐모마일저먼에센셜오일 5dr

✳ How to make

01 소독한 비커에 재료를 모두 계량하여 핫플레이트 위에서 가열한다.
02 비즈왁스가 녹으면 조금 식혔다가 에센셜오일을 넣고 섞어준다.
03 용기에 붓고 굳으면 사용한다.

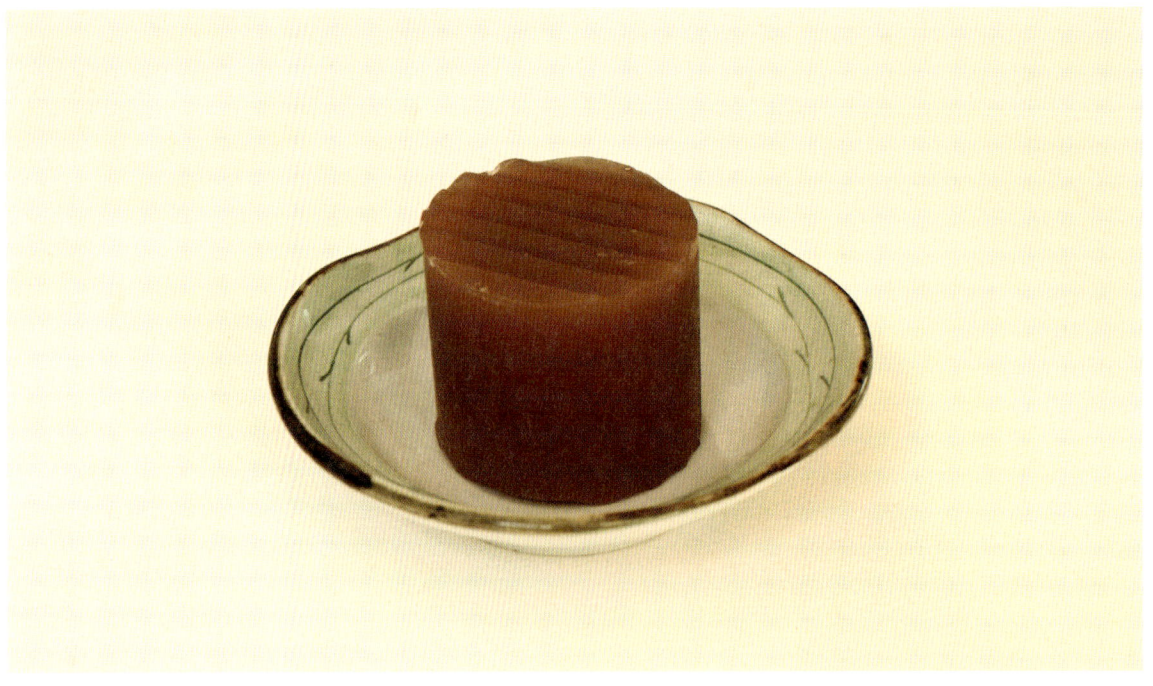

16 자스민 비누

자스민은 로즈처럼 꽃잎에서 에센스를 추출하는데 워낙 적은 양을 추출하기 때문에 다른 매개물을 이용한 용매추출법으로 얻어집니다. 여성적인 향이지만 다소 향이 강하여 무겁게 느껴지기도 합니다. 지관비닐을 이용하여 둥글게 만들어 자연스러움이 장점인 비누입니다.

✿ Recipe(500g)

- 솝베이스 500g
- 글리세린 3g
- 카카오분말 5g
- 자스민에센셜오일 1dr
- 오렌지스윗에센셜오일 4dr

✱ How to make

01 비커에 글리세린과 분말을 넣고 갠다.
02 다른 비커에 솝베이스를 잘게 썰어 핫플레이트 위에서 가열하며 녹인다.
03 베이스가 녹으면 1에 적당량을 붓고 저어준다.
04 에센셜오일을 넣고 다시 섞어준다.
05 지관비닐에 부어주고 양쪽을 묶어 세워두거나 매달아둔다.
06 굳으면 비닐을 벗기고 잘라 랩이나 비닐 등에 싸서 보관한다.

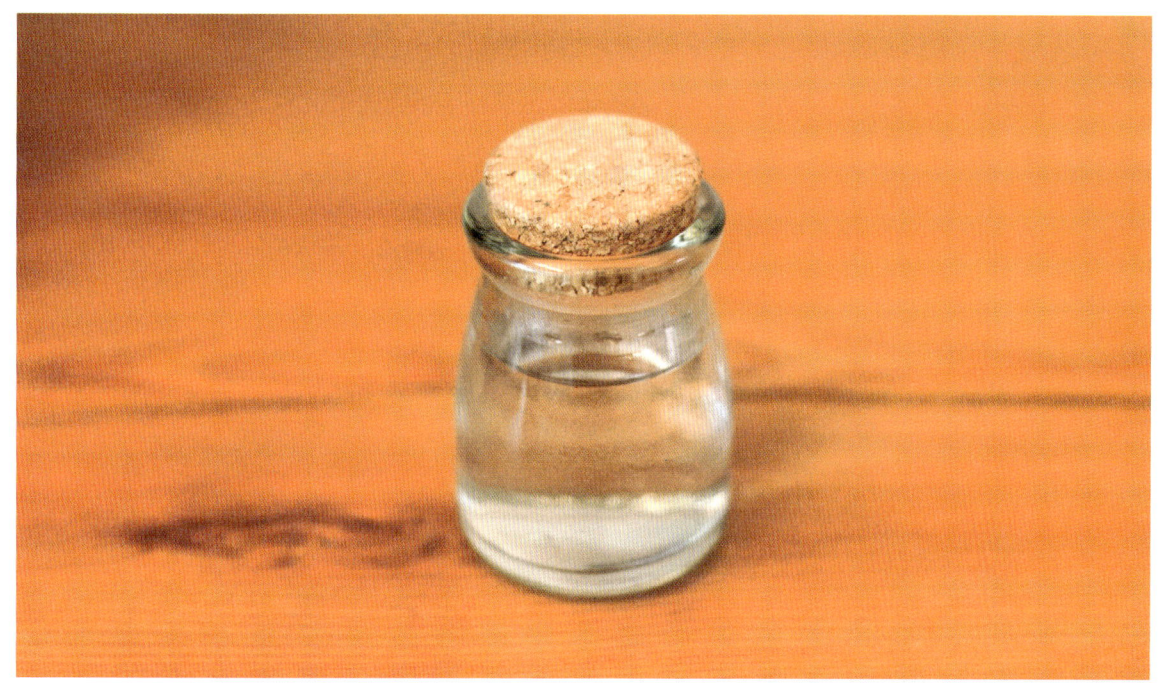

17 샌달우드 미스트

건성피부에 좋은 샌달우드는 40년 이상 자란 샌달우드 나무에서 추출하며 인도가 주생산지입니다. 인도에서는 샌달우드 한 그루를 벨 때마다 새로운 나무 한 그루를 심게 하였다고 합니다. 아침, 저녁 한두 번씩 얼굴에 뿌려주면 피부가 정돈될 뿐만 아니라 마음의 안정도 찾을 수 있습니다.

✿ Recipe(100g)

- 정제수 95g
- 올리브리퀴드 4dr
- 히알루론산 1g
- 천연한방자극완화제 1g
- 천연한방방부제 2g
- 샌달우드에센셜오일 2dr

✱ How to make

01 소독한 비커에 에센셜오일과 올리브리퀴드를 계량하여 주걱으로 섞어준다.
02 정제수를 붓고 섞어준다.
03 첨가물을 넣고 섞은 후 용기에 담아 사용한다.

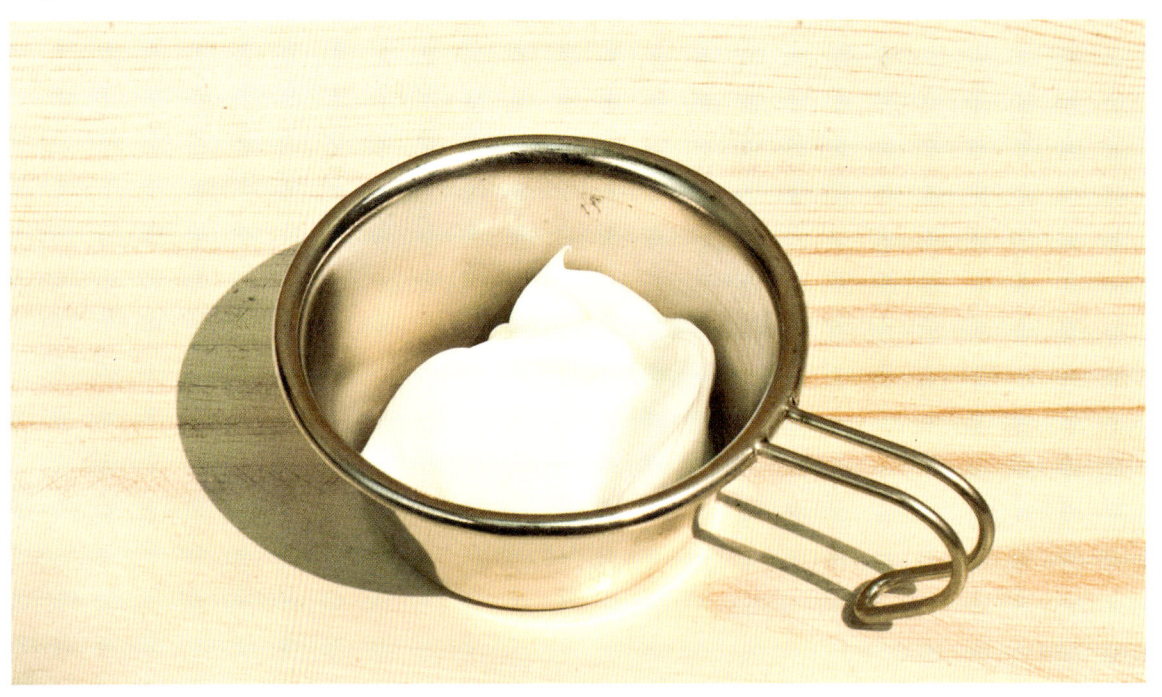

18 파출리 풋크림

여름철에 맨발로 신발을 신으면 발뒤꿈치가 갈라지는 일이 많습니다. 외부의 물질로부터 감염을 막는 파출리 등의 에센셜오일로 만든 발 전용 크림을 잠자리에 들기 전에 듬뿍 발라주면 피부 갈라짐이나 세균의 감염을 막는 데 도움이 됩니다.

✽ Recipe(30g)

- 정제수 18g
- 호호바오일 4g
- 헤이즐넛오일 2g
- 햄프시드버터 3g
- 올리브유화왁스 1g
- 세틸알코올 0.5g
- 비타민E 0.5g
- 글리세린 1g
- 천연한방방부제 0.5g
- 프랑킨센스에센셜오일 2dr
- 파출리에센셜오일 3dr
- 라벤더에센셜오일 2dr

✽ How to make

01 소독한 비커에 정제수를 계량하여 핫플레이트 위에서 가열한다.
02 다른 비커에 오일과 올리브유화왁스, 세틸알코올, 비타민E를 계량하여 가열한다.
03 1과 2의 온도를 70도에 맞춘다.
04 2를 1에 부으면서 주걱으로 저어준다.
05 화장품용 핸드블렌더나 주걱을 이용해 한 방향으로 저어준다.
06 크림처럼 걸쭉해지면 나머지 첨가물과 에센셜오일을 넣고 섞어준다.
07 용기에 담아 사용한다.

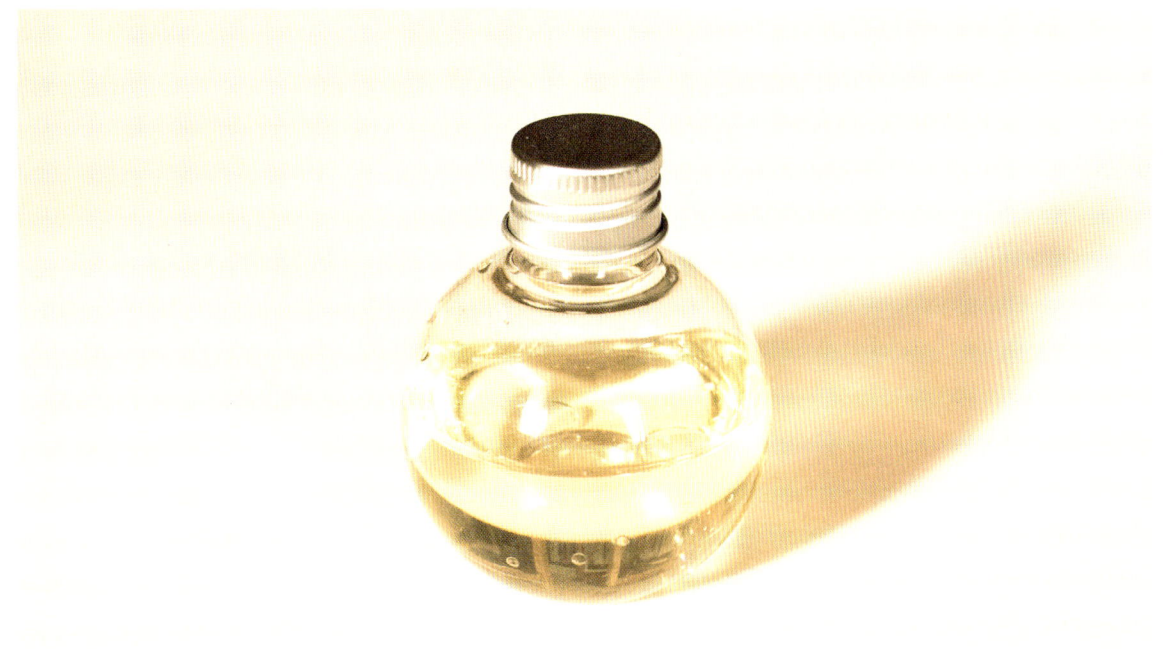

19 풋 마사지오일

건조하고 피곤한 발을 위한 발 전용 마사지오일입니다. 자기 전에 발을 미지근한 물에 씻은 후 오일을 손바닥에 덜어 마사지를 해주면 거칠었던 발이 유연해지고 오장육부를 자극하고 혈액순환을 도와 건강한 발을 만들 수 있습니다.

✿ Recipe(30g)

- 올리브오일 20g
- 포도씨오일 10g
- 라벤더에센셜오일 3dr
- 유칼립투스에센셜오일 2dr
- 시더우드에센셜오일 1dr

✲ How to make

01 소독한 비커에 재료를 모두 계량한다.
02 에센셜오일을 넣고 유리막대로 섞어준다.
03 차광병에 담고 사용한다.

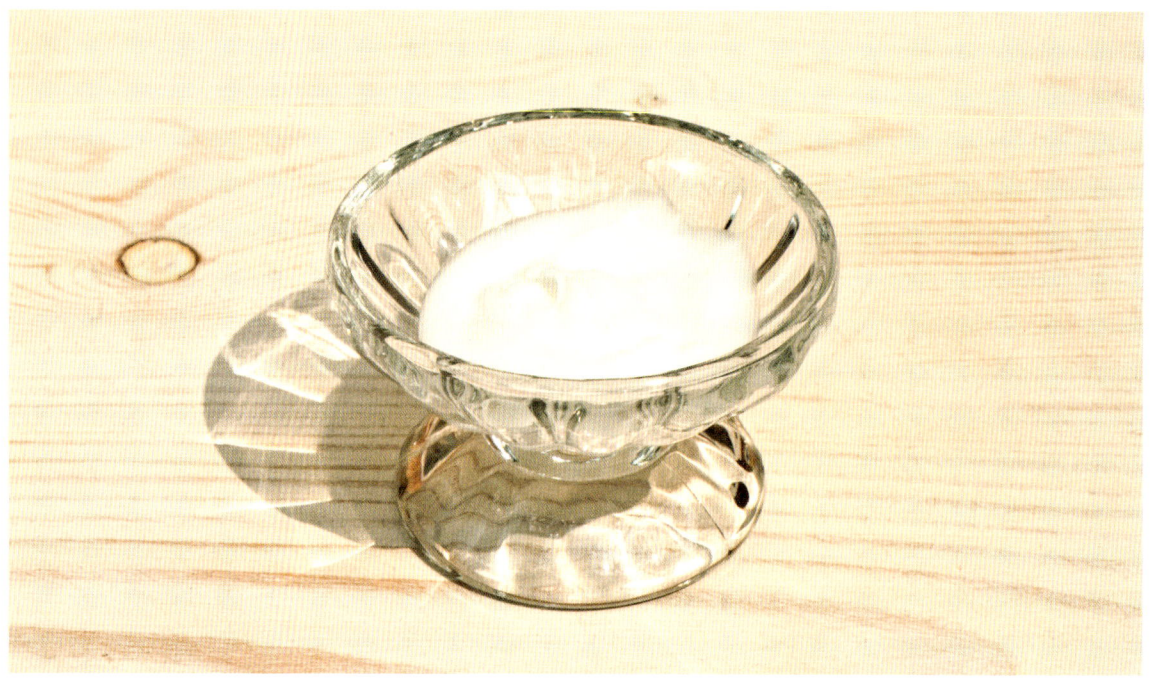

20 핸드 크림

오소리오일을 넣어 만든 건성용 핸드크림으로 손만 유독 건조하게 느껴질 때 사용하면 좋습니다. 오소리오일은 동물성이지만 건조한 피부를 유연하게 하는 효능이 있으며 아토피 피부에도 애용되는 오일입니다.

✱ Recipe (50g)

- 정제수 30g
- 올리브오일 6g
- 스윗아몬드오일 4g
- 오소리오일 5g
- 올리브유화왁스 2g
- 이왁스 0.5g
- 비타민E 1g
- 네추럴베타인 1g
- 티트리항균제 0.5g
- 천연한방방부제 1g
- 네롤리에센셜오일 2dr
- 제라늄에센셜오일 3dr

✱ How to make

01 소독한 비커에 정제수를 계량하여 핫플레이트 위에서 가열한다.
02 다른 비커에 오일과 올리브유화왁스, 이왁스, 비타민E를 계량하여 가열한다.
03 1과 2의 온도를 70도에 맞춘다.
04 2를 1에 부으면서 주걱으로 저어준다.
05 화장품용 핸드블렌더나 주걱을 이용해 한 방향으로 저어준다.
06 크림처럼 걸쭉해지면 나머지 첨가물과 에센셜오일을 넣고 섞어준다.
07 용기에 담아 사용한다.

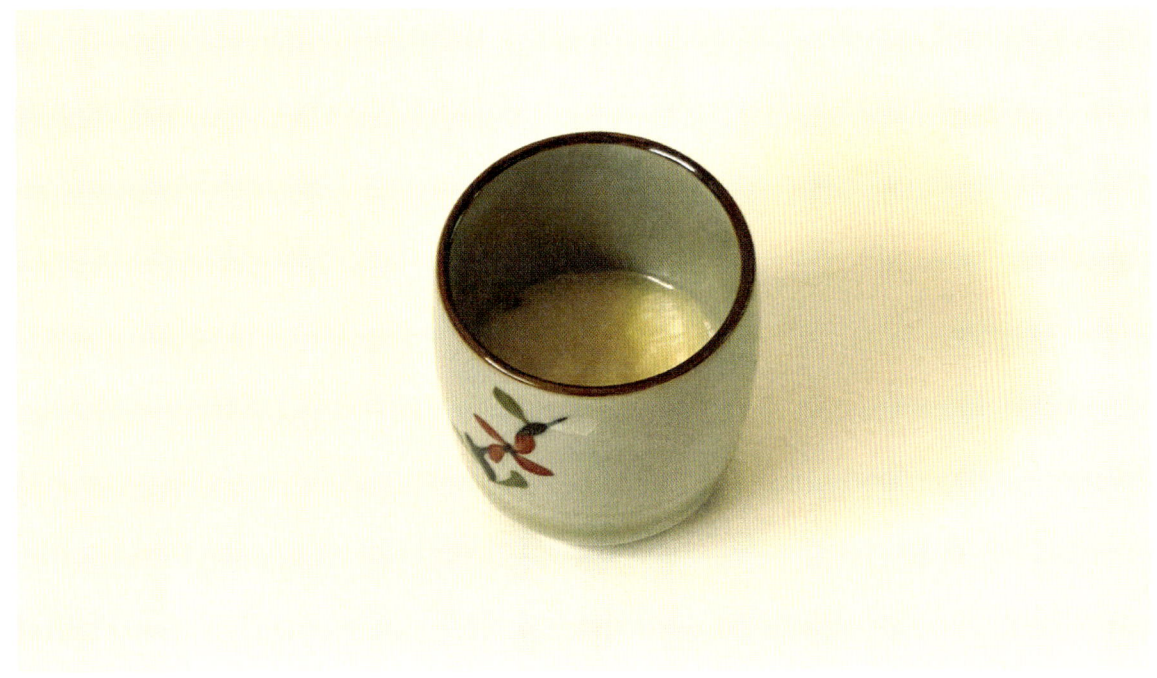

21 비타민 팩

악건성 손을 위한 팩으로 식물성 오일과 비타민성분이 피부 각질층을 보호하고, 갈라지고 튼 손에 영양을 주어 매끄럽고 부드럽게 만들어줍니다. 편안한 시간에 비타민팩을 손에 듬뿍 바른 후 랩으로 10~15분 정도 감싸고 있다가 벗겨낸 후 마른 수건으로 닦아내면 됩니다.

✿ Recipe(20g)

- 스윗아몬드오일 5g
- 라벤더버터 15g
- 비타민E 1g
- 제라늄에센셜오일 2dr
- 레몬에센셜오일 1dr

✲ How to make

01 소독한 비커에 라벤더버터를 계량하여 핫플레이트 위에서 가열하여 녹인다.
02 나머지 재료를 계량하여 섞어준다.
03 에센셜오일을 넣고 섞어준다.
04 용기에 담아 사용한다.

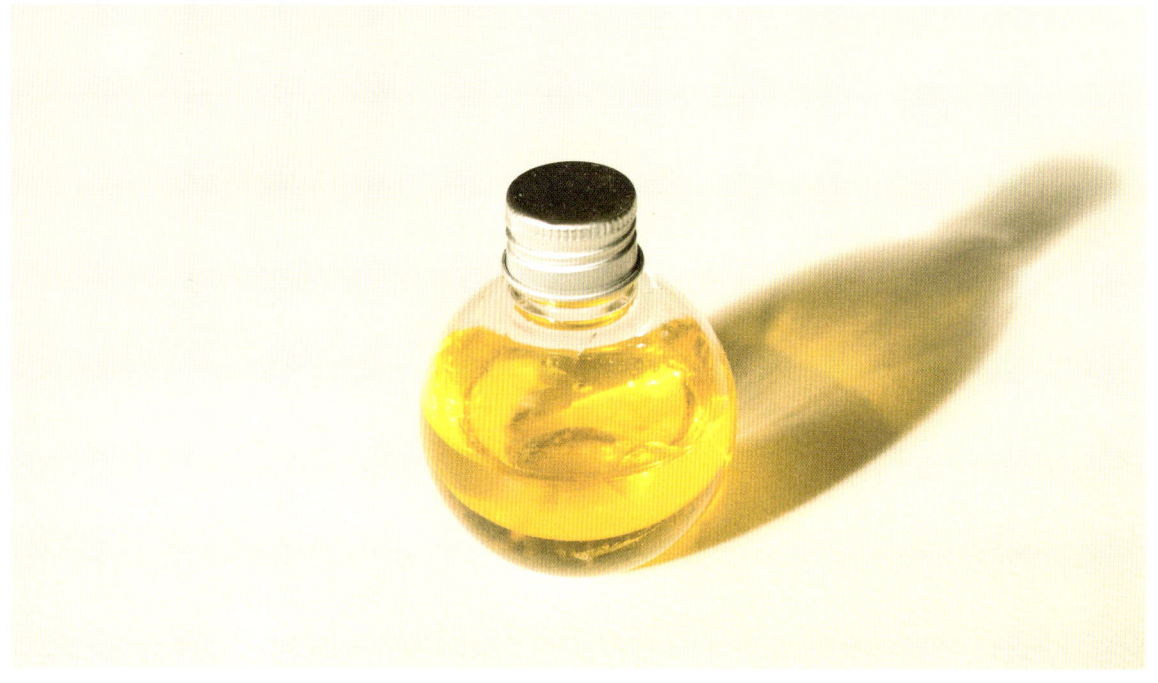

22 손톱 마사지오일

손톱을 보면 건강이 보인다고 합니다. 한방에서는 손톱의 색으로 건강을 확인하기도 합니다. 아침, 저녁으로 손톱 주위를 마사지해주면 건조함을 예방하고 혈색이 좋은 건강한 손톱으로 가꿀 수 있습니다.

✿ Recipe (20g)

- 호호바오일 20g
- 캐롯에센셜오일 2dr

✱ How to make

01 소독된 비커에 재료를 모두 계량하여 섞어준다.
02 차광병에 넣고 사용한다.

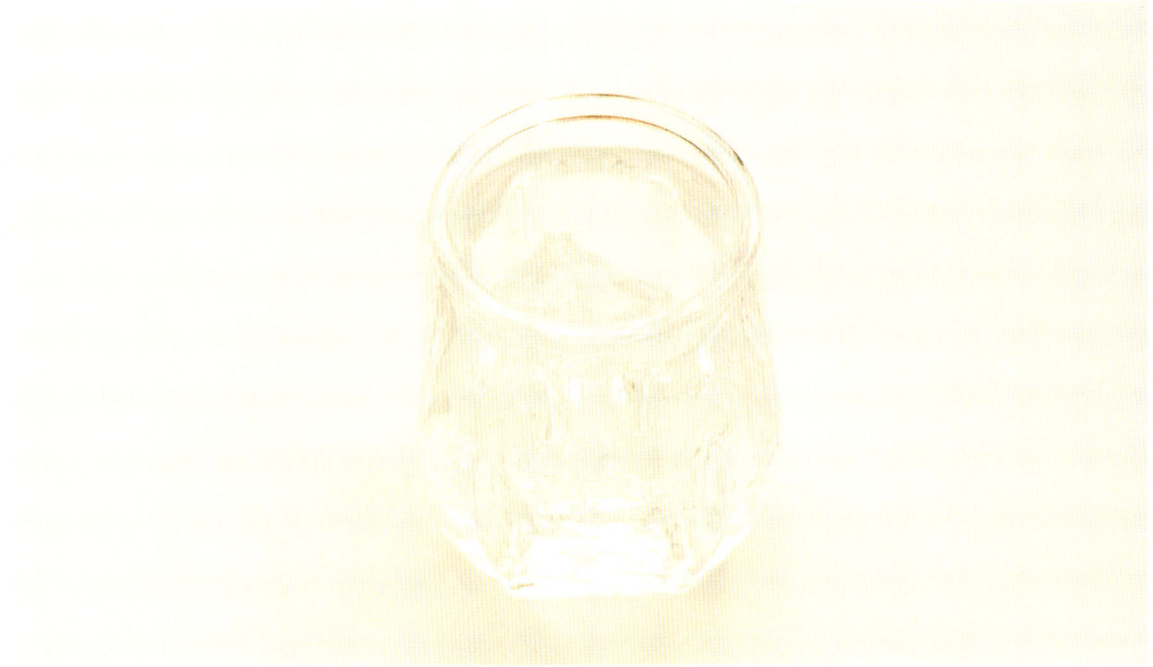

23 알로에 에센스

세안 후 얼굴이 당기고 푸석하며 수분이 부족한 피부에 사용하면 좋은 에센스입니다. 식물성 태반인 플라센타는 금지된 동물성 태반 대신 사용할 수 있는 첨가물로 콜라겐을 활성화시켜 노화예방과 주름개선, 탄력에 효과적입니다.

✿ Recipe(50g)

- 정제수 30g
- 알로에모이스트 15g
- 네추럴베타인 1g
- 프로폴리스 10dr
- 식물성플라센타 1g
- NP3방부제 1g
- 네롤리에센셜오일 1dr
- 프랑킨센스에센셜오일 2dr

✽ How to make

01 소독된 비커에 알로에모이스트와 정제수를 계량하여 잘 섞어준다.
02 첨가물과 에센셜오일을 넣고 섞어준다.
03 용기에 담아 사용한다.

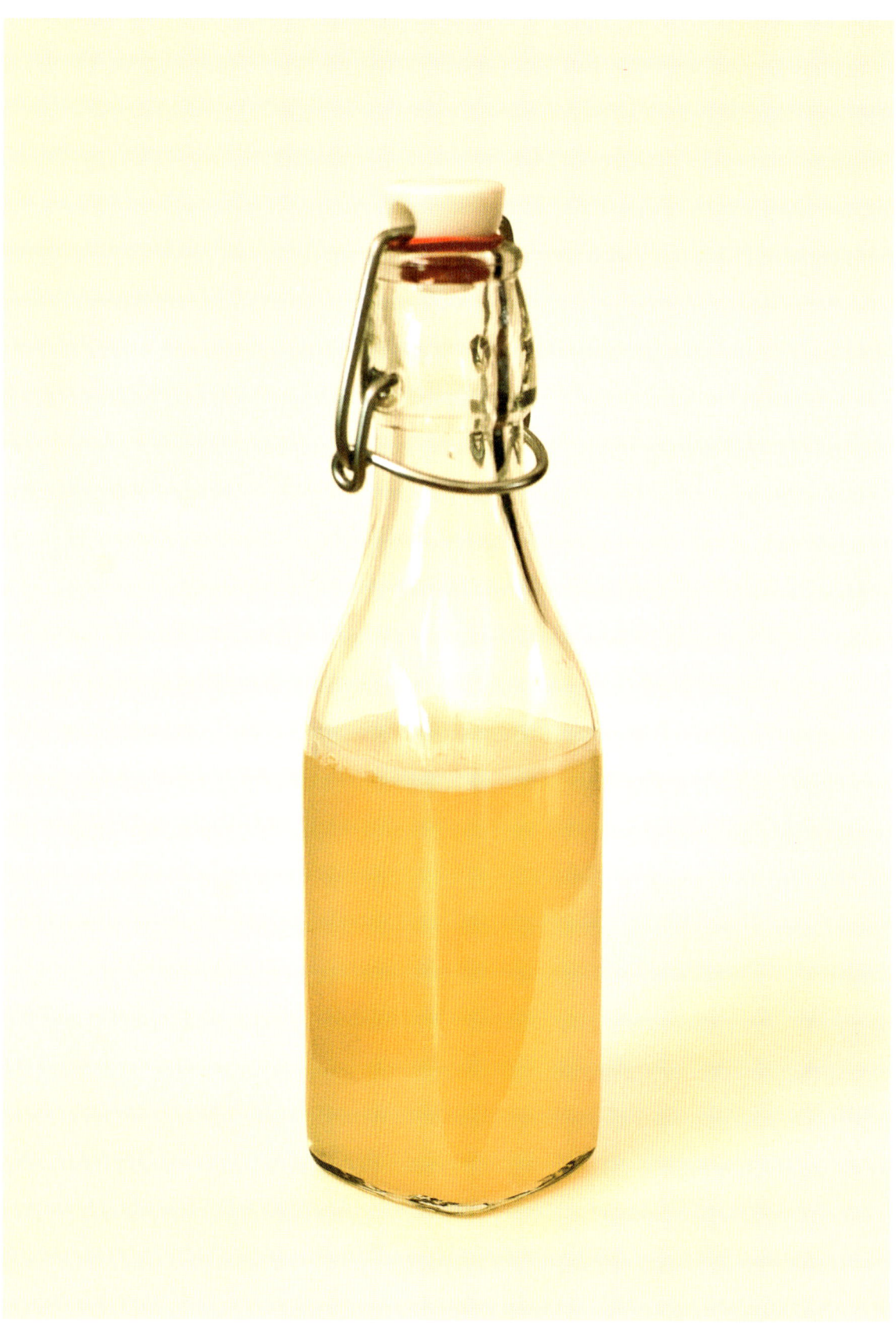

24   보습용 바디클렌저+샴푸

유기농 산국과 찔레꽃을 식물성 오일에 담가 우려낸 오일이 함유된 보습용 샴푸 겸용 바디클렌저입니다. 산국과 찔레꽃은 아토피에 효과가 있으며 약으로도 이용됩니다. 허브 등 식물을 오일에 우려낼 때는 건조한 경우 용기의 1/5, 생으로 넣을 경우 용기의 1/2을 채운 후 햇볕이 잘 드는 창가에 두고 하루에 한 번씩 흔들어 2개월 정도 두었다 오일만 걸러내서 사용하면 됩니다. 이때 윗점오일을 전체 양의 5~10% 정도 넣으면 보존 기간이 길어집니다.

✼ Recipe(1kg)

- 코코넛오일 140g
- 피마자오일 100g
- 살구씨오일 80g
- 올리브오일(산국인퓨즈) 100g
- 해바라기오일(찔레꽃인퓨즈) 80g
- 가성가리 116g
- 정제수 116g
- 설탕 50g
- 설탕 녹일 물 300g

*희석 후 첨가물(250g 희석 시)

- 페이스트 125g
- 정제수 125g
- 녹차추출물 10dr
- 네틀추출물 10dr
- ROE 1g
- 라벤더에센셜오일 1g
- 로즈마리에센셜오일 0.5g
- 티트리에센셜오일 0.5g

✽ How to make

01 비커에 가성가리와 정제수를 각각 계량한다.
02 가성가리를 정제수에 부으면서 스푼으로 저어준다.
03 다른 비커에 오일을 계량하여 핫플레이트에서 가열한다.
04 2와 3의 온도를 70도에 맞춘다.
05 오일의 온도가 70도가 되면 핸드블렌더로 2, 3회 섞어준다.
06 가성가리 녹인 물을 오일에 부으면서 핸드블렌더로 저어준다.
07 핫플레이트 위에서 온도를 유지하며 계속해서 저어주면 과트레이스가 나면서 덩어리진다.
08 덩어리진 비누액이 몽글몽글 풀어졌다 다시 걸쭉해졌다를 반복한다.
09 밑에서부터 끓어오르면서 점점 부풀어 오른다.
10 비누액이 갈색으로 변하고 끈적끈적하게 점성이 생기면서 반응을 멈춘다.
11 다른 비커에 설탕과 정제수를 계량하고 80도로 가열하여 준비해둔다.
12 비누액을 핫플레이트에서 내려 설탕 녹인 물을 붓는다.
13 주걱 등을 이용해 물이 없어질 때까지 페이스트와 섞는다.
14 유리병 등에 넣어두고 2주 동안 보관한다.
15 정제수와 1:1로 희석한 다음 원하는 첨가물과 에센셜오일을 총량의 1% 내외로 넣고 사용한다.

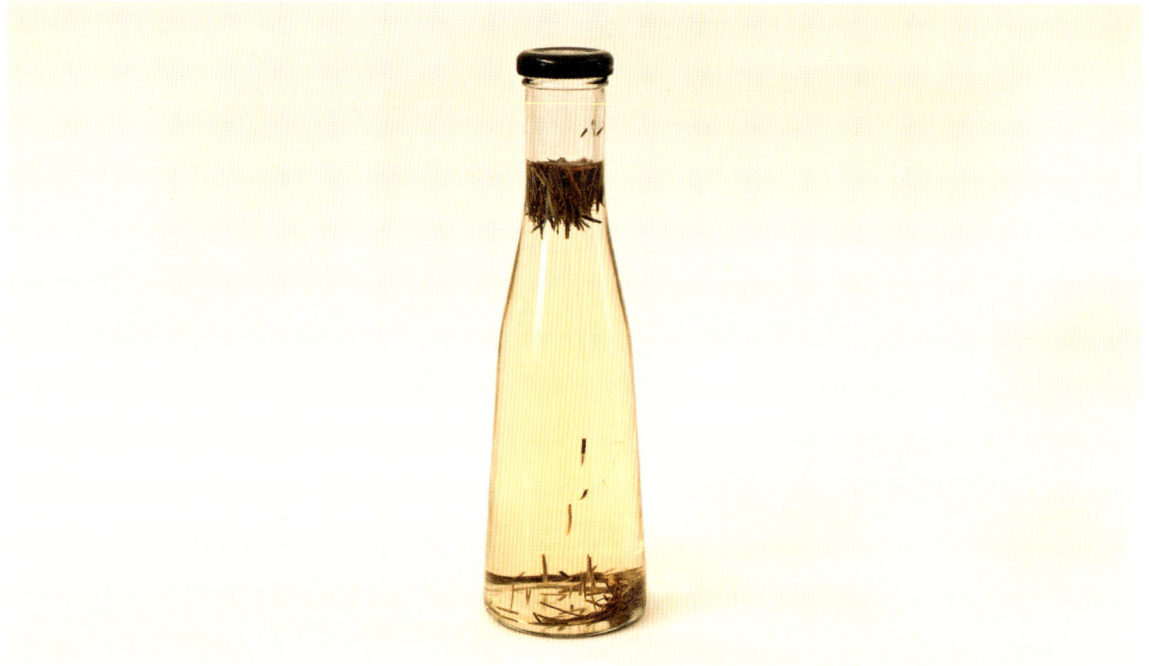

25 캐모마일 비니거

유기농 사과식초에 두피와 모발에 좋은 로즈마리를 담근 비니거로 샴푸 후 마지막 헹구는 물에 조금씩 섞어서 사용하면 됩니다. 캐모마일에센셜오일은 모발을 윤기 있게 하며 비듬이 있는 경우라면 시더우드, 티트리에센셜오일을 넣어주면 좋습니다.

❋ Recipe(100g)

- 사과식초(로즈마리 우린 것) 100g
- 캐모마일로먼에센셜오일 1dr

✳ How to make

01 유리용기에 사과식초를 붓는다.
02 로즈마리허브를 유리용기의 1/5만큼 넣고 2~4주 정도 둔다.
03 에센셜오일을 넣고 섞어준다.
04 용기에 담아 사용한다.

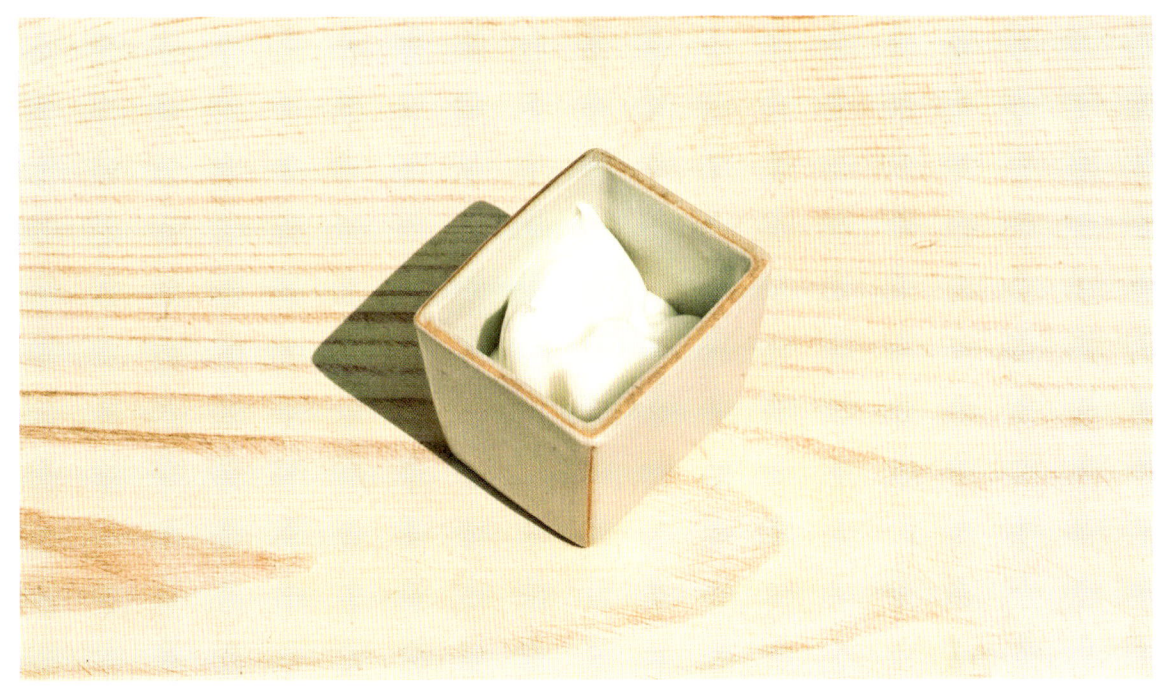

26 아마씨 크림

아마씨오일은 줄기가 짧은 품종에서 얻으며 줄기가 긴 종자에서는 리넨 직물을 얻습니다. 오메가3의 지방산을 함유하고 있어 햄프시드오일과 함께 아토피피부의 보습용 오일로 사용됩니다.

✤ Recipe(50g)

- 정제수 34g
- 아보카도오일 3g
- 아마씨오일 5g
- 카렌듈라오일 4.5g
- 올리브유화왁스 2.5g
- 비타민E 0.5g
- 히알루론산 0.5g
- 식물성플라센타 1g
- 천연한방방부제 1g
- 자스민에센셜오일 1dr
- 프랑킨센스에센셜오일 3dr

✱ How to make

01 소독한 비커에 정제수를 계량하여 핫플레이트 위에서 가열한다.
02 다른 비커에 오일과 올리브유화왁스, 비타민E를 계량하여 가열한다.
03 1과 2의 온도를 70도에 맞춘다.
04 2를 1에 부으면서 주걱으로 저어준다.
05 화장품용 핸드블렌더나 주걱을 이용해 한 방향으로 저어준다.
06 크림처럼 걸쭉해지면 나머지 첨가물과 에센셜오일을 넣고 섞어준다.
07 용기에 담아 사용한다.

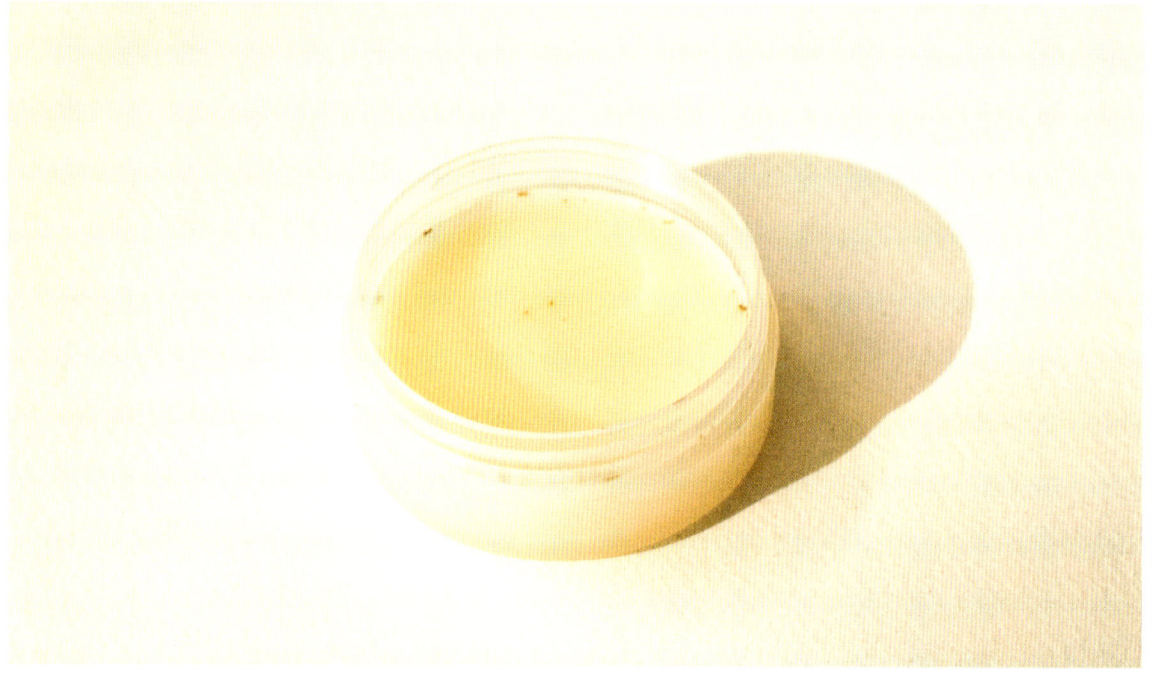

27 라벤더버터 밤

상처가 나거나 튼 부위에 발라주면 좋은 밤 타입으로 휴대하기도 편리하고 아이들과 함께 사용해도 됩니다. 라벤더는 모든 피부에 사용 가능하고 면역력을 증강시켜주며 화상 치료에도 효과적입니다.

✿ Recipe (30g)

- 호호바오일(캐모마일인퓨즈) 8g
- 스윗아몬드오일 6g
- 라벤더버터 10g
- 비즈왁스 6g
- 라벤더에센셜오일 4dr
- 로즈우드에센셜오일 2dr

✱ How to make

01 소독한 비커에 재료를 모두 계량하여 핫플레이트 위에서 가열한다.
02 비즈왁스가 녹으면 조금 식혔다가 에센셜오일을 넣고 섞어준다.
03 용기에 붓고 굳으면 사용한다.

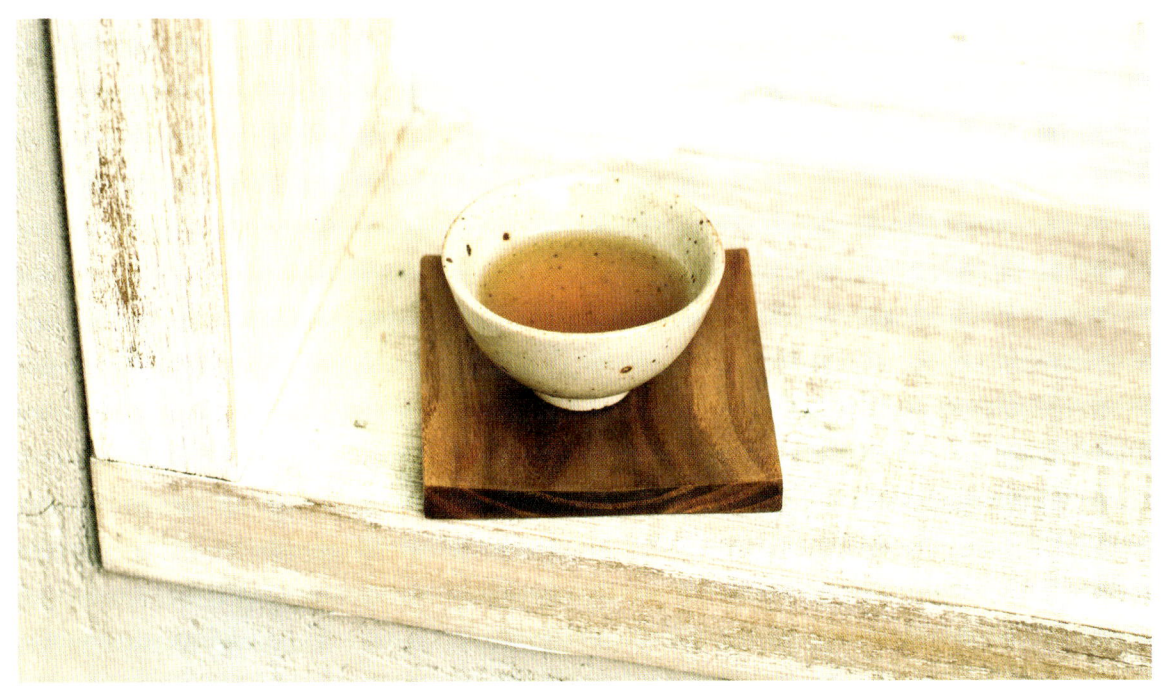

28 로즈마리 티

혈압을 강하시키는 로즈마리는 정신을 각성시키고 집중력을 높여주기 때문에 어떠한 일에 몰두해야 하거나 머리를 맑게 하고 싶을 때 마시면 좋은 차입니다. 로즈마리를 페퍼민트, 타임 등의 허브와 블렌딩해서 마셔도 좋습니다.

✿ Recipe(50g)

- 유기농 로즈마리허브

✳ How to make

01 용기에 허브를 1/5 정도 담는다.
02 물을 펄펄 끓였다 식혀서 붓는다.
03 3분 정도 기다린 후 허브를 걸러서 마신다.

29 살구씨 비누

피부의 더러움을 씻어주는 살구씨분말은 행인이라고도 하는데 기미, 주근깨, 잡티가 났을 때 사용하면 좋습니다. 살구씨는 약간의 스크럽 효과도 가지고 있어 팩제로도 사용되는 재료입니다. 곡물류를 몇 가지 섞어 스크럽 비누를 만들어도 됩니다.

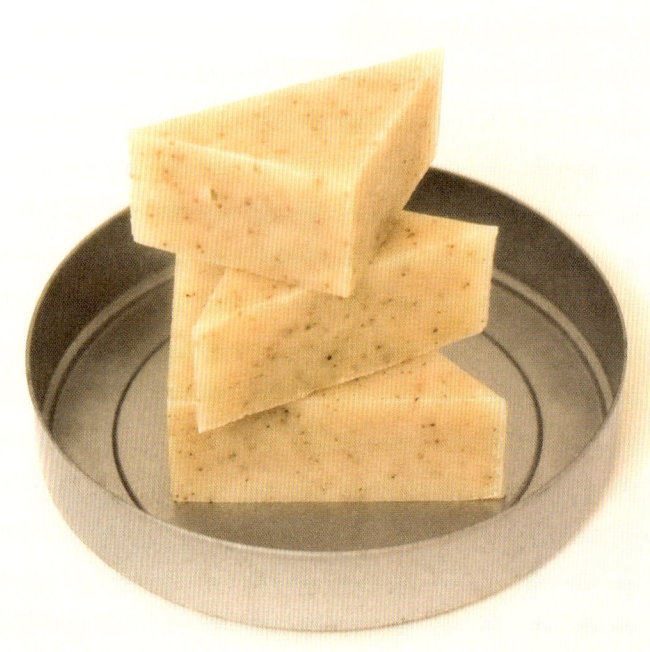

지성, 여드름피부를 위한 천연비누와 천연화장품

피부색이 어둡고 여드름이 나며 세안 후에도 유분이 많아 얼굴이 번들거리고 모공이 대체적으로 큰 피부입니다. 주름이 잘 생기지 않아 노화는 지연되지만 세안을 청결히 하지 않으면 염증이 생기고 트러블이 잘 나는 단점이 있습니다. 과도한 세안으로 인해 복합적인 여드름피부로 발전해 관리하기 어려워지는 경우도 생깁니다. 피부에 묵은 각질과 노폐물이 쌓이지 않도록 기본적인 보습과 청결에 주력하는 것이 좋습니다.

✿ Recipe(1kg)

- 코코넛오일 200g
- 팜오일 180g
- 살구씨오일 120g
- 헤이즐넛오일 120g
- 포도씨오일 80g
- 올리브오일 50g
- 가성소다 108g
- 정제수 248g
- 살구씨분말 10g
- 제라늄에센셜오일 3g
- 티트리에센셜오일 5g

✳ How to make

01 비커에 가성소다와 정제수를 각각 계량한다.
02 가성소다를 정제수에 부으면서 스푼으로 저어준다.
03 다른 비커에 오일을 계량하여 핫플레이트에서 가열한다.
04 2와 3의 온도를 50도에 맞춘다.
05 오일을 핸드블렌더로 2, 3회 섞어준다.
06 가성소다 녹인 물을 오일에 부으면서 핸드블렌더로 저어준다.
07 핫플레이트에서 내리고 주걱을 사용해 한 방향으로 저어준다.
08 크림처럼 트레이스가 나면 분말과 에센셜오일을 넣고 저어준다.
09 몰드에 붓고 따뜻하게 담요로 감싸 하루 정도 보온한다.
10 비누가 굳으면 꺼내 잘라서 6주 이상 건조시킨 후 사용한다.

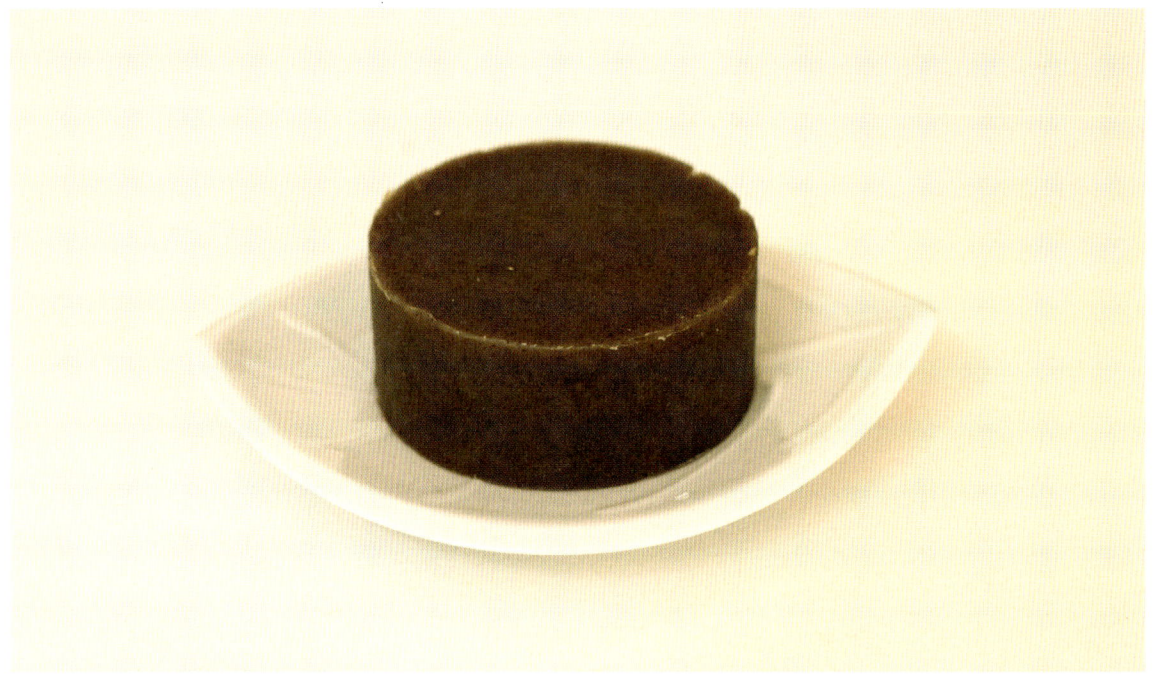

30 삼백초 비누

어성초와 같이 여드름, 항염기능이 뛰어난 삼백초는 어성초와 함께 사용하면 효과가 배가 됩니다. 피부를 정화하는 레몬에센셜오일이 첨가된 지성피부용 비누입니다.

✿ Recipe(1kg)

- 코코넛오일 190g
- 팜오일 200g
- 해바라기오일 70g
- 캐놀라오일 130g
- 포도씨오일 80g
- 가성소다 107g
- 정제수 248g
- 삼백초분말 5g
- 레몬에센셜오일 5g
- 파출리에센셜오일 1g

✳ How to make

01 비커에 가성소다와 정제수를 각각 계량한다.
02 가성소다를 정제수에 부으면서 스푼으로 저어준다.
03 다른 비커에 오일을 계량하여 핫플레이트에서 가열한다.
04 2와 3의 온도를 50도에 맞춘다.
05 오일을 핸드블렌더로 2, 3회 섞어준다.
06 가성소다 녹인 물을 오일에 부으면서 핸드블렌더로 저어준다.
07 핫플레이트에서 내리고 주걱을 사용해 한 방향으로 저어준다.
08 크림처럼 트레이스가 나면 분말과 에센셜오일을 넣고 저어준다.
09 몰드에 붓고 따뜻하게 담요로 감싸 하루 정도 보온한다.
10 비누가 굳으면 꺼내 잘라서 6주 이상 건조시킨 후 사용한다.

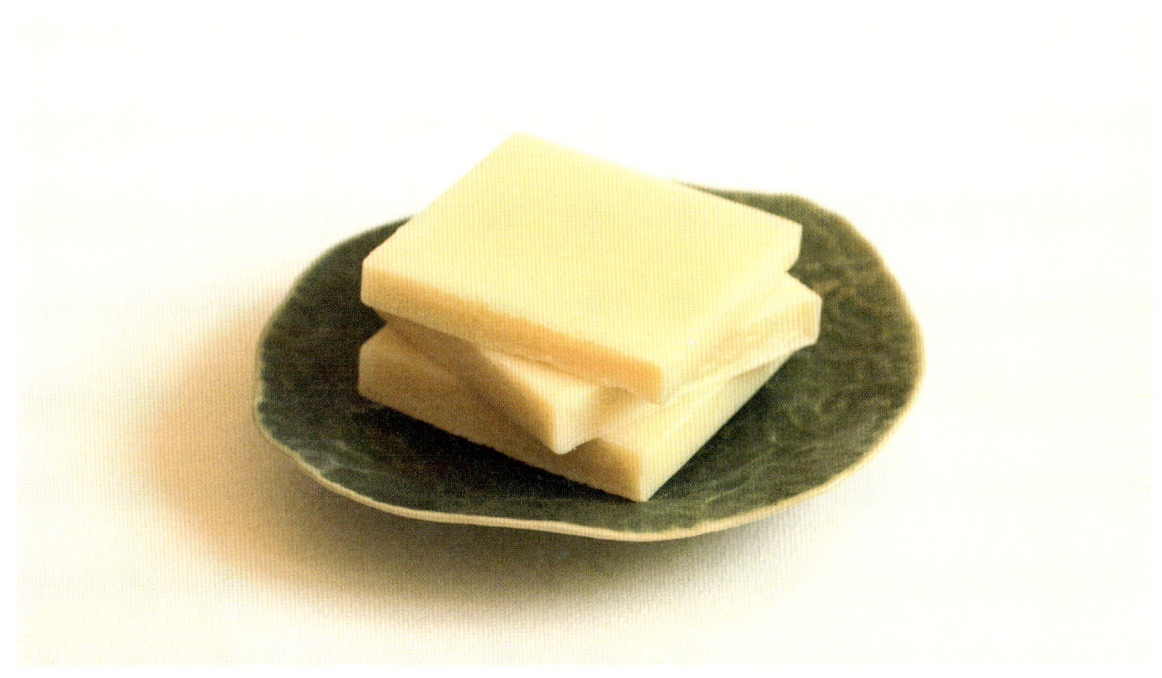

31 시더우드 샴푸바

지성두피에 적합한 시더우드에센셜오일은 수렴과 방부작용으로 여드름, 비듬, 지루성두피 완화에 효과적이며 원형탈모증에도 사용합니다.

✿ Recipe(1kg)

- 코코넛오일 180g
- 팜오일 150g
- 피마자오일 100
- 동백오일 120g
- 헤이즐넛오일 120g
- 윗점오일 80g
- 가성소다 107g
- 정제수 248g
- 오렌지스윗에센셜오일 8g
- 시더우드에센셜오일 1g

✽ How to make

01 비커에 가성소다와 정제수를 각각 계량한다.
02 가성소다를 정제수에 부으면서 스푼으로 저어준다.
03 다른 비커에 오일을 계량하여 핫플레이트에서 가열한다.
04 2와 3의 온도를 50도에 맞춘다.
05 오일을 핸드블렌더로 2, 3회 섞어준다.
06 가성소다 녹인 물을 오일에 부으면서 핸드블렌더로 저어준다.
07 핫플레이트에서 내리고 주걱을 사용해 한 방향으로 저어준다.
08 크림처럼 트레이스가 나면 에센셜오일을 넣고 저어준다.
09 몰드에 붓고 따뜻하게 담요로 감싸 하루 정도 보온한다.
10 비누가 굳으면 꺼내 잘라서 6주 이상 건조시킨 후 사용한다.

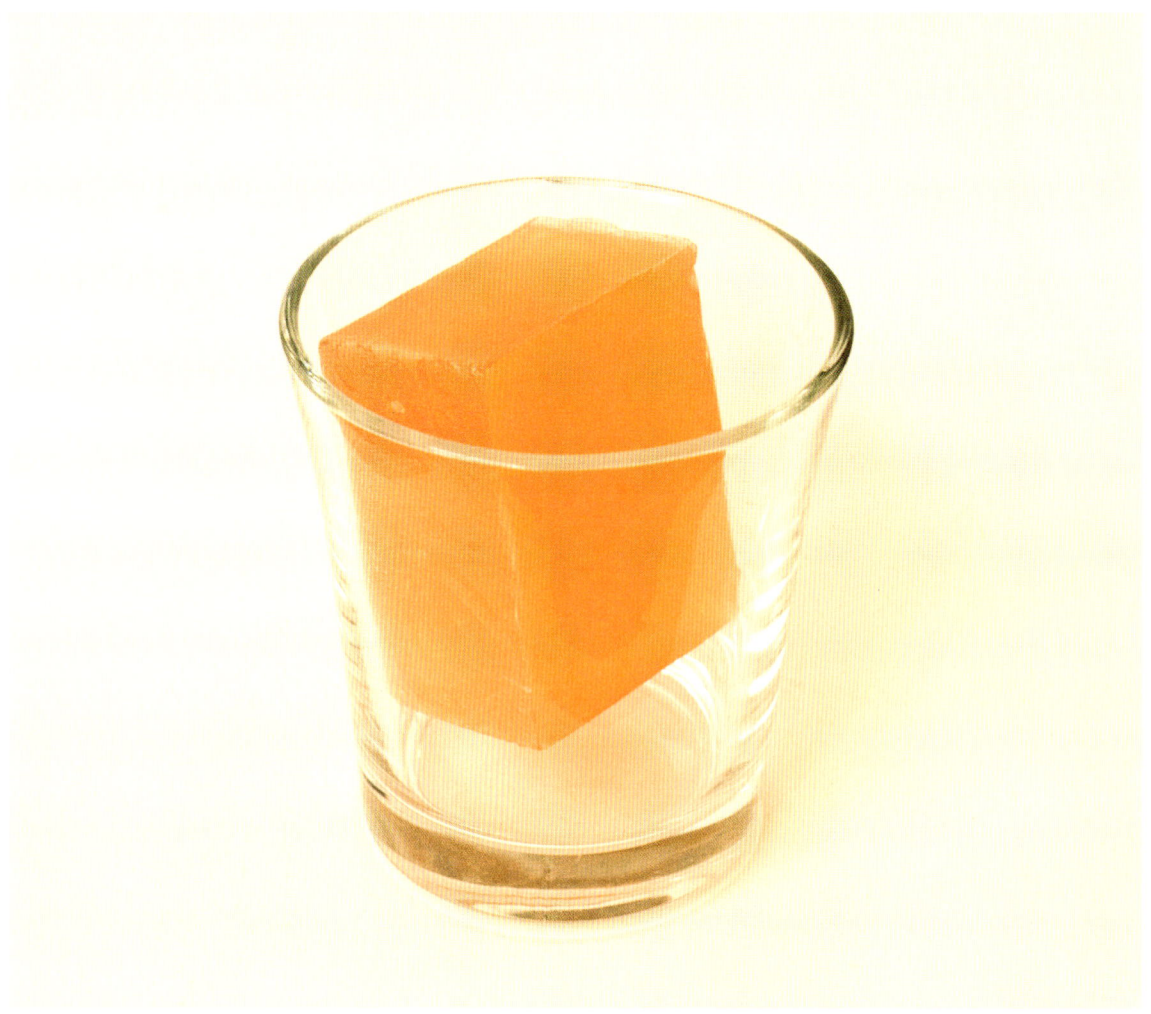

32 글리세린 비누

HP비누 또는 고온법 비누라고 부르는 글리세린비누는 투명하며 숙성비누에 비해 짧은 2주의 건조 기간이 지난 후 사용할 수 있습니다. 글리세린 비누는 투명도를 위해 오일의 선택이 제한적이며 보습용 오일을 첨가하면 불투명해집니다. 그러나 CP비누에 비해 뽀드득한 사용감이 있어 지성피부인 경우 사용하면 좋습니다.

✼ Recipe(1kg)

- 코코넛오일 100g
- 팜오일 230g
- 피마자오일 170g
- 가성소다 74g
- 정제수 150g
- 알코올 172g
- 글리세린 70g
- 설탕 100g
- 물(설탕 녹일 물) 70g
- 오렌지스윗에센셜오일 10g

✳ How to make

01 비커에 가성소다와 정제수를 각각 계량한다.
02 가성소다를 정제수에 부으면서 스푼으로 저어준다.
03 다른 비커에 오일을 계량하여 핫플레이트에서 가열한다.
04 2와 3의 온도를 60도에 맞춘다.
05 오일을 핸드블렌더로 2, 3회 섞어준다.
06 가성소다 녹인 물을 오일에 부으면서 핸드블렌더로 저어준다.
07 핫플레이트 위에서 블렌더를 이용해 트레이스를 과하게 낸다.
08 뻑뻑해질 정도로 트레이스가 나면 주걱을 이용해 덩어리를 쪼개놓고 기다린다.
09 밑에서부터 끓어오르면서 비누액이 부풀어 오르면 넘치지 않게 한 번씩 저어준다.
10 반응이 어느 정도 진행되면 갈변하면서 젤처럼 끈적해진다.
11 글리세린과 알코올을 계량하여 넣는다.
12 덩어리가 없게 블렌더로 2~3회 갈아주고 랩으로 밀봉한다.
13 덩어리가 한두 개 보일 정도로 녹았으면 설탕 녹인 물을 붓고 주걱으로 저어준다.
14 에센셜오일을 넣고 저어준다.
15 체에 밭쳐 몰드에 붓고 5시간 정도 지나면 굳는다.
16 굳으면 빼내서 커팅하고 2주 후에 사용한다.

Tip*
투명비누는 고온법으로 만들어 HP(Hot Process)비누라고도 합니다. 고온에서 만들어지기 때문에 숙성기간이 CP비누보다 짧은 2주 정도입니다. 보습용 오일을 넣으면 투명도가 떨어지기 때문에 글리세린을 첨가하여 만들며 투명도를 위해 알코올, 설탕을 넣습니다. 지성피부를 가진 남성에게 적합한 비누이기도 합니다.

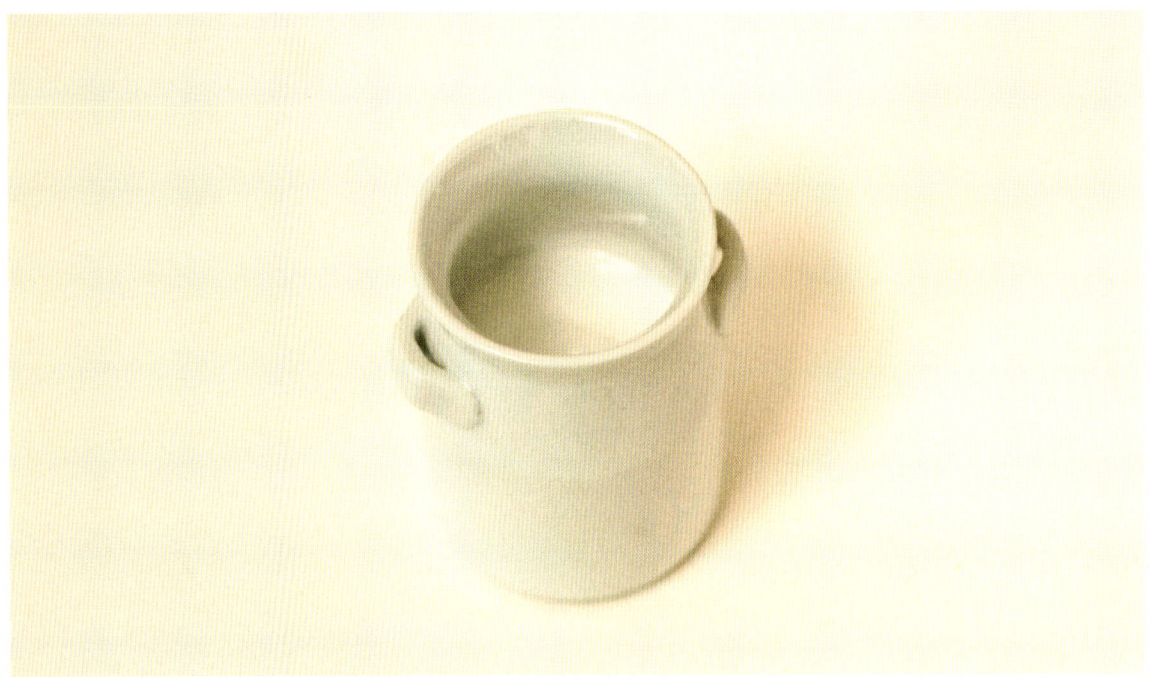

33 그레이프프루트 로션

셀룰라이트에 효과적인 그레이프프루트오일은 피부와 두피를 강화시키고 정화, 살균의 효과가 있어 지성피부에 적합한 오일입니다. 지성피부용 로션은 오일의 양을 3~5% 정도 넣는 것이 좋으며, 끈적이지 않고 유분이 남지 않는 가벼운 타입의 에멀전이 적당합니다.

✿ Recipe(100g)

- 정제수 82g
- 호호바오일 3g
- 아마씨오일 2g
- 코코넛버진오일 3g
- 올리브유화왁스 3.5g
- 비타민E 1g
- 세라마이드(지용성) 1g
- 이펙틴 0.5g
- 천연한방방부제 2g
- 그레이프프루트에센셜오일 2dr
- 버가못에센셜오일 1dr

✽ How to make

01 소독한 비커에 정제수를 계량하여 핫플레이트 위에서 가열한다.
02 다른 비커에 오일과 올리브유화왁스, 비타민E, 세라마이드를 계량하여 가열한다.
03 1과 2의 온도를 70도에 맞춘다.
04 2를 1에 부으면서 주걱으로 저어준다.
05 화장품용 핸드블렌더나 주걱을 이용해 한 방향으로 저어준다.
06 크림처럼 걸쭉해지면 나머지 첨가물과 에센셜오일을 넣고 섞어준다.
07 용기에 담아 사용한다.

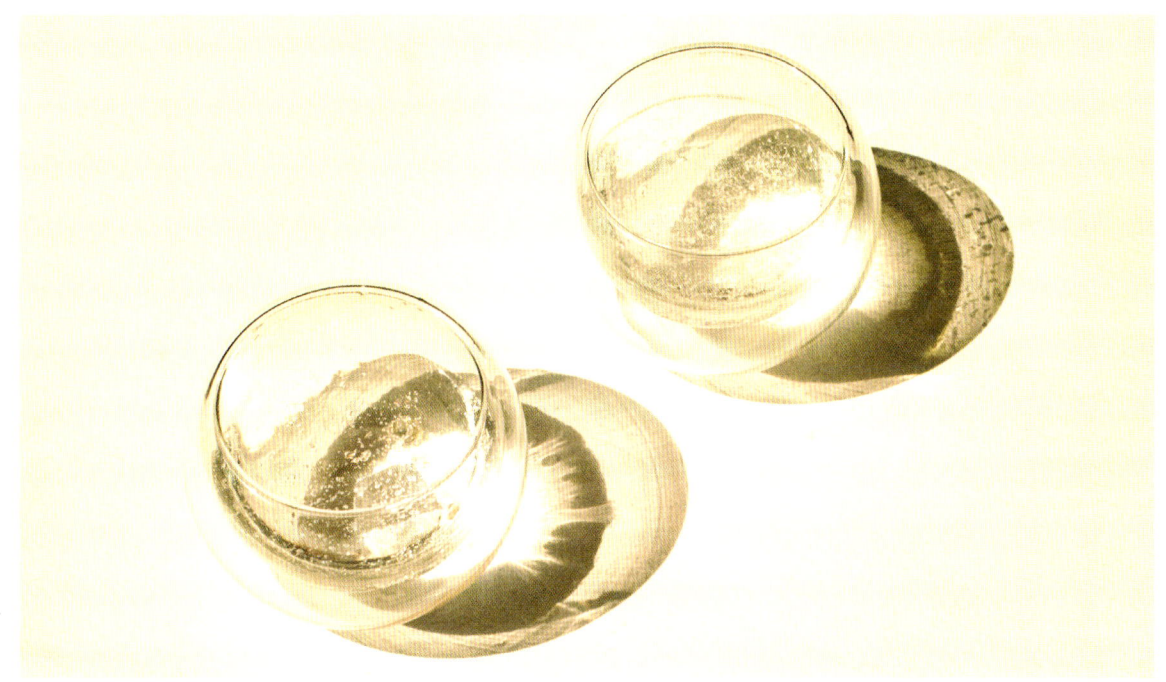

34 티트리 에센스

티트리오일은 호주 원주민들의 상비약으로 사용될 만큼 다양한 효능을 지니고 있습니다. 특히 매우 강한 면역자극을 하여 신체적인 능력을 향상시켜줍니다. 세균, 바이러스에도 강하며 자극이 거의 없는 안전한 오일입니다.

✿ Recipe(50g)

- 정제수 45g
- 하이셀 0.5g
- 베타글루칸 0.5g
- 케라스젠 1g
- 천연한방방부제 1g
- 티트리에센셜오일 4dr
- 버가못에센셜오일 2dr

✻ How to make

01 소독한 비커에 정제수를 계량하여 핫플레이트 위에서 가열한다.
02 정제수의 온도가 60도 정도가 되면 하이셀을 넣고 주걱으로 저어주면서 가열한다.
03 걸쭉하게 점증이 되면 첨가물과 에센셜오일을 넣고 섞어준다.
04 용기에 담아 사용한다.

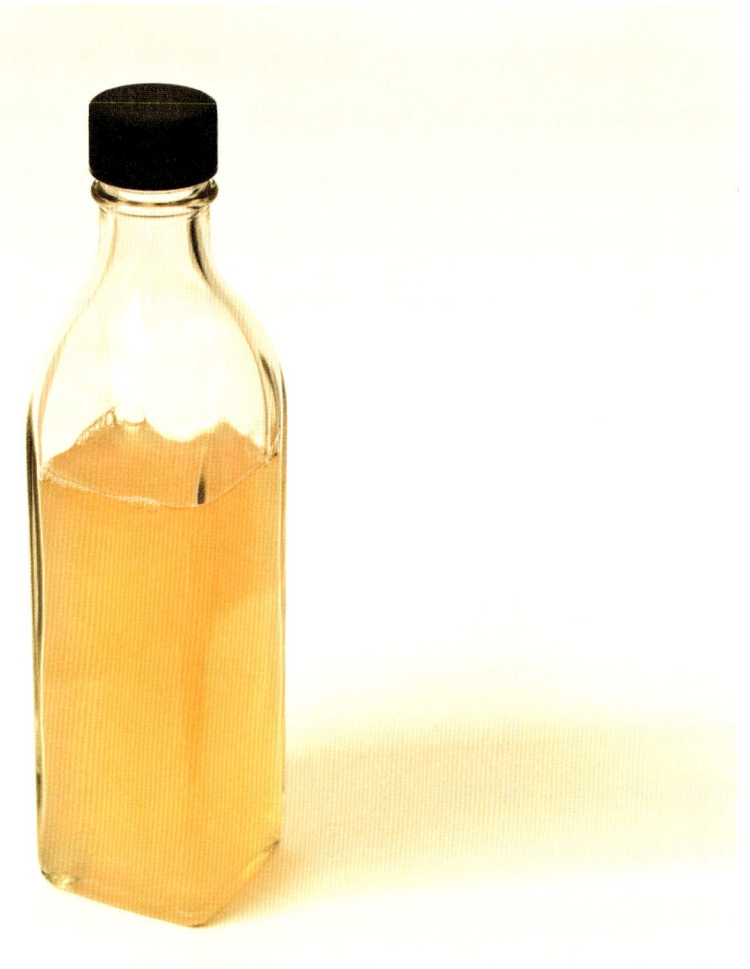

35 일랑일랑 샴푸

일랑일랑에센셜오일은 두피의 피지조절과 모발의 갈라짐을 막아줍니다. 무자극, 무독성의 진한 꽃향이지만 너무 많이 사용하면 두통을 유발하기도 합니다. 일랑일랑은 진한 향을 가지고 있어서 소량만 사용해도 향이 오래 가며 향수나 스킨케어에도 널리 사용되는 오일입니다.

✿ Recipe(1kg)

- 코코넛오일 200g
- 피마자오일 100g
- 살구씨오일 150g
- 호호바오일 50g
- 가성가리 116g
- 정제수 116g
- 설탕 50g
- 설탕 녹일 물 300g

*희석 후 첨가물(250g 희석 시)

- 페이스트 125g
- 정제수 125g
- 님추출물 10dr
- 에스피노질리아추출물 1g
- 글리세린 1g
- 레몬에센셜오일 1g
- 일랑일랑에센셜오일 5dr

✳ How to make

01 비커에 가성가리와 정제수를 각각 계량한다.
02 가성가리를 정제수에 부으면서 스푼으로 저어준다.
03 다른 비커에 오일을 계량하여 핫플레이트에서 가열한다.
04 2와 3의 온도를 70도에 맞춘다.
05 오일의 온도가 70도가 되면 핸드블렌더로 2, 3회 섞어준다.
06 가성가리 녹인 물을 오일에 부으면서 핸드블렌더로 저어준다.
07 핫플레이트 위에서 온도를 유지하며 계속해서 저어주면 과트레이스가 나면서 덩어리진다.
08 덩어리진 비누액이 몽글몽글 풀어졌다 다시 걸쭉해졌다를 반복한다.
09 밑에서부터 끓어오르면서 점점 부풀어 오른다.
10 비누액이 갈색으로 변하고 끈적끈적하게 점성이 생기면서 반응을 멈춘다.
11 다른 비커에 설탕과 정제수를 계량하고 80도로 가열하여 준비해둔다.
12 비누액을 핫플레이트에서 내려 설탕 녹인 물을 붓는다.
13 주걱 등을 이용해 물이 없어질 때까지 페이스트와 섞는다.
14 유리병 등에 넣어두고 2주 동안 보관한다.
15 정제수와 1:1로 희석한 다음 원하는 첨가물과 에센셜오일을 총량의 1% 내외로 넣고 사용한다.

Tip*
두피에 좋은 재료

식물성 오일	동백오일, 피마자오일, 호호바오일 등
에센셜 오일	로즈마리, 라벤더, 시더우드, 티트리, 일랑일랑, 오렌지스윗, 페퍼민트, 레몬 등
첨가물	녹차, 네틀, 시카카이, 하수오, 창포, 헤나, 에스피노질리아, 감초 등

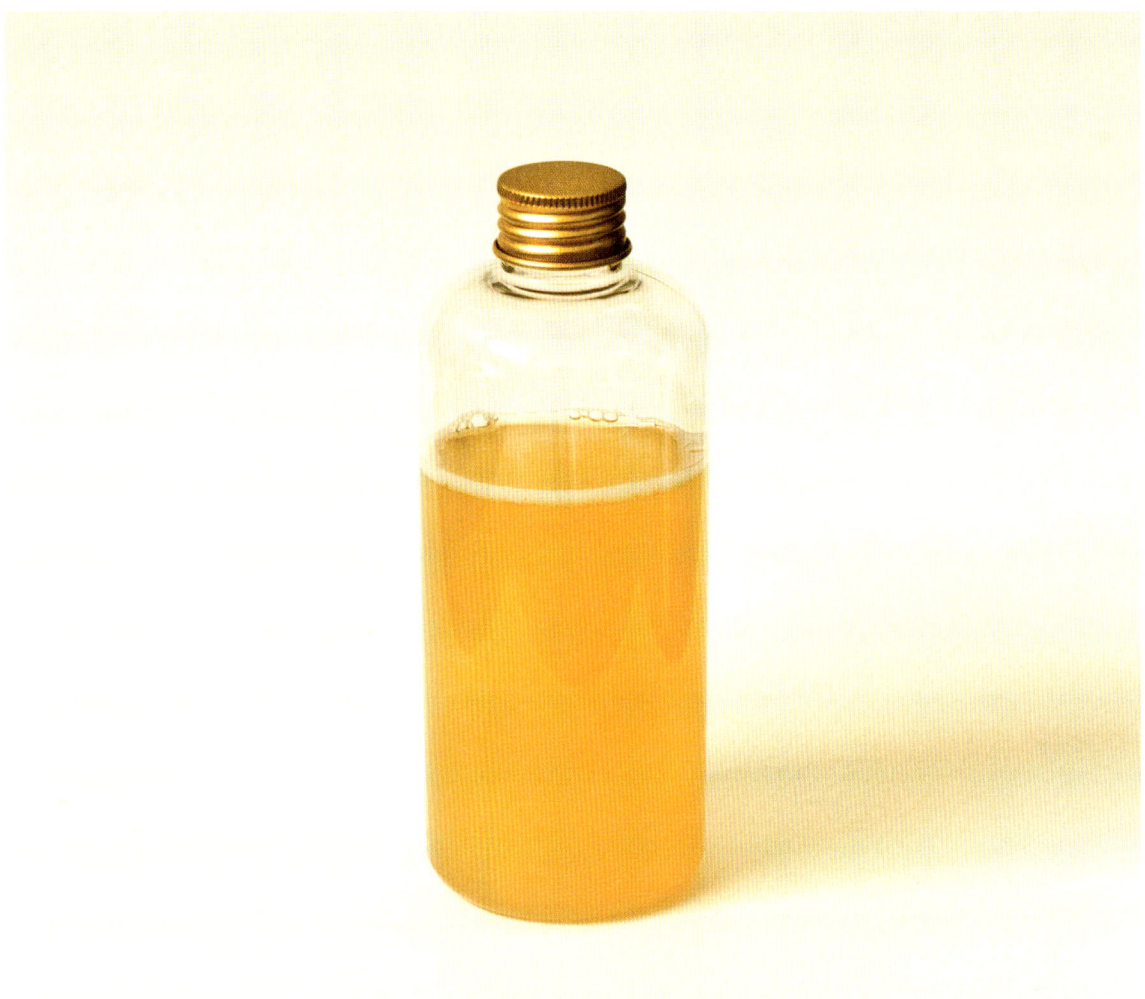

36   비듬개선 샴푸

비듬을 효과적으로 제거하기 위한 샴푸로 비듬을 억제하는 좋은 방법은 샴푸후 머리를 충분히 말려야 하며 두피를 긁어 자극하지 않아야 합니다. 티트리와 시더우드에센셜오일은 비듬 제거에 가장 대표적인 오일입니다. 비듬제거트리트먼트와 함께 사용하면 더욱 효과적입니다.

✿ Recipe(1kg)

- 코코넛오일 180g
- 피마자오일 100g
- 포도씨오일 60g
- 녹차씨오일 160g
- 가성가리 119g
- 정제수 119g
- 설탕 50g
- 설탕 녹일 물 300g

✷ How to make

01 비커에 가성가리와 정제수를 각각 계량한다.
02 가성가리를 정제수에 부으면서 스푼으로 저어준다.
03 다른 비커에 오일을 계량하여 핫플레이트에서 가열한다.
04 2와 3의 온도를 70도에 맞춘다.
05 오일의 온도가 70도가 되면 핸드블렌더로 2, 3회 섞어준다.
06 가성가리 녹인 물을 오일에 부으면서 핸드블렌더로 저어준다.
07 핫플레이트 위에서 온도를 유지하며 계속해서 저어주면 과트레이스가 나면서 덩어리진다.
08 덩어리진 비누액이 몽글몽글 풀어졌다 다시 걸쭉해졌다를 반복한다.
09 밑에서부터 끓어오르면서 점점 부풀어 오른다.
10 비누액이 갈색으로 변하고 끈적끈적하게 점성이 생기면서 반응을 멈춘다.
11 다른 비커에 설탕과 정제수를 계량하고 80도로 가열하여 준비해둔다.
12 비누액을 핫플레이트에서 내려 설탕 녹인 물을 붓는다.
13 주걱 등을 이용해 물이 없어질 때까지 페이스트와 섞는다.
14 유리병 등에 넣어두고 2주 동안 보관한다.
15 정제수와 1:1로 희석한 다음 원하는 첨가물과 에센셜오일을 총량의 1% 내외로 넣고 사용한다.

*희석 후 첨가물(250g 희석 시)

- 페이스트 125g
- 정제수 125g
- 리타추출물 10dr
- 매직솔루션 1g
- 티트리에센셜오일 1g
- 제라늄에센셜오일 1g
- 시더우드에센셜오일 0.5g

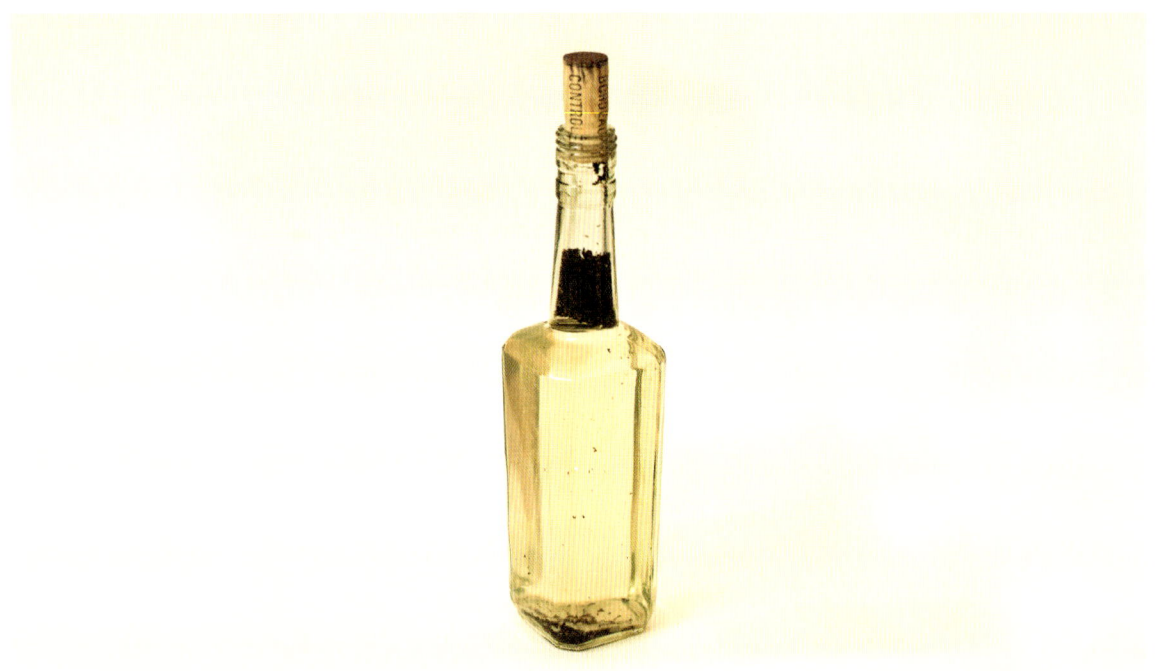

37 레몬그라스 린스

고대 인도에서 광범위하게 치료제로 사용되어 온 레몬그라스 허브와 비듬, 가려움이 있는 지성용 두피를 위한 페퍼민트 허브를 우려낸 린스입니다. 샴푸 후 마지막 헹구는 물에 사용하면 시원한 청량감을 느낄 수 있으며 머릿결에 윤기가 돌아옵니다.

✿ Recipe(200g)

- 정제수 180g
- 레몬즙 20g
- 레몬그라스허브 10g
- 페퍼민트허브 10g
- GSE 1g

✳ How to make

01 정제수를 펄펄 끓였다 식힌다.
02 1에 허브를 5분정도 담근다.
03 허브를 거름망으로 건져내고 레몬즙과 GSE를 첨가한다.
04 용기에 담아 사용한다.

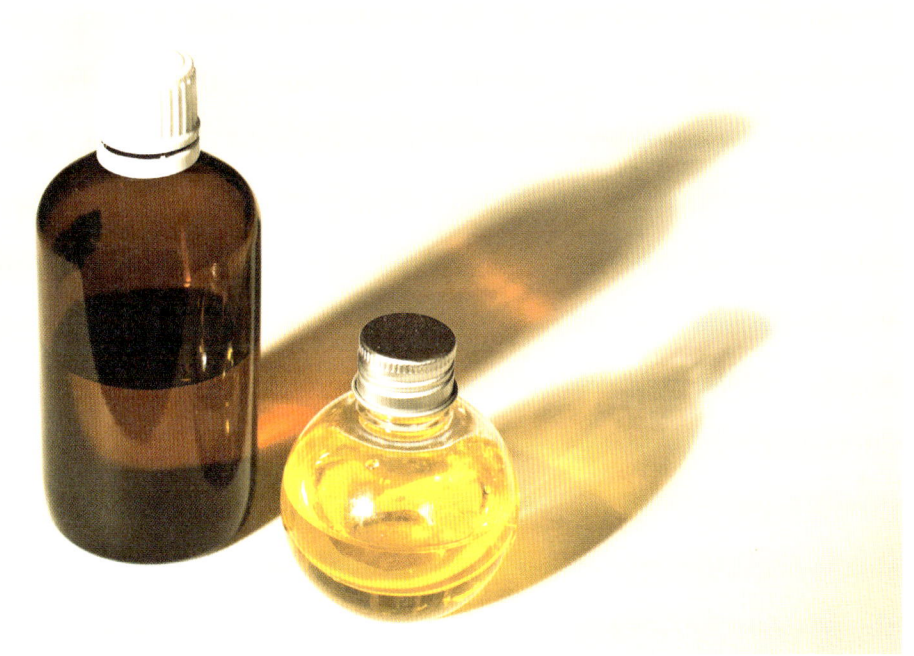

38   비듬제거 트리트먼트

비듬을 제거하는 트리트먼트로 하루 1~2회 두피를 마사지한 후 닦아냅니다. 손톱을 사용하지 않고 지문 면으로 1~2분 정도 문질러주며, 따뜻한 물로 샤워 후 모공이 열려 있을 때 마사지하면 더욱 효과적입니다. 두피 마사지는 지속적으로 해야 효과를 볼 수 있습니다.

✿ Recipe(30g)

- 호호바오일 30g
- 레몬에센셜오일 2g
- 일랑일랑에센셜오일 1dr
- 오렌지에센셜오일 2dr
- 티트리에센셜오일 3dr

✽ How to make

01 소독한 비커에 오일을 계량한다.
02 에센셜오일을 넣고 유리막대로 섞어준다.
03 차광병에 담고 사용한다.

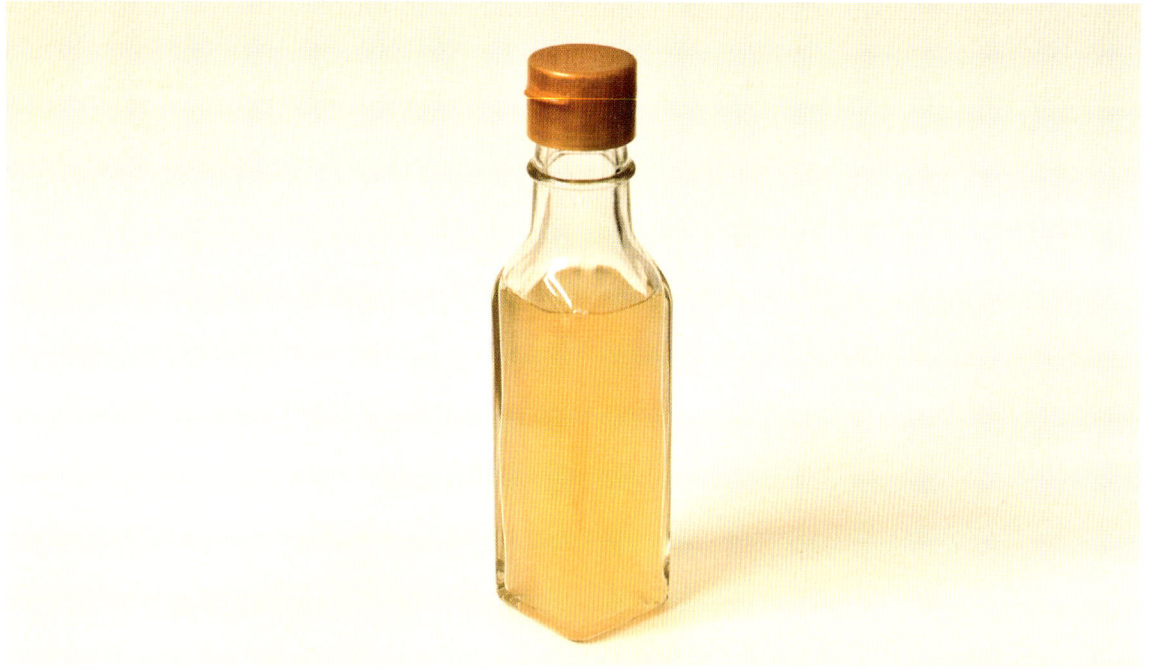

39 지성모발 트리트먼트

청결하고 기름지지 않은 모발을 만들어주는 레시피로 하루 1~2회 손에 덜어 마사지한 후 닦아냅니다. 지성모발은 쉽게 기름지고 오염물이 잘 달라붙으며, 특히 머리를 감고난 후 잘 건조시켜야 합니다. 머리카락이 덜 마른 상태에서 머리를 묶거나 하면 모발의 상태가 악화됩니다.

✿ Recipe(30g)

- 호호바오일 15g
- 포도씨오일 15g
- 버가못에센셜오일 5dr
- 라벤더에센셜오일 5dr

✳ How to make

01 소독한 비커에 오일을 계량한다.
02 에센셜오일을 넣고 유리막대로 섞어준다.
03 차광병에 담고 사용한다.

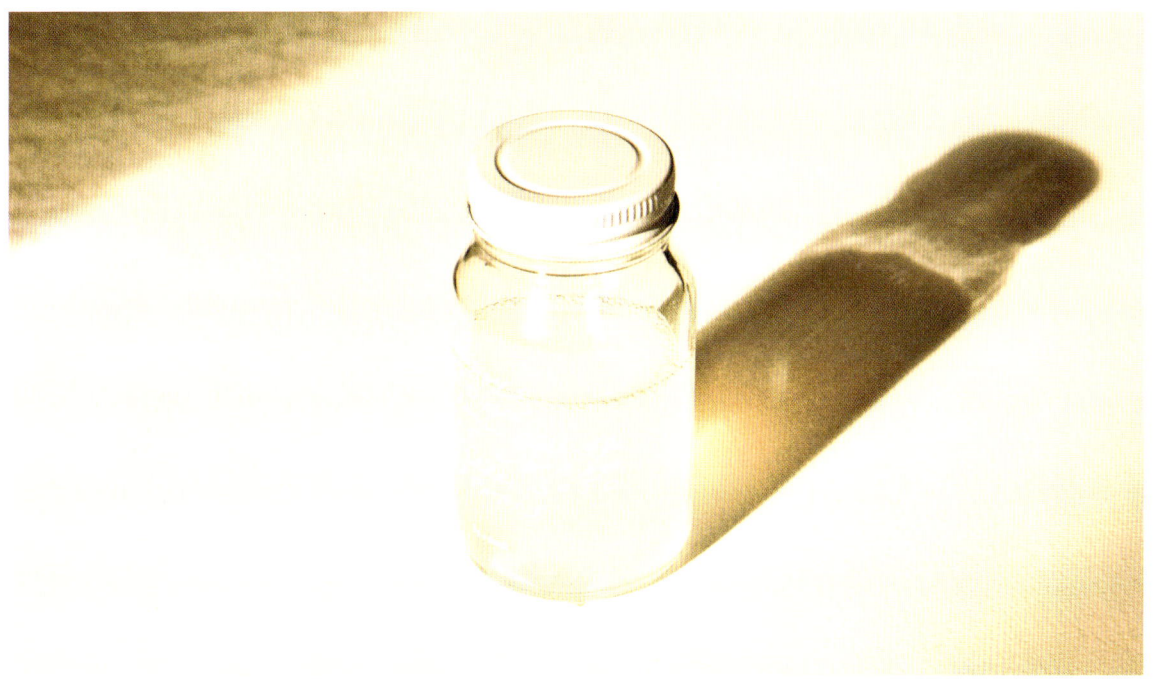

40 캐모마일팅쳐 스킨

캐모마일허브를 보드카에 팅쳐한 것으로 피부를 정화하고 정돈시켜주는 캐모마일은 트러블로 지친 피부에 수렴작용을 합니다. 팅쳐는 보통 여자는 3~5%, 남자는 5~10% 정도 사용합니다. 민감성피부에 사용 시 자극이 됩니다.

✿ Recipe(100g)

- 정제수 90g
- 캐모마일팅쳐 5g
- 올리브리퀴드 6dr
- 당귀추출물 10dr
- 모이스틴 1g
- 천연한방방부제 2g
- 제라늄에센셜오일 3dr

✻ How to make

01 소독한 비커에 에센셜오일과 올리브리퀴드를 계량하여 주걱으로 섞어준다.
02 정제수와 팅쳐를 붓고 섞어준다.
03 첨가물을 넣고 섞은 후 용기에 담아 사용한다.

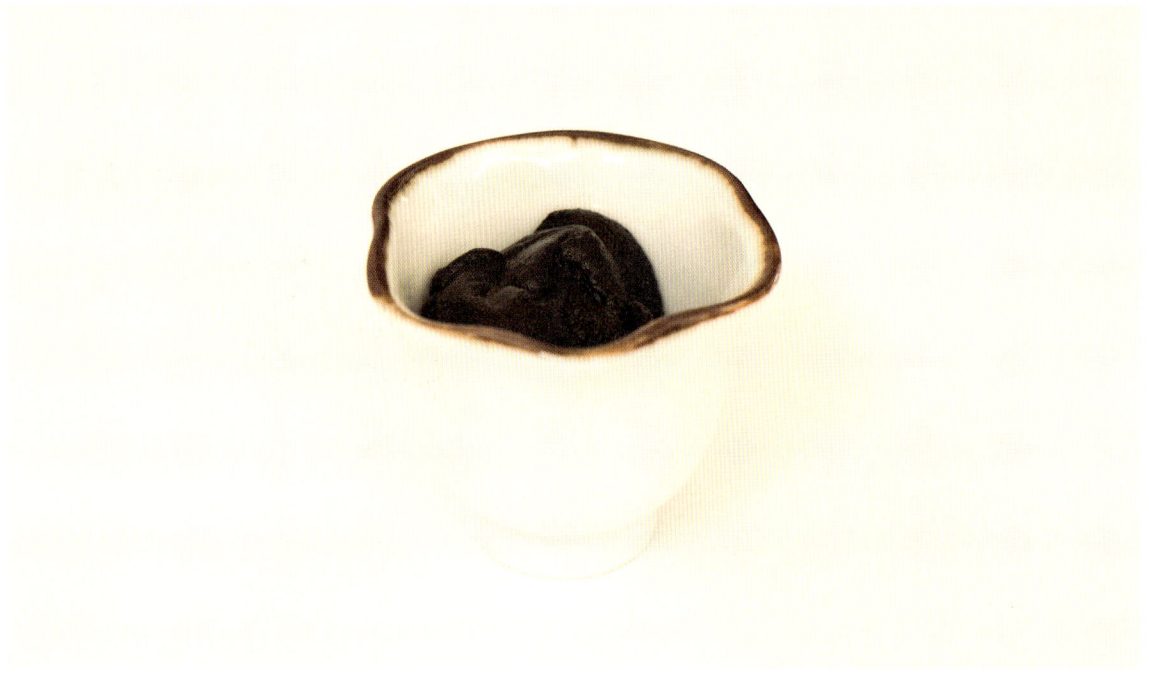

41 녹차 팩

살균, 세정효과가 있는 녹차분말은 미백에도 사용되는 재료입니다. 감귤계인 메이창에센셜오일은 스트레스를 완화시키는 효능이 있어 팩을 하는 동안 마음을 안정시켜줄 것입니다.

✿ Recipe(30g)

- 카올린클레이 15g
- 녹차분말 5g
- 살구씨오일 5g
- 글리세린 3g
- 정제수 5g
- 메이창에센셜오일 3dr

✱ How to make

01 팩용 볼에 재료를 모두 계량한다.
02 스푼 등으로 잘 섞어준다.
03 용기에 담아 사용한다.

Tip*

팩제는 한두 번 사용할 양만 만들어 사용하는 것이 좋습니다. 방부제를 넣지 않고 만들어서 변질되기 쉽기 때문입니다. 사용하는 방법은 세안 후 눈과 입 주위를 피해 골고루 발라 마사지한 후 15~20분 정도 후에 미지근한 물로 씻어내면 됩니다. 팩은 민감한 피부에는 사용하지 않는 것이 좋으며 건강한 피부라도 주 1회 정도 사용하는 것이 좋습니다.

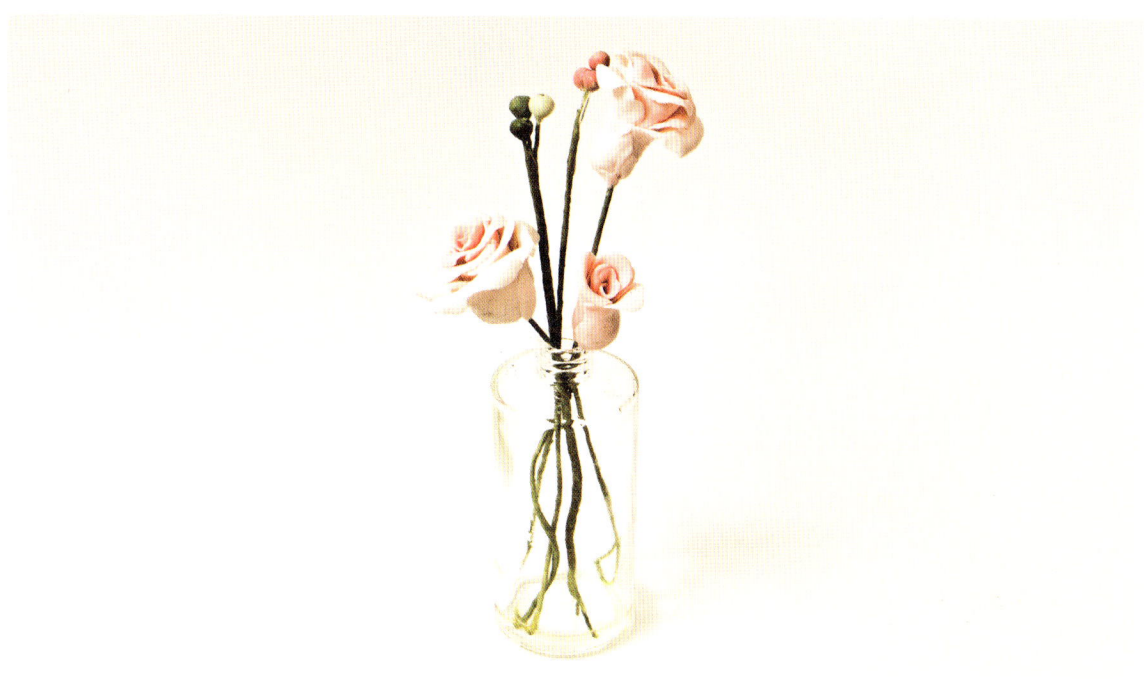

42 장미꽃 비누

비누의 점성을 이용해서 만드는 장미꽃 비누는 비누가 굳기 전 말랑말랑할 때 점토처럼 빚어서 만듭니다. 각 덩어리마다 다른 종류의 천연분말을 입혀 여러 가지 형태로 만들 수 있어 장식용으로도 좋습니다.

✿ Recipe(100g)

- 코코넛오일 220g
- 팜오일 220g
- 포도씨오일 100g
- 해바라기오일 80g
- 캐놀라오일 130g
- 가성소다 110g
- 정제수 248g
- 각종 분말

✻ How to make

01 오일을 계량하여 핫플레이트 위에서 녹인다.
02 가성소다를 계량하여 정제수에 부어준다.
03 오일과 가성소다 녹인 물의 온도가 50도가 되면 교반한다.
04 거품기나 주걱으로 한 방향으로 트레이스가 날 때까지 저어준다.
05 어느 정도 트레이스가 나면 비누액을 슬로우쿠커에 붓고 저온에서 3~4시간 그대로 둔다.
06 필요한 양만큼 떼어내 각각 색소나 분말을 넣고 색을 입힌다.
07 원하는 형태로 만든다.

Tip*
코코넛, 팜, 포도씨오일 등 기본적인 오일만으로 만들어도 되며 점도가 어느 정도 나면 말랑해질 때까지 반죽한 후 분말을 첨가하는 것이 좋습니다.

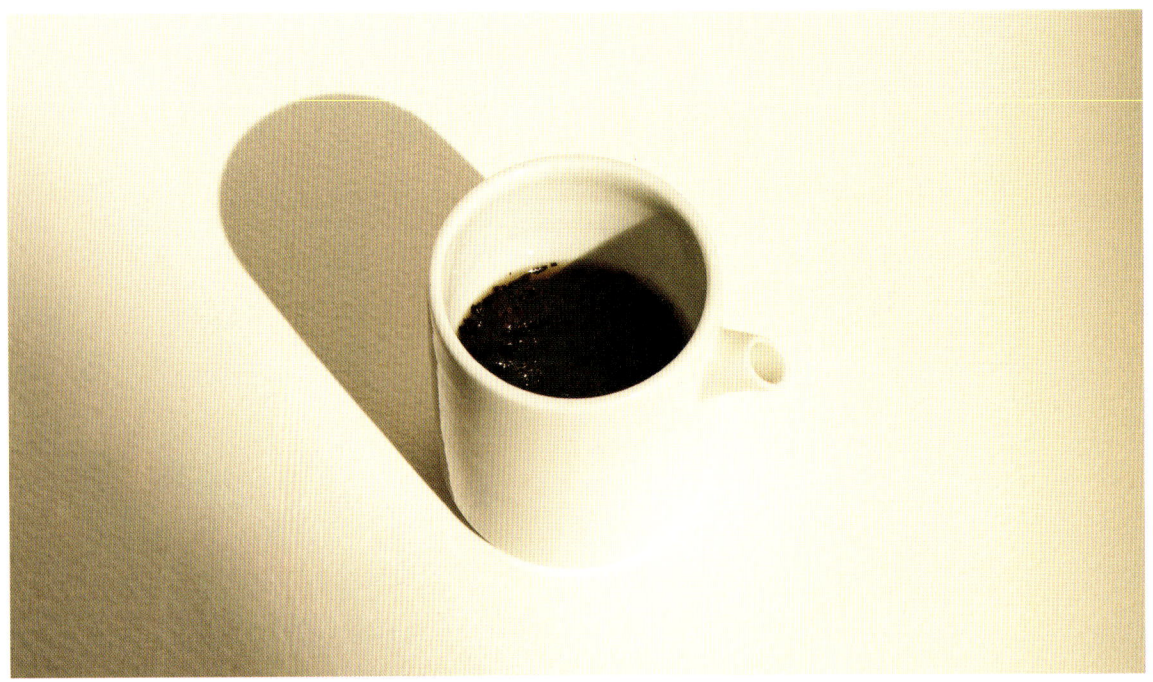

43 커피 스크럽

피로를 풀어주고 묵은 각질제거에도 좋은 솔트를 첨가하여 만든 커피스크럽입니다. 주1회 정도 사용하며 너무 세게 문지르면 피부에 자극이 되니 목욕 시 부드럽게 문질러줍니다. 커피의 카페인 성분은 지방을 분해하고 미백에도 효과적입니다.

✿ Recipe(30g)

- 원두커피분말 5g
- 올리브오일 10g
- 글리세린 5g
- 히말라야크리스탈솔트 10g

✴ How to make

01 넓은 볼에 재료를 모두 계량하여 섞어줍니다.
02 용기에 담아 사용합니다.

Tip*
솔트는 입자가 굵기 때문에 민감한 피부라면 자극이 될 수 있습니다. 이런 경우 솔트를 오일에 계량한 후 약한 불에서 가열하여 녹인 다음 사용합니다.

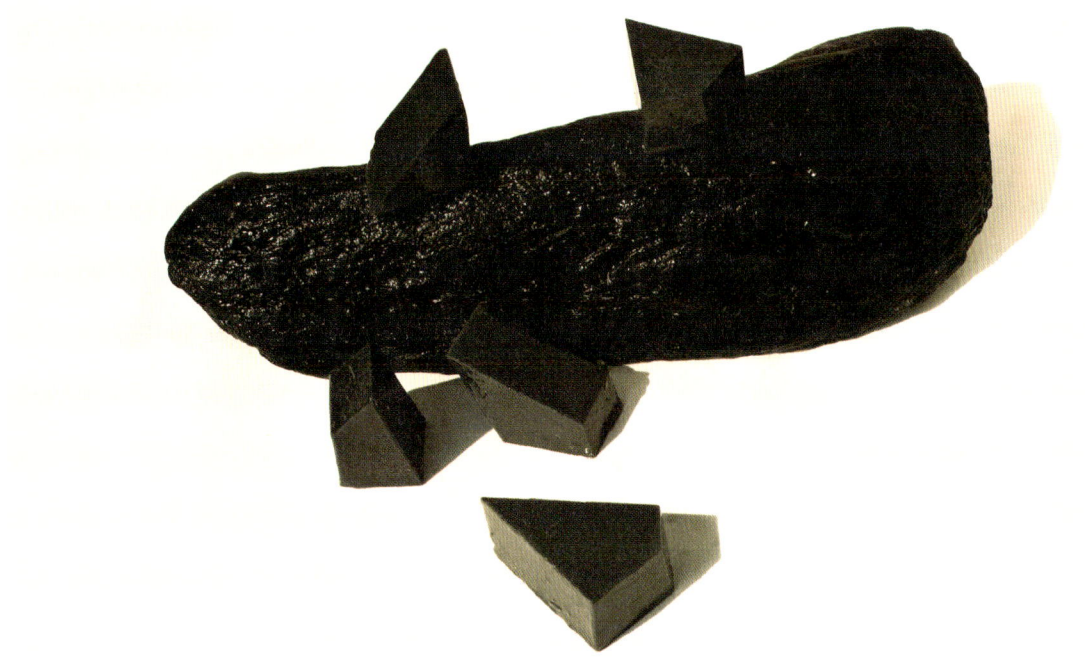

44 숯비누

지성피부에 주로 사용되는 숯분말은 피부에 남아 있는 오염물을 씻어내는 데 좋은 재료입니다. 항균효과가 있어 피부 속 더러운 노폐물을 깨끗하게 빼주며 보습용 오일이 피부를 건조하지 않게 해줍니다.

✿ Recipe(1kg)

- 코코넛오일 220g
- 팜오일 200g
- 올리브오일 150g
- 해바라기오일 100g
- 살구씨오일 50g
- 님오일 30g
- 가성소다 110g
- 정제수 248g
- 숯분말 7g
- 티트리에센셜오일 5g
- 레몬에센셜오일 5g

✳ How to make

01 비커에 가성소다와 정제수를 각각 계량한다.
02 가성소다를 정제수에 부으면서 스푼으로 저어준다.
03 다른 비커에 오일을 계량하여 핫플레이트에서 가열한다.
04 2와 3의 온도를 50도에 맞춘다.
05 오일을 핸드블렌더로 2, 3회 섞어준다.
06 가성소다 녹인 물을 오일에 부으면서 핸드블렌더로 저어준다.
07 핫플레이트에서 내리고 주걱을 사용해 한 방향으로 저어준다.
08 크림처럼 트레이스가 나면 분말과 에센셜오일을 넣고 저어준다.
09 몰드에 붓고 따뜻하게 담요로 감싸 하루 정도 보온한다.
10 비누가 굳으면 꺼내 잘라서 6주 이상 건조시킨 후 사용한다.

45 맥주 비누

사용감이 부드러워 애용하는 맥주비누입니다. 맥주의 효모는 피부노화방지, 활성산소 억제 등의 효능을 가지고 있습니다. 풍성하게 올라오는 비누거품은 묵은 각질을 제거하고 피부를 부드럽게 해줍니다.

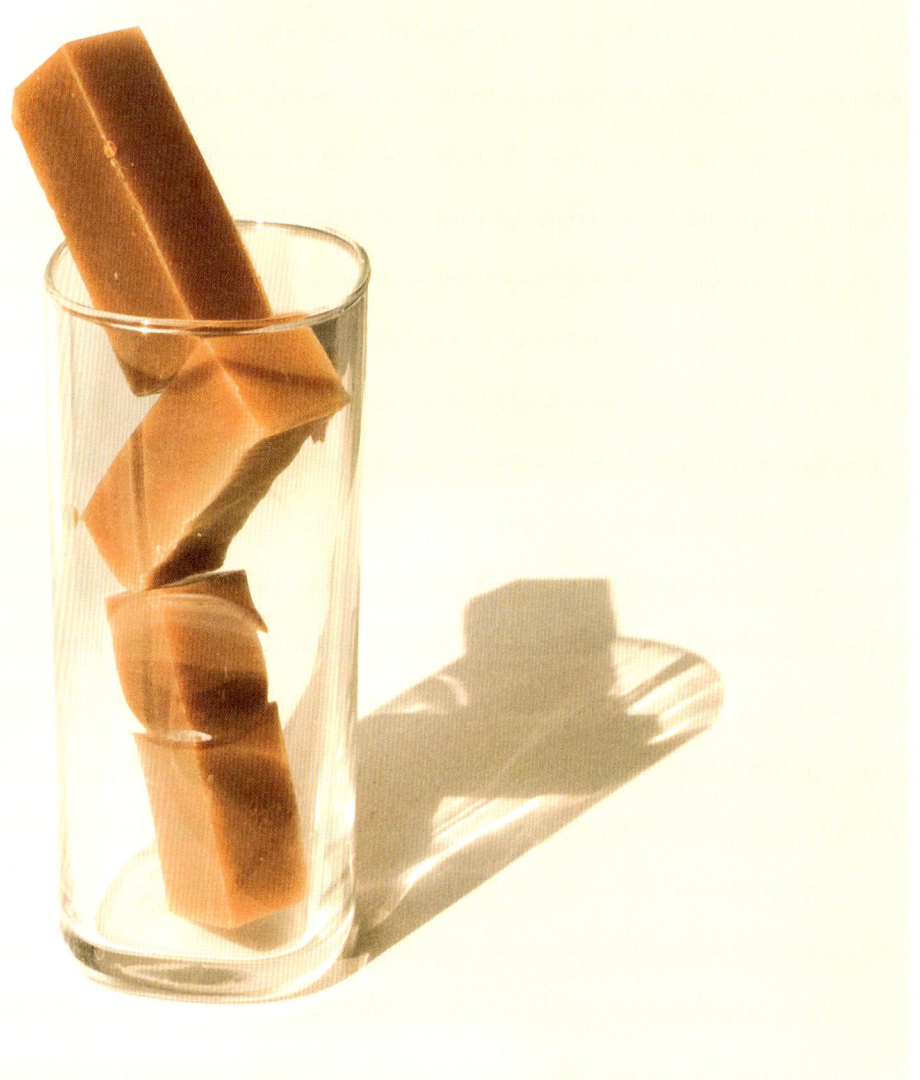

노화피부를 위한 천연비누와 천연화장품

나이가 먹어감에 따라 찾아오는 자연적인 노화는 막을 수 없습니다. 그러나 노화의 최대 적인 자외선 등 환경적인 요인에 의한 노화는 규칙적인 생활과 외부자극의 최소화, 피부의 유수분 밸런스를 유지함으로써 지연시킬 수 있습니다. 건강한 피부를 유지하는 것, 자극이 강한 화장품의 사용을 제한하는 것에서부터 시작합니다.

✿ Recipe(1kg)

- 코코넛오일 200g
- 팜오일 200g
- 올리브오일 150g
- 홍화씨오일 100g
- 스윗아몬드오일 100g
- 가성소다 109g
- 정제수(전량 알코올 뺀 맥주로 대체) 248g
- 팔마로사에센셜오일 2g
- 라벤더에센셜오일 7g

✳ How to make

01 비커에 가성소다와 맥주를 각각 계량한다.
02 가성소다를 맥주에 부으면서 스푼으로 저어준다.
03 다른 비커에 오일을 계량하여 핫플레이트에서 가열한다.
04 2와 3의 온도를 50도에 맞춘다.
05 오일을 핸드블렌더로 2, 3회 섞어준다.
06 가성소다 녹인 물을 오일에 부으면서 핸드블렌더로 저어준다.
07 핫플레이트에서 내리고 주걱을 사용해 한 방향으로 저어준다.
08 크림처럼 트레이스가 나면 에센셜오일을 넣고 저어준다.
09 몰드에 붓고 따뜻하게 담요로 감싸 하루 정도 보온한다.
10 비누가 굳으면 꺼내 잘라서 6주 이상 건조시킨 후 사용한다.

Chapter 4　　　노화피부

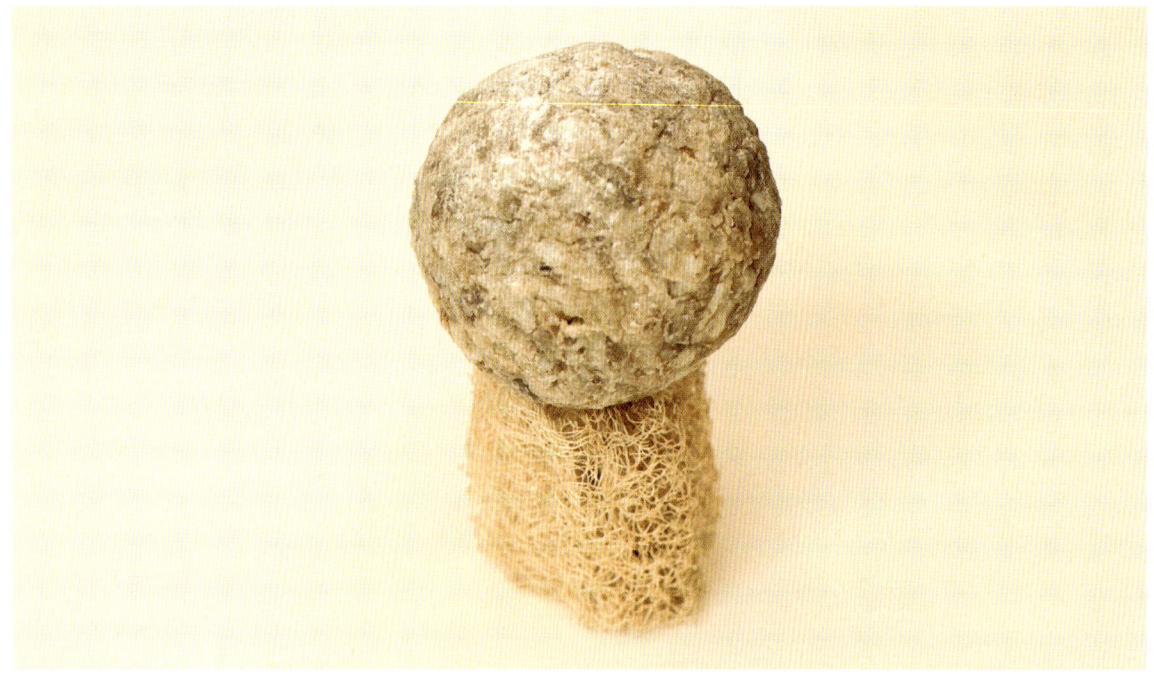

46 리배칭 볼

리배칭비누는 여러 가지 컬러의 자투리 비누들을 곱게 갈아 모양을 만들어 사용하는 비누를 말합니다. 여러 가지 비누들이 섞여 자연스러운 색감의 비누가 만들어집니다. 여행 갈 때 한 개씩 가져가면 부담없이 편리하게 사용할 수 있습니다.

✿ Recipe(50g)

- 숙성기간이 지난 비누 자투리 50g
- 정제수 5g
- 솝파우더 소량
- 오렌지스윗에센셜오일 3dr
- 일랑일랑에센셜오일 1dr

✼ How to make

01 숙성비누 자투리를 강판에 곱게 갈아 볼에 담는다.
02 정제수를 붓고 핫플레이트 위에서 가열하며 녹인다.
03 핫플레이트에서 내려 에센셜오일을 넣고 섞어준다.
04 원하는 모양으로 만든다.
05 완성된 비누 위에 솝파우더를 뿌려둔다.
06 건조되면 사용한다.

Tip*
숙성이 끝난 비누들로 만들어지는 리배칭비누는 별도의 숙성 기간이 필요 없습니다. 다만 조금 무른 편이라 사용하기 적당하게 숙성시키려면 며칠 정도가 걸립니다. 숙성이 덜 된 비누들로 만들 때는 나머지 숙성 기간을 채워 사용해야 합니다.

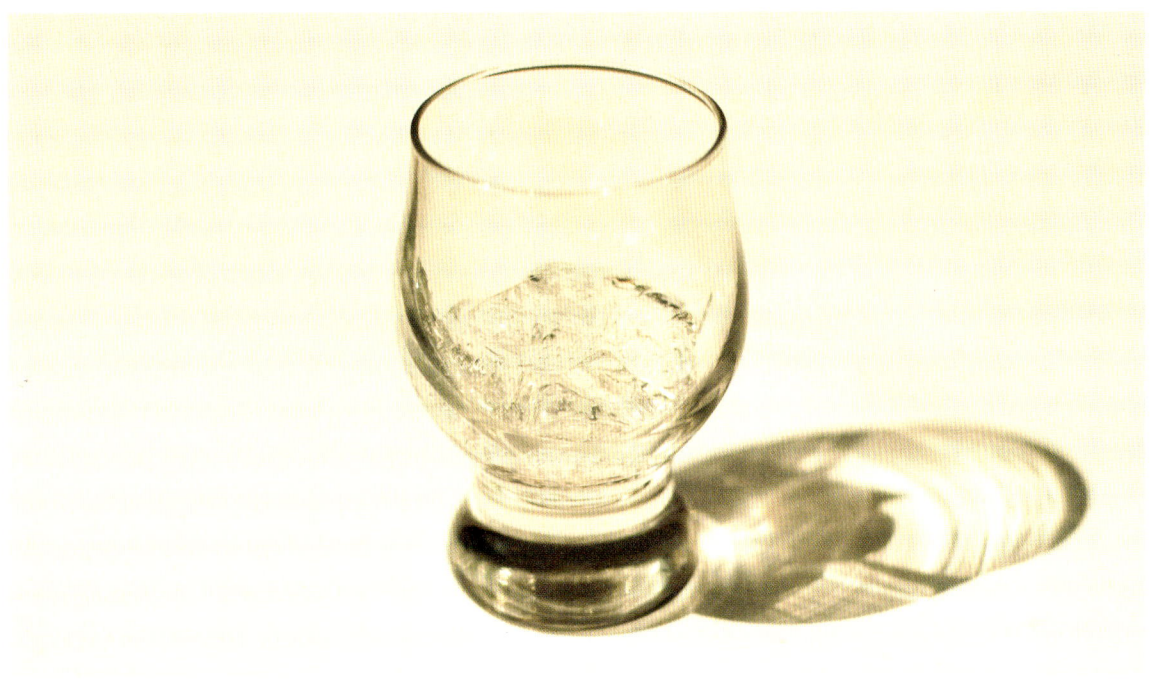

47 콜라겐 에센스

피부는 거친 바람이나 찬 공기, 자외선 등에 의해 자극을 받게 됩니다. 또한 노화로 인해 피부의 진피층에 있는 콜라겐이 감소하고 수분함량도 낮아집니다. 피부를 건강하게 지키는 방법은 수분을 보충하고 자극을 멀리 하여 피부에 휴식을 주는 것입니다.

✲ Recipe(50g)

- 정제수 45g
- 하이셀 0.5g
- 세라마이드 1g
- 콜라겐50 2g
- 당귀추출물 5dr
- 천연한방방부제 1g
- 로즈에센셜오일 1dr
- 페티그레인에센셜오일 2dr

✲ How to make

01 소독한 비커에 정제수를 계량하여 핫플레이트 위에서 가열한다.
02 정제수의 온도가 60도 정도가 되면 하이셀을 넣고 주걱으로 저어주면서 가열한다.
03 걸쭉하게 점증이 되면 첨가물과 에센셜오일을 넣고 섞어준다.
04 용기에 담아 사용한다.

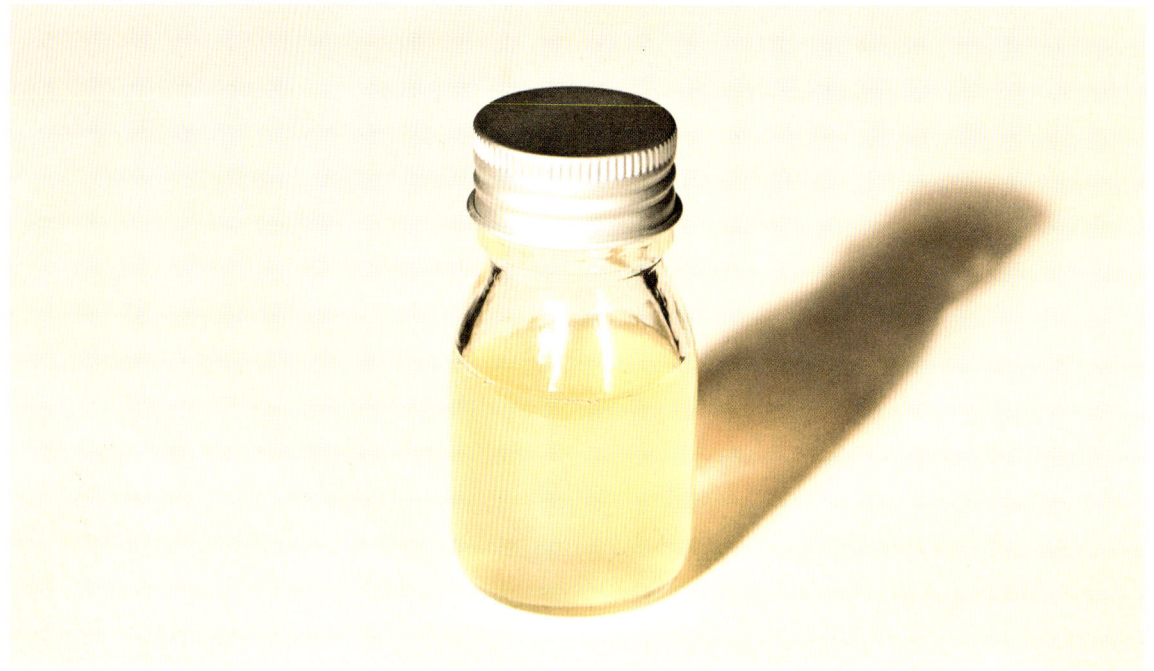

48 아이케어 오일

주름을 예방하고 민감한 부위에 수분을 보충해주는 눈가 전용 오일입니다. 자기 전 눈 주위에 얇게 펴 바르면 됩니다. 순한 피부에 좋은 스윗아몬드오일, 노화를 예방하고 눈가주름 완화에 좋은 프랑킨센스에센셜오일이 첨가되었습니다.

✽ Recipe (20g)

- 스윗아몬드오일 15g
- 로즈힙오일 5g
- 프랑킨센스에센셜오일 1dr

✽ How to make

01 소독한 비커에 재료를 모두 계량하고 유리막대로 저어준다.
02 용기에 담아 사용한다.

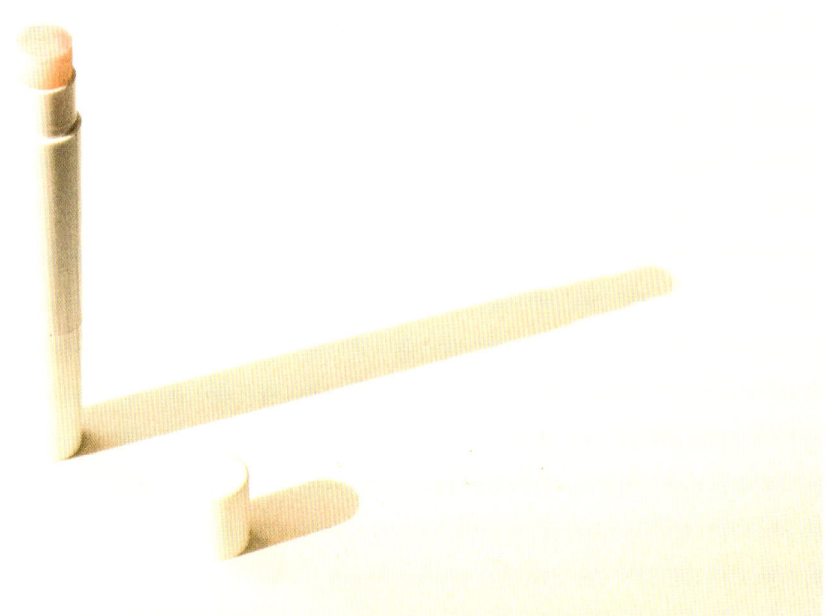

49 와인 립버터

깨끗하게 닦아내지 않으면 오히려 피부트러블의 주범이 되는 립스틱 대신에 사용할 수 있는 입술보습제입니다. 인공색소를 첨가하지 않고 와인의 색상을 그대로 살려 고급스런 펄 느낌이 나는 립버터 타입으로 달콤한 포도향이 외출을 즐겁게 합니다.

✿ Recipe(45g)

- 호호바오일 15g
- 스윗아몬드오일 5g
- 카렌듈라오일 5g
- 레드와인(그루지아와인) 10g
- 리퀴드크리스탈 2.5g
- 비정제밀랍 7.5g

✱ How to make

01 소독된 비커에 재료를 모두 계량한다.
02 유화제와 밀랍이 녹을 때까지 핫플레이트 위에서 가열하며 스푼으로 저어준다.
03 다 녹으면 비커를 내리고 좀 식혀둔다.
04 온도가 좀 떨어지면 스푼으로 저어서 섞어주면 버터처럼 단단해진다.
05 용기에 담아 사용한다.

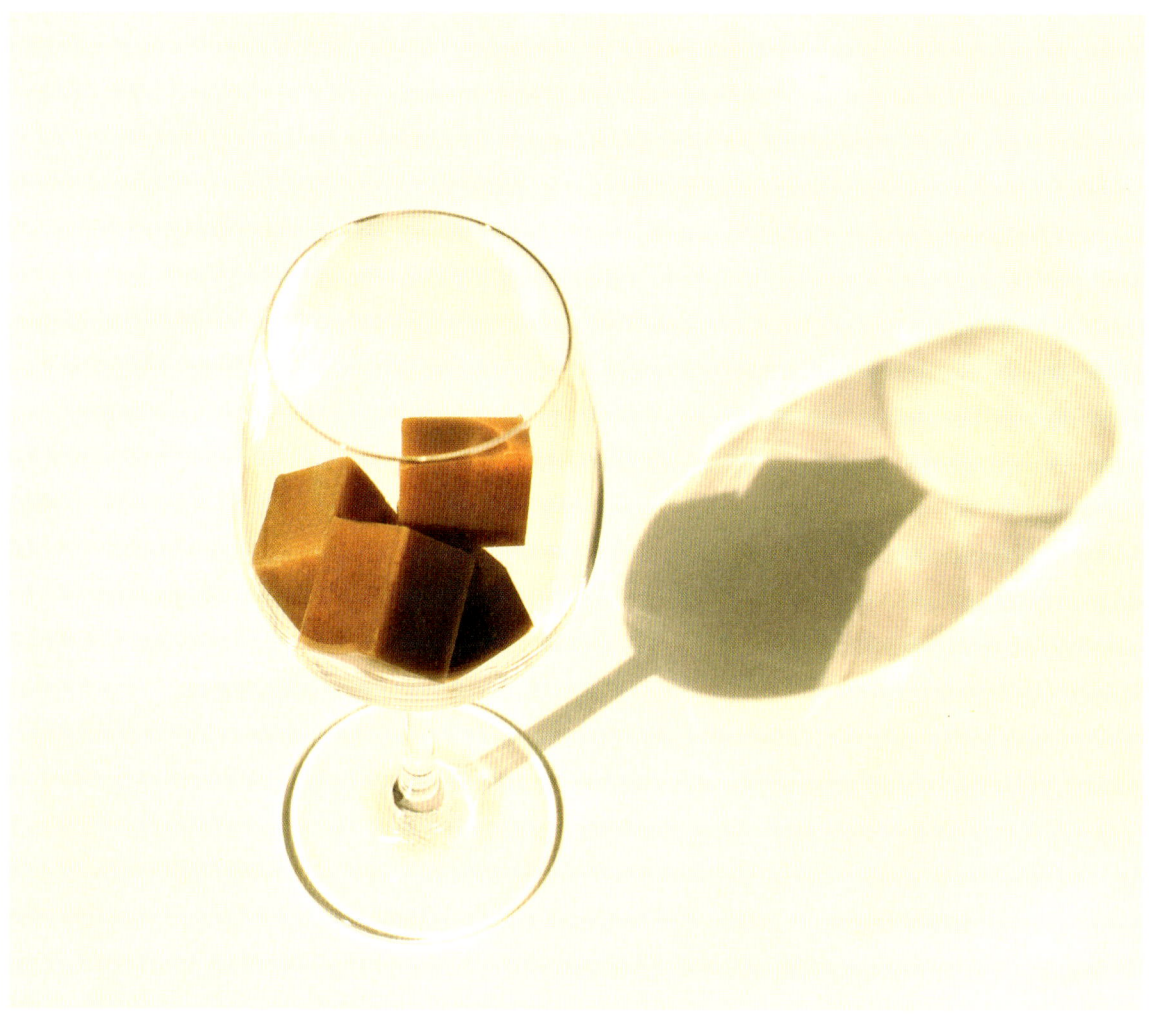

50 와인 비누

와인에 함유된 폴리페놀은 노화예방과 피부의 젊음을 유지하는 데 좋습니다. 와인 비누는 폴리페놀이 상대적으로 많이 함유된 레드와인으로 만들며, 와인의 종류에 따라 다양한 컬러의 비누가 만들어집니다. 컬러를 더 살리기 위해 코치닐 등의 분말을 첨가해도 되지만 아무것도 첨가하지 않고 은은한 빛깔로 만드는 것이 더 좋습니다.

✿ Recipe(1kg)

- 코코넛오일 180g
- 팜오일 170g
- 올리브오일 150g
- 해바라기오일 100g
- 녹차씨오일 100g
- 포도씨오일 50g
- 가성소다 107g
- 정제수 (전량 와인으로 대체) 248g
- 팔마로사에센셜오일 7ml
- 오렌지스윗에센셜오일 3ml

✱ How to make

01 비커에 가성소다와 알코올을 뺀 와인을 각각 계량한다.
02 가성소다를 와인에 부으면서 스푼으로 저어준다.
03 다른 비커에 오일을 계량하여 핫플레이트에서 가열한다.
04 2와 3의 온도를 50도에 맞춘다.
05 오일을 핸드블렌더로 2, 3회 섞어준다.
06 가성소다 녹인 물을 오일에 부으면서 핸드블렌더로 저어준다.
07 핫플레이트에서 내리고 주걱을 사용해 한 방향으로 저어준다.
08 크림처럼 트레이스가 나면 에센셜오일을 넣고 저어준다.
09 몰드에 붓고 따뜻하게 담요로 감싸 하루 정도 보온한다.
10 비누가 굳으면 꺼내 잘라서 6주 이상 건조시킨 후 사용한다.

Tip*
와인, 맥주 등 알코올이 들어간 재료를 비누에 넣을 때는 1~2주 전에 마개를 열어놓거나 약한 불에 가열하거나 혹은 전자렌지에 데워서 알코올을 뺀 후 사용해야 합니다. 알코올이 남아 있으면 가성소다와 반응해 심하게 끓어오를 수 있으므로 주의해야 합니다. 막걸리를 이용한 비누도 이와 동일한 방법으로 만듭니다.

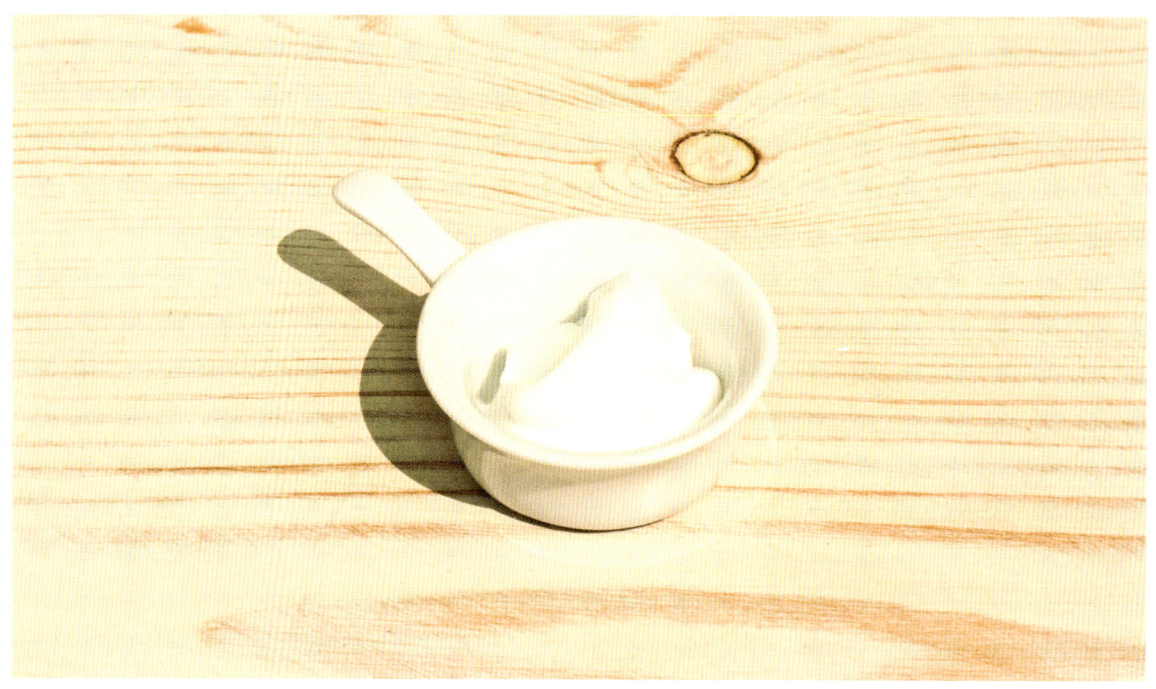

51 EGF 크림

EGF는 상피세포성장인자(Epidermal Growth Factor)로 피부의 세포재생에 탁월한 효과가 있는 첨가물입니다. 노화하고 건조해진 피부를 위한 크림으로 여드름 상처의 회복에도 좋습니다.

✿ Recipe(50g)

- 정제수 36g
- 아르간오일 4g
- 호호바오일 3g
- 윗점오일 2g
- 올리브유화왁스 2g
- 세틸알코올 0.5g
- 비타민E 1g
- 세라마이드 1g
- 녹차추출물 5dr
- EGF 1g
- 천연한방부제 1g
- 캐모마일로먼에센셜오일 2dr

✳ How to make

01 소독한 비커에 정제수를 계량하여 핫플레이트 위에서 가열한다.
02 다른 비커에 오일과 올리브유화왁스, 세틸알코올, 비타민E를 계량하여 가열한다.
03 1과 2의 온도를 70도에 맞춘다.
04 2를 1에 부으면서 주걱으로 저어준다.
05 화장품용 핸드블렌더나 주걱을 이용해 한 방향으로 저어준다.
06 크림처럼 걸쭉해지면 나머지 첨가물과 에센셜오일을 넣고 섞어준다.
07 용기에 담아 사용한다.

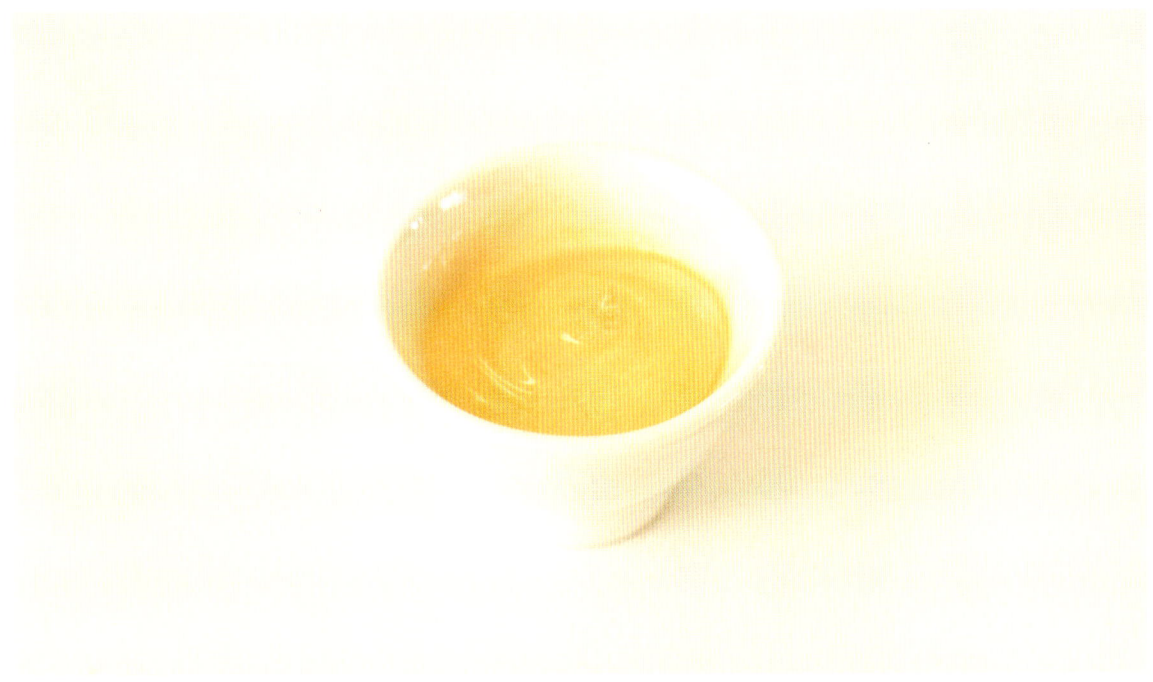

52 여성청결제

여성청결제는 여성에게는 꼭 필요한 필수품으로 칸디다 등 곰팡이균으로부터 감염을 예방하여 건강한 신체를 가꾸는 데 도움이 됩니다. 건강한 성인 여성의 경우 주 1, 2회 정도 사용하면 됩니다.

✿ Recipe(100g)

- 알로에모이스트 60g
- 정제수 40g
- 프로폴리스 1g
- 티트리에센셜오일 2dr
- 멀에센셜오일 1dr

✻ How to make

01 소독된 비커에 알로에모이스트와 정제수를 계량하여 잘 섞어준다.
02 첨가물과 에센셜오일을 넣고 섞어준다.
03 용기에 담아 사용한다.

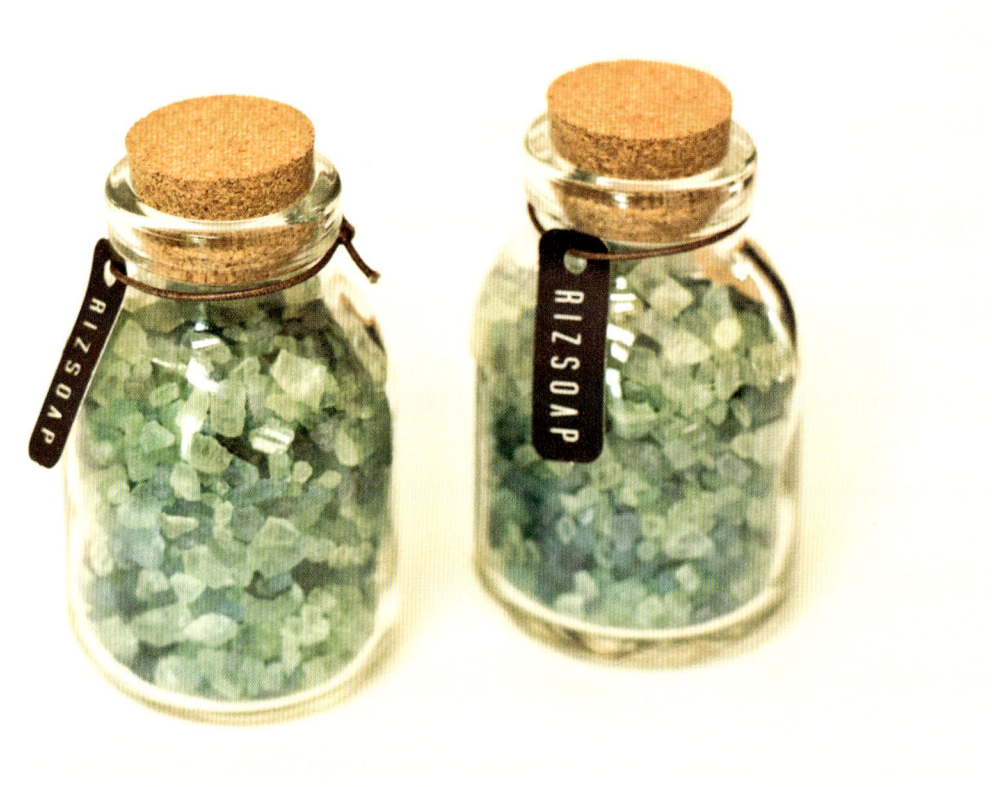

53 바디 솔트

색색으로 염색된 솔트로 목욕을 하면 피부가 유연해질 뿐만 아니라 기분까지 상쾌해집니다. 솔트를 욕조에 미리 녹여 사용해야 하며 따뜻한 물로 목욕하는 것이 좋습니다.

❋ Recipe(40g)

- 히말라야크리스탈솔트 40g
- 식용색소 소량
- 무수에탄올 소량
- 로즈에센셜오일 1dr
- 만다린에센셜오일 4dr

❋ How to make

01 두 겹으로 싼 비닐봉지에 솔트를 계량하여 넣는다.
02 식용색소를 넣고 흔들어서 섞어준다.
03 에탄올을 한두번 뿌리고 흔들어서 섞어준다.
04 에센셜오일을 넣고 섞어준다.
05 용기에 담아 사용한다.

Tip*

솔트의 미네랄성분은 신체를 알칼리화하고 근육의 노폐물 배출을 도와줍니다. 또한 몸을 따뜻하게 하여 근육통 등 통증을 완화시켜줍니다. 솔트는 목욕용으로 주로 사용하지만 욕조목욕을 잘 하지 않는 경우 족욕용으로 사용해도 좋습니다. 족욕기에 솔트 한 스푼을 풀거나, 넓은 대야에 미지근한 물을 받아 솔트를 풀고 발을 15~20분 정도 담그면 피로가 풀리고 기분도 상쾌해집니다.

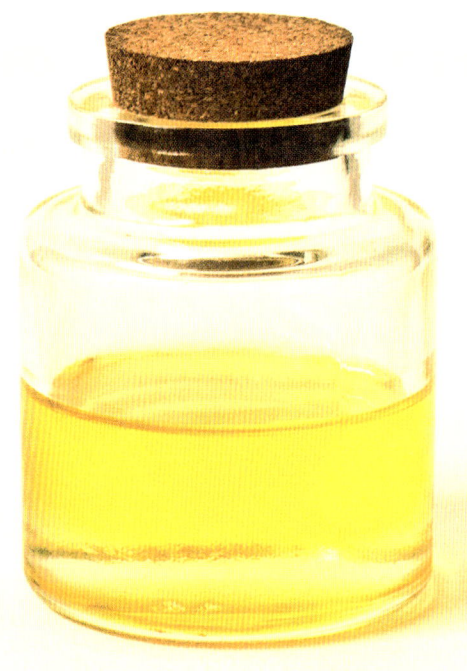

54 셀룰라이트 마사지오일

여성에게 나타나는 셀룰라이트는 지방세포 주변에 노폐물이 쌓인 것으로 노화로 인해 표피가 얇아지고 스트레스, 운동부족, 혈액순환 장애, 비만 등 여러 가지 요인으로 인해 발생됩니다. 림프를 자극하고 이뇨작용에 좋은 에센셜오일을 블렌딩하여 마사지를 해주거나 목욕 등을 하면 도움이 됩니다.

그 밖에 만들어두면 좋은 것들

천연재료로 만들 수 있는 생활용품은 참 많습니다. 조금만 다른 시각에서 접근해보면 에센셜오일 한 가지만으로도 실내 방향제나 악취 제거제 등 생활 곳곳에 필요한 것들을 직접 만들어 사용할 수 있습니다. 발암물질과 같이 인체에 유해한 각종 성분들을 함유한 인공향수에 비해 천연의 허브로부터 추출한 정유로 만드는 향수는 향의 조합이나 그 기능이 뒤떨어지지 않습니다.

✿ Recipe(30g)

- 호호바오일 20g
- 포도씨오일 10g
- 주니퍼베리에센셜오일 2dr
- 펜넬에센셜오일 1dr
- 로즈마리에센셜오일 2dr

✱ How to make

01 소독한 비커에 오일을 계량한다.
02 에센셜오일을 넣고 유리막대로 섞어준다.
03 차광병에 담고 사용한다.

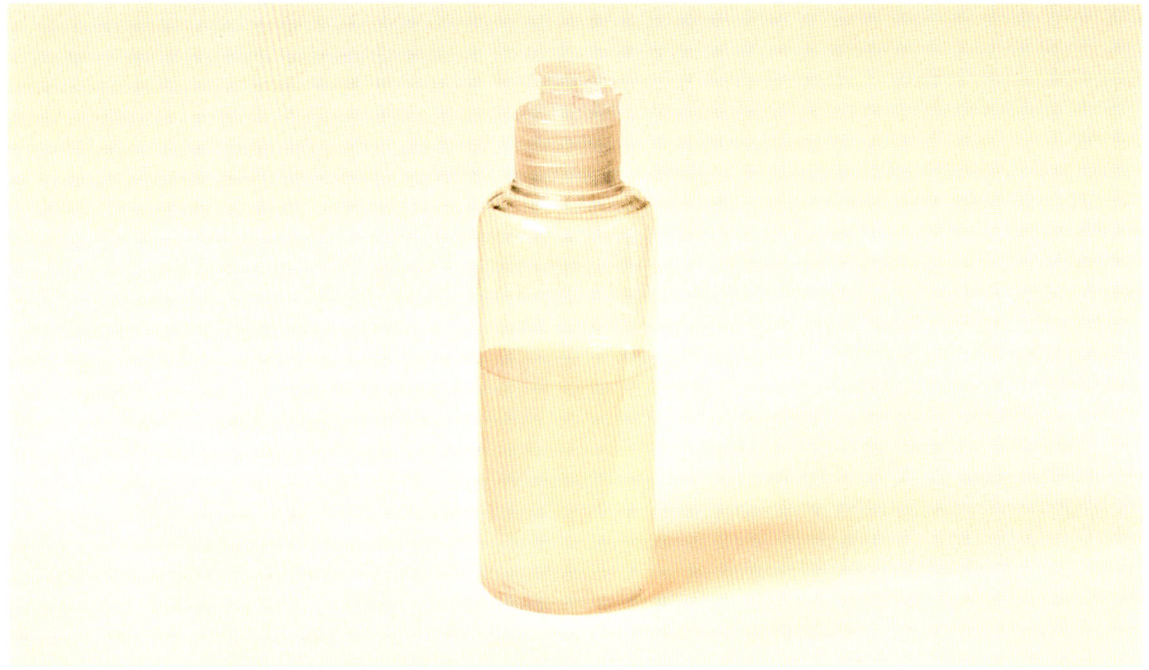

55 룸 스프레이

유칼립투스는 공기 중의 박테리아를 죽이고 살균하여 공기를 정화시키는 효과가 있는 오일입니다. 말라리아가 발생하는 북아프리카 지역에서는 유칼립투스 나무를 많이 심어 질병으로부터 사람들을 보호합니다. 룸스프레이는 아이들을 키우는 가정에서 사용하면 유용합니다.

✿ Recipe(50g)

- 무수에탄올 50g
- 유칼립투스에센셜오일 2g
- 라벤더에센셜오일 4dr
- 그레이프프루트에센셜오일 3dr

✻ How to make

01 소독한 비커에 에탄올과 에센셜오일을 계량하여 유리막대로 섞어준다.
02 용기에 담아 사용한다.

Tip*
룸 스프레이는 세균의 번식 가능성이 많은 현관이나 창틀 사이에 뿌려도 되고, 거실의 공기를 깨끗하게 하기 위해 사용해도 됩니다.

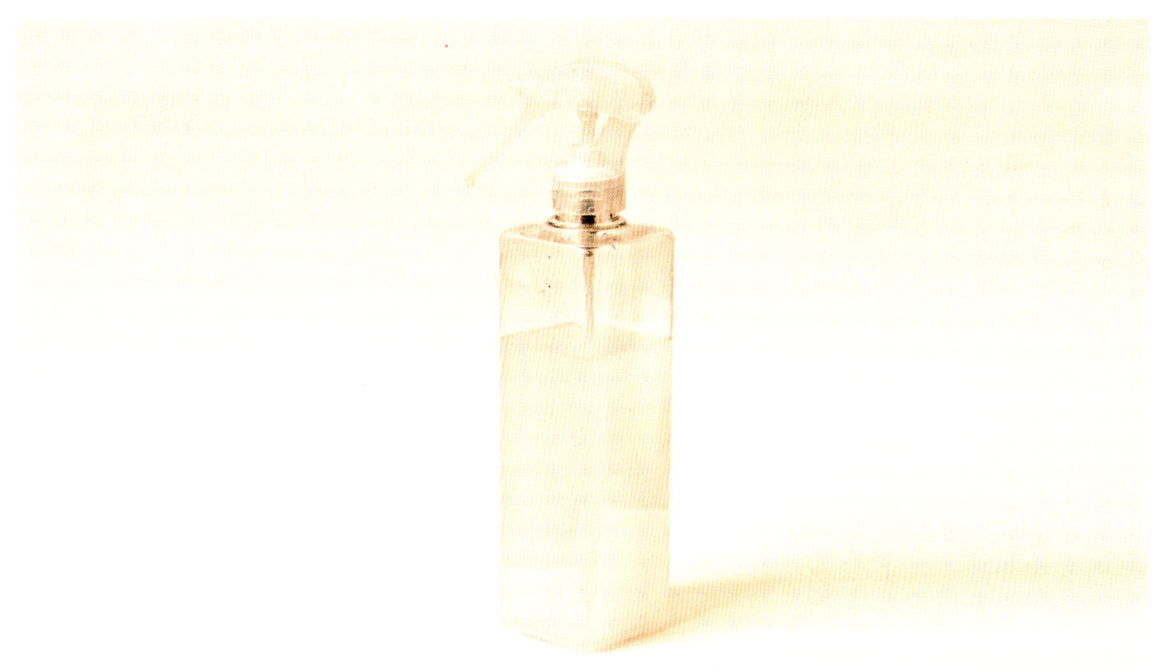

56 화장실용 스프레이

화장실의 변기나 하수구에서 올라오는 불쾌한 냄새는 심한 경우 두통을 일으키기도 합니다. 그레이프르루트의 상큼함과 열대지역에서 자라는 야생초인 베티버의 진한 향이 잡냄새를 잡아주고 심심의 안정을 줍니다.

✿ Recipe(50g)

- 정제수 15g
- 무수에탄올 35g
- 그레이프르루트에센셜오일 5dr
- 베티버에센셜오일 1dr

✷ How to make

01 소독한 비커에 에탄올과 에센셜오일을 계량하여 섞어준다.
02 1을 정제수와 섞어준다.
03 용기에 담아 사용한다.

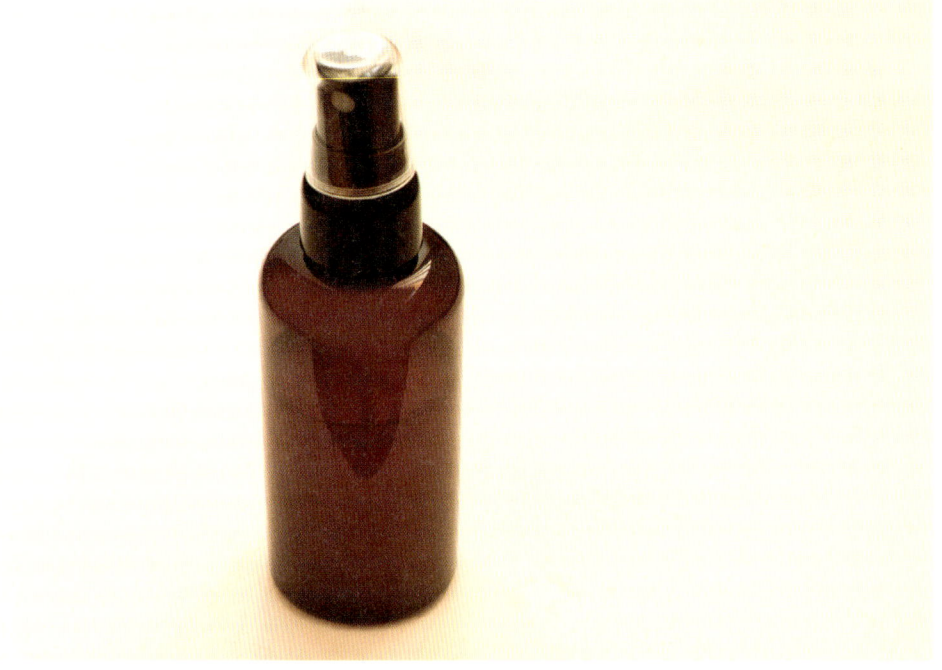

57 차량용 스프레이

운전 중 피로를 풀고 안전운전을 하도록 도와주는 로즈우드는 운전 중에 적합한 오일입니다. 차량용 스프레이는 기분을 상쾌하게 해줄 뿐만 아니라 차안의 안 좋은 냄새를 없애주는 탈취기능도 합니다.

✿ Recipe(50g)

- 정제수 30g
- 무수에탄올 20g
- 로즈우드에센셜오일 2dr
- 파인에센셜오일 5dr

✱ How to make

01 소독한 비커에 에탄올과 에센셜오일을 계량하여 섞어준다.
02 1을 정제수와 섞어준다.
03 용기에 담아 사용한다.

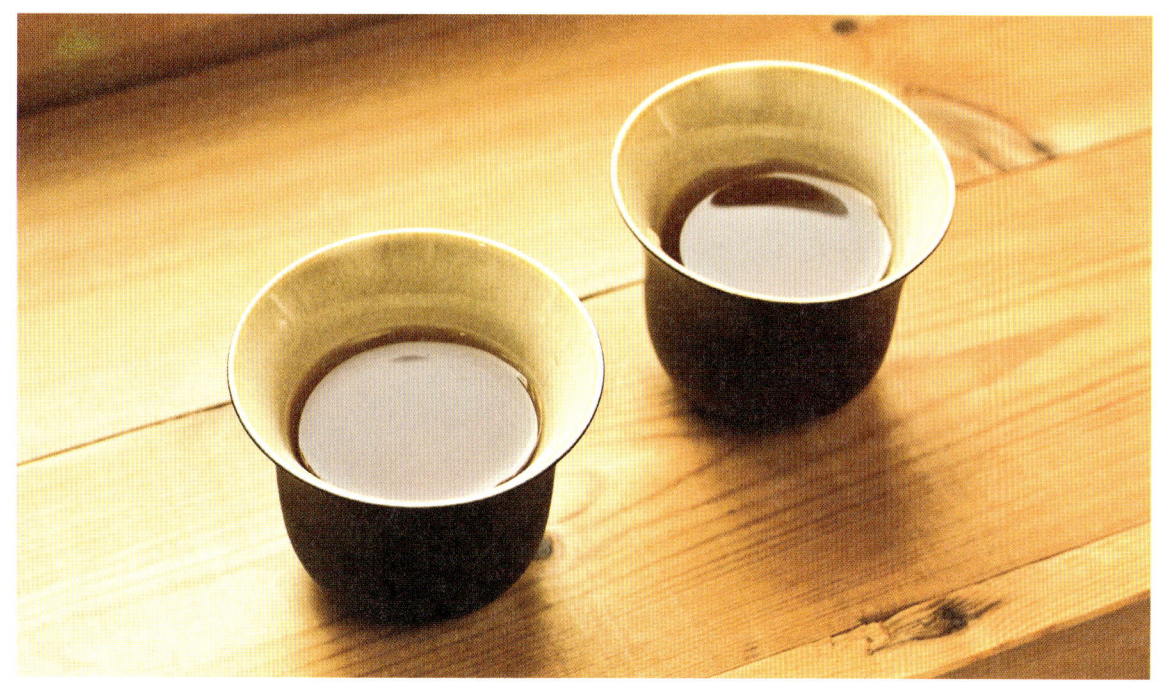

58 다이어트용 펜넬티

위장을 따뜻하게 하여 소화촉진을 돕는 펜넬은 주니퍼베리, 그레이프프루트, 사이프러스 등과 함께 체지방을 감소시키는 데 좋은 오일로 이뇨작용과 식욕억제작용을 합니다. 셀룰라이트 제거 마사지오일로 마사지한 후 마시면 더욱 좋습니다.

✿ Recipe(30g)

- 유기농펜넬허브

✻ How to make

01 용기에 허브를 1/5 정도 담는다.
02 물을 펄펄 끓였다 식혀서 붓는다.
03 3분 정도 기다린 후 허브를 걸러서 마신다.

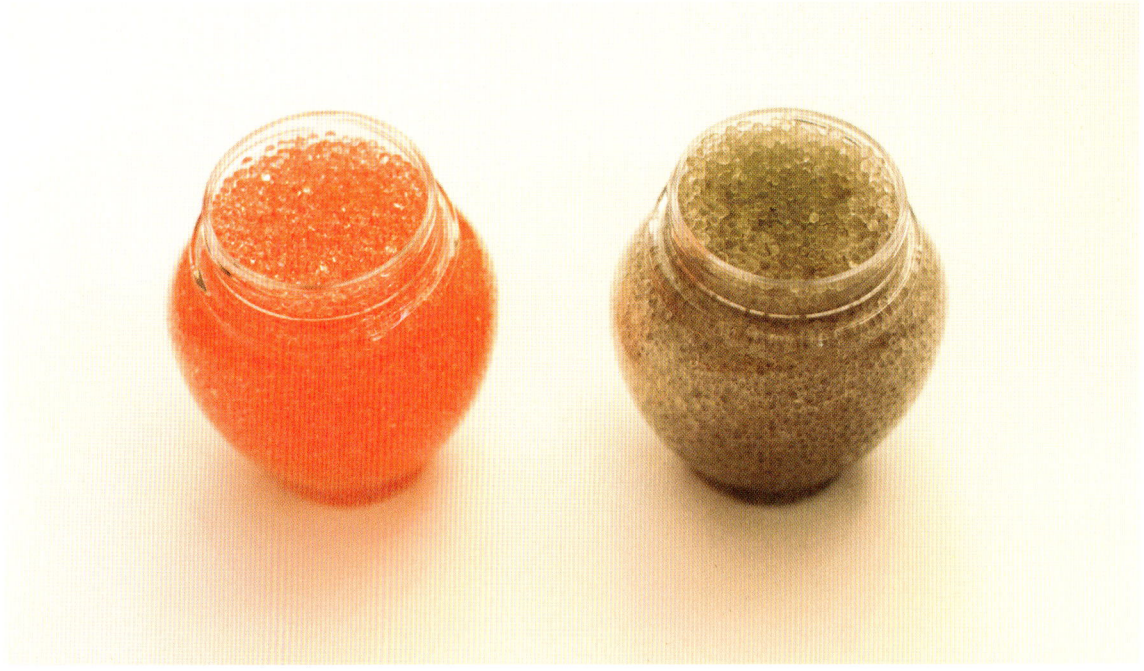

59 방향제

물에 담가두면 부풀어 오르는 원리로 만들어진 크리스탈볼을 이용해서 만드는 천연아로마 방향제입니다. 원하는 에센셜오일을 블렌딩하여 천연분말로 색을 낸 후 용기에 담아 사용하면 됩니다. 한 달 정도 사용하면 크리스탈볼의 크기가 줄고 향이 날아가게 됩니다. 이런 경우 에센셜오일을 한 번 더 첨가하여 재사용할 수 있습니다.

✿ Recipe(100g)

- 정제수 100g
- 크리스탈볼 1g
- 파프리카분말 소량
  시금치분말 소량
- 무수에탄올 10g
- 유칼립투스에센셜오일 10dr
- 라벤더에센셜오일 20dr

✶ How to make

01 소독한 비커에 크리스탈볼을 계량한다.
02 종이컵에 정제수와 분말을 계량하여 섞어준다.
03 2를 1에 붓고 부풀어 오를 때까지 기다린다.
04 다른 비커에 에탄올과 에센셜오일을 계량하여 섞어준다.
05 다 부풀어 오르면 4를 3에 붓고 섞어준다.
06 용기에 담아 속뚜껑을 제거하고 사용한다.

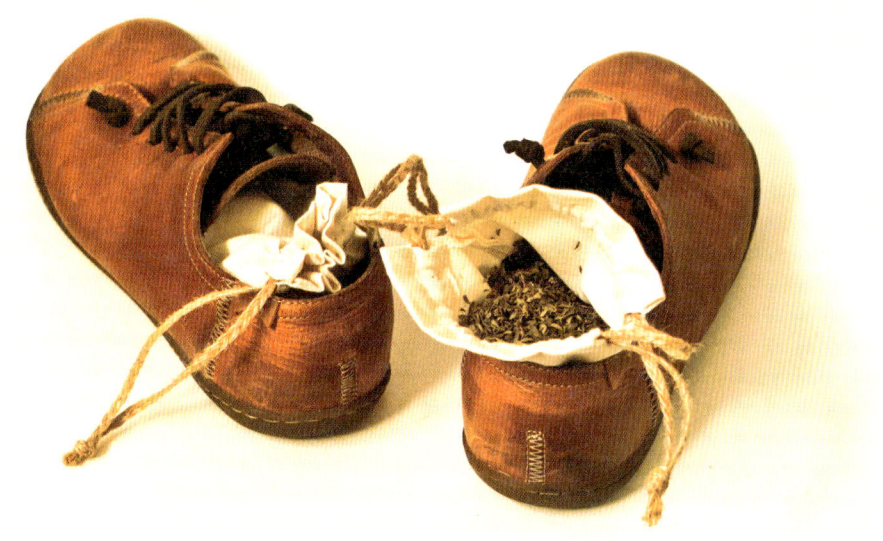

60 신발전용 데오도란트

신발에서 나는 발냄새와 땀냄새 등을 제거하고 향긋한 향이 나게 하는 허브를 이용한 신발 전용 데오도란트입니다. 다른 건조허브를 이용하셔도 좋습니다. 향주머니는 방향이 잘되게 얇은 천으로 만들어서 신발 속에 넣어두면 됩니다.

✿ Recipe(40g)

- 중조 10g
- 세이지허브 10g
- 라벤더허브 10g
- 페퍼민트허브 10g

✴ How to make

01 볼에 중조와 허브들을 계량하여 섞어준다.
02 만들어둔 허브망에 담아준다.
03 신발 속에 넣어둔다.

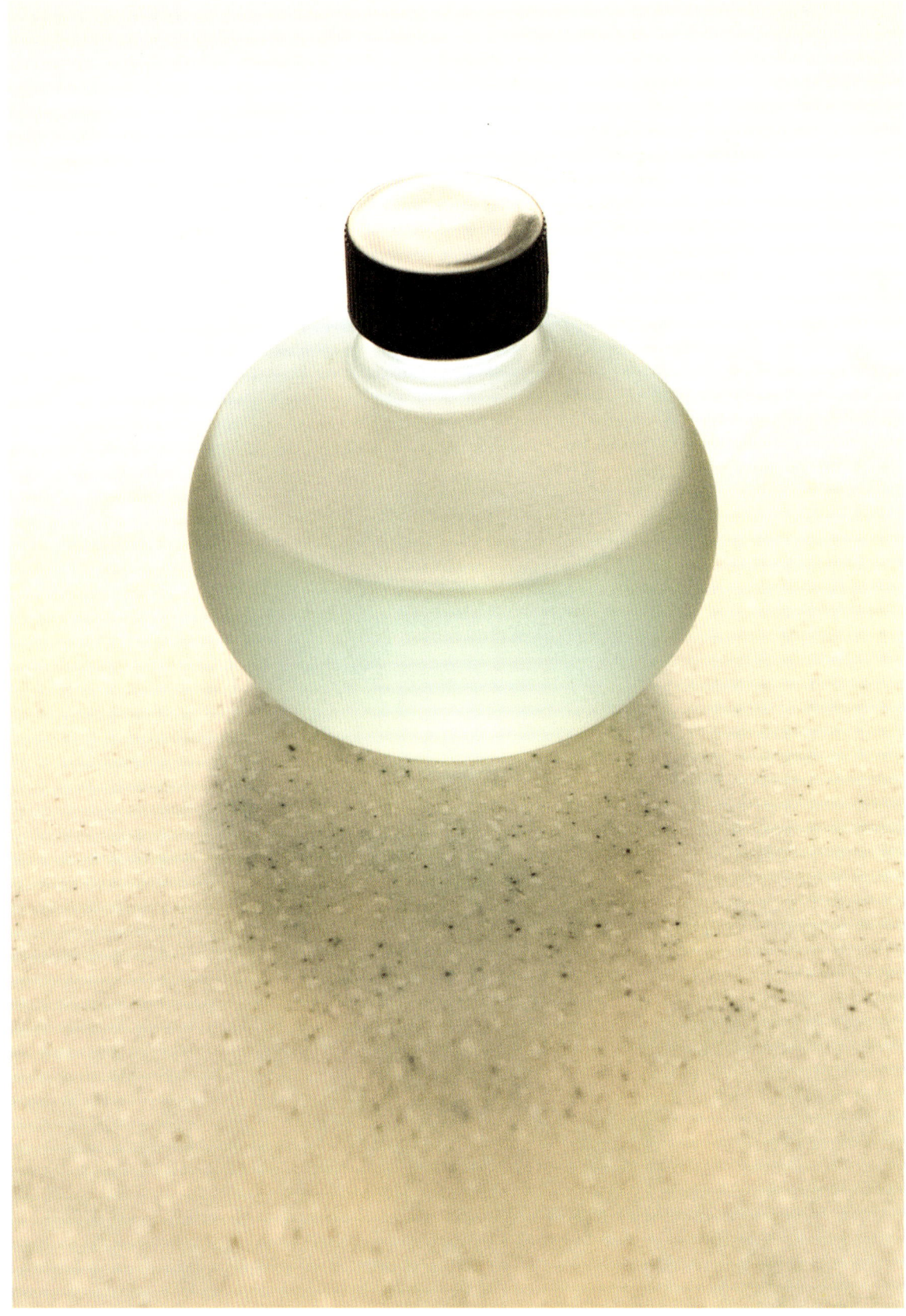

61 향수

인공적으로 만들어진 프로그랜스오일이 아닌 천연 에센셜오일로 만드는 향수입니다. 보통은 오데코롱으로 만들어 사용하고 원하는 향을 블렌딩하여 세상에 하나밖에 없는 향수를 만들 수 있습니다.

✿ Recipe(30g)

- 무수에탄올 20g
- 정제수 10g
- 페티그레인에센셜오일 8dr
- 캐모마일로먼에센셜오일 4dr
- 프랑킨센스에센셜오일 3dr
- 로즈우드에센셜오일 5dr

✷ How to make

01 소독한 비커에 에탄올과 에센셜오일을 계량하여 유리막대로 저어준다.
02 1에 정제수를 넣고 섞어준다.
03 용기에 담아 좌우로 흔든다.
04 용기에 담아 1~2주 후 사용한다.

Tip*

향수의 향을 구성하는 에센셜오일은 향의 휘발도에 따라 상향(top note), 중향(middle note), 하향(base note)으로 나뉩니다. 향의 이상적인 배합은 상향 20~40%, 중향 40~80%, 하향 10~25%의 비율입니다. 에센셜오일을 배합할 때는 하향에서 상향의 순으로 섞어줍니다.

note	특징	에센셜오일
상향(top note)	가볍고, 상쾌한 감귤향이 대부분이며 휘발성이 좋다.	버가못, 그레이프프루트 등 감귤계 오일과 페퍼민트, 시나몬 등
중향(middle note)	플로랄향이 대부분이고 주로 허브의 잎에서 추출한 오일이다.	라벤더, 로즈, 제라늄, 마조람, 로즈우드 등
하향(base note)	고착제로 사용되는 향으로 향의 지속성을 증가시킨다.	벤조인, 파출리, 프랑킨센스, 샌달우드 등

참고문헌

줄리아 로리스 지음, 한국아로마협회 옮김, 『아로마에센셜오일백과사전』, 현문사, 2002

복영옥 지음, 『전문가를 위한 아로마테라피』, 어드북스, 2007

이시하라 유코 감수, 김영숙 옮김, 『아로마테라피』, 우듬지, 2004

베로니카 시블리 지음, 최성임·안홍석 외 옮김, 『아로마테라피솔루션』, 정담미디어, 2006

살바토레 바타글리아 지음, 김성은·김은정·권소영 옮김, 『아로마테라피 완벽가이드』, 현문사, 2008

완다 셀라 지음, 노미야마 유카리 옮김, 『아로마테라피를 위한 엣센샬오일』, 도서출판 인성, 1996

LOUISE TUCKER, *AROMATHERAPY*, EMS PUBLISHING, 2000

PETER WALKER, *BABY MASSAGE*, PIATKUS, 1995

LEN PRICE WITH IAN SMITH & SHIRLEY PRICE, *CARRIER OILS FOR AROMATHERAPY&MASSAGE*, RIVERHEAD, 1999